高职高专"十四五"规划学前教育专业新标准实践型示范教材

总主编　蔡迎旗

学前儿童卫生与保健

主　编◎李　芳　唐俊如　刘　林

副主编◎谭学娟　魏　媛　万　菲

编　者◎李　芳（襄阳职业技术学院）

唐俊如（江汉艺术职业学院）

刘　林（襄阳职业技术学院）

谭学娟（江汉艺术职业学院）

魏　媛（随州职业技术学院）

万　菲（江汉艺术职业学院）

华中科技大学出版社
http://press.hust.edu.cn
中国·武汉

图书在版编目(CIP)数据

学前儿童卫生与保健/李芳,唐俊如,刘林主编. —武汉:华中科技大学出版社,2023.11
ISBN 978-7-5772-0169-6

Ⅰ.①学… Ⅱ.①李… ②唐… ③刘… Ⅲ.①学前儿童-卫生保健 Ⅳ.①R179

中国国家版本馆 CIP 数据核字(2023)第 210569 号

学前儿童卫生与保健   李　芳　唐俊如　刘　林　主编
Xueqian Ertong Weisheng yu Baojian

丛书策划:周晓方　周清涛

策划编辑:袁文娣

责任编辑:刘　平

封面设计:廖亚萍

责任校对:张汇娟

责任监印:周治超

出版发行:华中科技大学出版社(中国·武汉)　　　电话:(027)81321913
　　　　　武汉市东湖新技术开发区华工科技园　　　邮编:430223

录　　排:华中科技大学惠友文印中心

印　　刷:武汉科源印刷设计有限公司

开　　本:889mm×1194mm　1/16

印　　张:13.5

字　　数:352 千字

版　　次:2023 年 11 月第 1 版第 1 次印刷

定　　价:49.90 元

高职高专"十四五"规划学前教育专业新标准实践型示范教材

编写委员会

总主编

蔡迎旗　华中师范大学早期教育学院院长，教授，博士生导师

教育部高等学校幼儿园教师培养教学指导委员会委员

中国教育学会学前教育专业委员会副理事长

学前教育"国培计划"首批专家和学前教育师范类专业认证专家

副总主编

（按照姓氏拼音排序）

邓艳华	衡阳幼儿师范高等专科学校	徐丽蓉	江汉艺术职业学院
刘丽伟	华中师范大学	杨冬伟	湖北工程职业学院
罗春慧	湖北幼儿师范高等专科学校	杨　龙	郑州幼儿师范高等专科学校
唐翙宣	广西幼儿师范高等专科学校	杨素苹	武汉城市职业学院
王任梅	华中师范大学	叶圣军	福建幼儿师范高等专科学校
王先达	福建幼儿师范高等专科学校	尹国强	华中师范大学

编　委

（按照姓氏拼音排序）

陈启新	三峡旅游职业技术学院	苏　洁	湖北幼儿师范高等专科学校
董艳娇	安阳师范学院	孙丹阳	铜仁幼儿师范高等专科学校
段　为	湖北艺术职业学院	谭学娟	江汉艺术职业学院
俸　雨	武汉商贸职业学院	田海杰	烟台幼儿师范高等专科学校
郝一双	湖北商贸学院	王　梨	常州幼儿师范高等专科学校
焦　静	福建幼儿师范高等专科学校	王　淼	湖北商贸学院
焦名海	深圳信息职业技术学院	王任梅	华中师范大学
李　卉	华中师范大学	王　雯	华中师范大学
李志英	三峡旅游职业技术学院	王先达	福建幼儿师范高等专科学校
廖　凤	湘南幼儿师范高等专科学校	闫振刚	郑州升达经贸管理学院
刘翠霞	湖北工程学院	杨　洋	三峡旅游职业技术学院
刘凤英	湘南幼儿师范高等专科学校	尹国强	华中师范大学
刘丽伟	华中师范大学	张　娜	华中师范大学
刘　艳	三峡旅游职业技术学院	赵倩倩	湖北三峡职业技术学院
欧　平	衡阳幼儿师范高等专科学校	郑艳清	湖北幼儿师范高等专科学校

网络增值服务

使用说明

欢迎使用华中科技大学出版社人文社科分社资源网

1 教师使用流程

（1）登录网址：**http://rwsk.hustp.com**（注册时请选择教师用户）

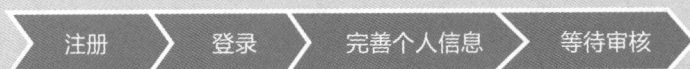

注册 ▶ 登录 ▶ 完善个人信息 ▶ 等待审核

（2）**审核通过后，您可以在网站使用以下功能：**

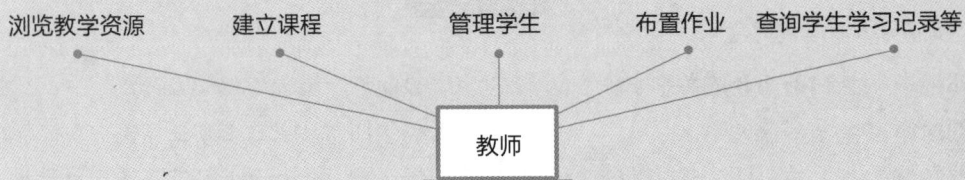

浏览教学资源　　建立课程　　管理学生　　布置作业　查询学生学习记录等

教师

2 学员使用流程

（建议学员在PC端完成注册、登录、完善个人信息的操作）

（1）PC 端学员操作步骤

① 登录网址：http://rwsk.hustp.com（注册时请选择普通用户）

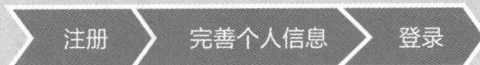

注册 ▶ 完善个人信息 ▶ 登录

② 查看课程资源：（如有学习码，请在个人中心－学习码验证中先验证，再进行操作）

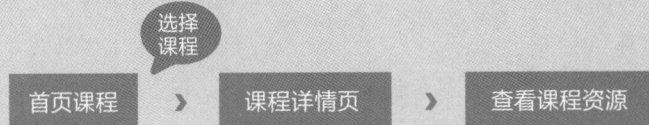

选择课程

首页课程 ＞ 课程详情页 ＞ 查看课程资源

（2）手机端扫码操作步骤

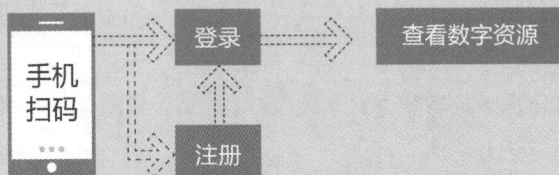

手机扫码 → 登录 → 查看数字资源

注册

summary
内容提要

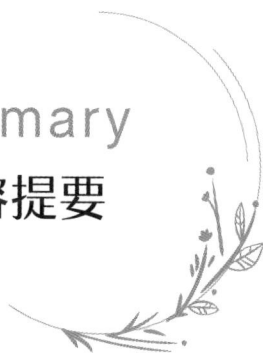

本教材主要包括七个项目,项目一以幼儿生理特点为理论基础,介绍了不同生理系统及其卫生保健要点;项目二介绍了幼儿生长发育的一般规律、影响因素及形态指标的测量;项目三以幼儿心理健康为基础,介绍了幼儿心理健康与保健;项目四以营养基础知识为前提,介绍了幼儿的营养需求、膳食特点及托幼机构的膳食管理;项目五介绍了幼儿生理疾病的护理及预防;项目六以幼儿园安全管理为依托,介绍了幼儿发生意外事故的原因、急救与处理;项目七以幼儿园一日生活为主线,介绍了每个活动环节的卫生保健。

本教材主要面向高职高专学前教育专业学生及幼儿园教育工作者。

总　序

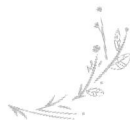

人生百年，立于幼学。学前教育是我国学校教育制度的基础、国民教育体系的重要组成部分和重要的社会公益事业，关系到我国千万名儿童的健康快乐成长和无数家庭的和谐幸福，我国各级政府高度重视，社会各界高度关注。推动学前教育普及、普惠和高质量发展已成为我国学前教育事业改革与发展的未来方向。

幼儿园教师是决定幼儿园保育与教育质量的关键因素，是我国构建现代化、高质量学前教育体系的根本保障。当前，我国学前教育事业发展的薄弱环节是幼儿园教师队伍的建设，当务之急是补足配齐幼儿园教师。高质量的幼教师资来源于高水平的学前教师教育，为顺应我国学前教育事业发展的迫切需求，我国颁布了《教师教育课程标准(试行)》《幼儿园教师专业标准(试行)》《新时代幼儿园教师职业行为十项准则》《学前教育专业师范生教师职业能力标准(试行)》等多部法规，对我国幼儿园教师教育课程、幼儿园教师专业素养、职业道德与行为、职业能力与岗位适应等进行规范与引导，以努力提升我国学前教师教育的整体质量与水平。

当前，我国幼儿园教师起点学历已由中专提升为专科层次。在职幼儿园专任教师中专科及以上学历比例超过了90％，其中近八成是专科学历。高职高专在我国幼儿园教师人才培养中具有举足轻重的地位，是我国学前教师教育的主力军。

职业教育是我国国民教育体系和人力资源开发的重要组成部分,是培养多样化人才、传承技术技能、促进就业创业的重要途径。我国各级各类职业教育院校守正创新、锐意改革,大力提升职业教育办学质量和适应性,而职业教育课程与教材是提高职业教育办学质量和适应性的关键所在。华中科技大学出版社计划出版的"高职高专'十四五'规划学前教育专业新标准实践型示范教材",正好回应了我国学前教育事业发展之所急和职业教育事业发展之所需。本人受邀作为本套教材的总主编,深感荣幸且责任重大。经过与出版社深度沟通、市场调研和全国学前专业相关院校教师专家的研讨,本套教材试图实现以下六个方面的创新与突破。

第一,坚持立德树人,创新教材理念。本套教材以培养高素质专业化幼儿园教师为目标,坚持教材的思想性和先进性,把社会主义核心价值体系有机融入教材,精选对培养优秀幼儿园教师有重要价值的课程内容,将学前教育领域的前沿知识、教育改革和教育研究最新成果充实到教学内容中,加强中华优秀传统文化的渗透与融入,实现课程思政一体化,立德树人,德技并修。本套教材注重引导学习者树立正确的儿童观、教师观、教育观和长期从教、终身从教信念,塑造未来教师的人格魅力;加强职业道德教育和职业态度与行为的养成;着力培养学习者的社会责任感、创新精神和实践能力。

第二,分层分类设计,优化教材体系。本套教材从"教育信念与责任、教育知识与能力、教育实践与体验"三个维度,按照国家《教师教育课程标准(试行)》对幼儿园教师教育课程的要求,设计了"人文素养与思政类、保教理论与实践类、教师技能与艺术类"共三个层次47本教材,分别着重培养学习者的人文科学素养与师德理念、幼儿园保育与教育职业能力以及幼儿园教师教育素养与艺术素养;强化教育实践环节,加强职业技能训练内容,编写教育见习、实习和研习手册,提供名师优秀教学案例;坚持育人为本,促使学习者"德、才、能、艺"全面发展,人才培养目标从促进就业、创业转变为促进人的全面发展和专业职业的可持续发展。

第三,"课、岗、证、赛"并重,精选教材内容。本套教材的大纲与内容、拓展练习与教学资源库,均依据我国幼儿园教师职前和职后教育、幼儿园教师职业与岗位准则、幼儿园教师资格制度、幼儿园教师职业技能大奖赛等方面的相关法规,实现"课、岗、证、赛"一体化。每本教材坚持职前教育和职后培训贯通设计。在全面夯实学习者专业知识与能力的基础上，注重学习者职业道德与能力的培养和从业态度与行为的养成教育。另外，教材注重课前、课中与课后的整体设计，课前预习相关学习资源，课中精讲关键知识点，课后链接"课、岗、证、赛"相关练习，以利于学习者巩固所学内容并学以致用，提升学习者的专业与职业综合素质以及职业与岗位适应能力，实现终身学习和毕生发展。

第四，以生为本引导学习，完善教材体例。本套教材从"教"与"学"两个角度设置教材体例，使其符合学习者的学习、内化直至实践应用的规律，具有启发引导性，也充分考虑了教材面向的主体——高职高专学生的学习特点，内容编排由浅入深，理论与实践并重，努力做到"教师好教，学生好学"；注重加强学习者对学前教育学科知识的理解和感悟，设计模拟课堂、情境教学、案例分析、技能训练、教学竞赛等多样化的教学方式，增强学习者的学习兴趣，提高学习效率，使其实现学习能力、实践能力和创新能力的三重提升。

第五，数字技术强力支撑，丰富教材形式。本套教材注重将信息技术作为基础条件与支撑，构建丰富多彩、高质量的电子资源库，努力实现课程与教学资源的共建共享；实现"互联网＋教育"和教材形态的多样化与电子化，将纸质媒介和电子媒介相结合，创设数字化的教育教学情境。教材中穿插大量数字资源二维码，引导学习者在课前和课后拓展学习海量专业知识，培养学习者的数字化教育能力和数字化学习能力，做新时代高素质的数字化教育者和学习者。针对幼儿园管理与保教的特点，本套教材尤其注重提升学习者的信息素养和利用信息技术进行保育与教育、安全风险防控和质量管理的能力。

第六，"校、社、产、教"多元合作，确保教材质量。为确保教材质量，特聘请全国开设学前教育专业的高职高专院校、本科高校推荐遴选教学经验丰富、有影响力的专家和一线骨干教师担任每本教材的主编和副主编，拟定教材编写体例，给出教材编写样章，同时参与审定大纲、样章，总体把控书稿的编写进度与品质。参与的作者分别来自高校、行业领域和实践一线，来源广泛而多元，实现了"校、社、产、教"不同领域人员的协同创新与深度合作。

当然，以上六个方面只是本人作为总主编对这套教材的美好期待与设想，这些想法能否真正得以实现和彰显，有赖于所有参编人员和编辑的共同努力，也有待广大读者的审读与评判。在本套教材编写的过程中，我们参阅、借鉴和引用了国内外大量学术成果和教研教改案例。科研成果为本套教材提供了学术滋养，而实践经验与案例展示了当前我国学前教育改革与发展的生动样态。在此，我们对以上专家、学者一并表示感谢。书中如有疏漏和不妥之处，敬请各位读者批评指正。

最后，我谨代表本套教材的所有编委和作者，衷心感谢本套教材的策划者——华中科技大学出版社人文社科分社社长周晓方，周社长对学前教育充满热情和信心，为本套教材的编写、出版和发行倾注了大量心血；还要感谢本套教材的策划编辑袁文娣和其他各位编辑及相关工作人员。我们基于教材的首次合作渐趋默契和融洽。让我们携手共进，继续为我国学前儿童的福祉和学前教育事业的健康可持续发展奉献智慧与力量！

武汉桂子山·华中师范大学教育学院

2023 年 5 月

preface
前 言

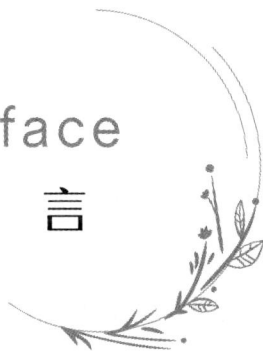

　　学前儿童卫生与保健是研究学前儿童生理解剖特点和生长发育规律,维护和增进学前儿童身体健康,促进学前儿童正常发育的一门交叉学科,它不仅注重学前儿童的现实保健问题,更注重学前儿童健康行为的养成;不仅注重托幼机构环境对学前儿童健康的影响,而且强调学前教育工作者在保教的过程中对儿童健康的维护和促进。本教材的编写旨在全面提升学前教育专业学生及幼儿园教师的专业品质和实践能力,进一步促进职业院校学前教育专业课程改革和新形态教材建设。

　　本教材依据《教师教育课程标准(试行)》的要求,严格贯彻落实《托儿所幼儿园卫生保健工作规范》文件的基本要求,突出《幼儿园保育教育质量评估指南》的精神,遵循《幼儿园教师专业标准(试行)》《学前教育专业师范生教师职业能力标准(试行)》对幼儿园教师保育工作的能力要求,针对高职学前教育专业学生的学习特点,以职业技能为导向。编写者力求使本教材突出以下特色与创新。

　　1.情境导入对接幼儿园实践

　　为帮助学习者提高学习兴趣,更好地理解专业知识与职业岗位的对接,本教材在展开每个项目时均以情境导入,增强了项目内容的针对性和实用性。

　　2.案例丰富便于知识运用

　　为进一步提高学习者的保教技能和自我反思能力,本教材在每一个任务中均设置 5 个以上的案例,引导学习者对相关案例、观点进行思考与讨论,在思考与讨论过程中进行头脑风暴,加深对所学内容的理解与掌握。

3.数字资源提升自主学习

为了让学习者获得多感官学习体验,本教材在对应内容处设置有"微课视频""拓展资源""活动案例"等数字化资源,扫描二维码即可获取相应知识素材,进而参与学习互动,学生的学习从"被动听"的学习模式转变为探索式、驱动式的学习。

4.思维导图便于构建知识网络

为了让学习者能在头脑中对项目内容有比较清晰的知识图像,本教材在每一个项目内容末尾以思维导图的形式进行知识总结。

5.突出"课、岗、证、赛"融通

为了让学生扎实掌握专业知识和相关技能,更重要的是服务于学生幼儿园教师资格证的获取,本教材在"思考与练习"环节渗透了近五年的教师资格证考试真题与全国职业院校学前教育技能大赛赛项真题。

6.以"专业活动"为导向、以"职业能力"为核心

为了使学习者更好地掌握专业技能,本教材在每一个项目中均设置了"实践与实训"项目,每一个实训项目均包含实训的目的、要求和形式,让学习者通过走出课堂、走进幼儿园的方式把所学转为所用。

本教材由李芳、唐俊如和刘林担任主编,李芳负责拟定编写提纲、组织协调编写及统稿工作。谭学娟、魏媛和万菲担任副主编,协助统稿。具体编写分工如下:李芳负责项目一的编写工作,万菲负责项目二的编写工作,谭学娟负责项目三的编写工作,唐俊如负责项目四的编写工作,刘林负责项目五、项目六的编写工作,魏媛负责项目七的编写工作。数字资源里的微课视频由李芳、陈西玲、纵瑞云和汪芳提供。

由于本教材涉及范围广、内容多,时间紧张,加之作者水平有限,书中难免存在不足之处,恳请广大读者提出宝贵意见,帮助我们提升与改正。

李芳

2023 年 3 月

contents
目　录

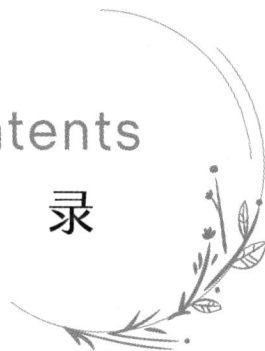

数字资源目录

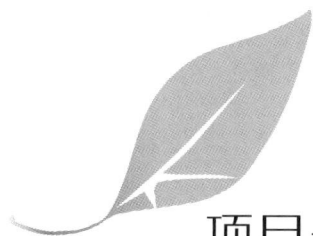

项目一 幼儿生理特点与卫生保健

◇**学习目标**

1. 掌握幼儿生理各系统的特点及生理功能的规律。
2. 初步掌握幼儿各生理系统的保健要点及方法。
3. 能创设有利于幼儿生长发育的良好环境。
4. 能配合家长做好促进幼儿健康成长的工作。

◇**情境导入**

　　幼儿正处于生长发育阶段，与成人相比，幼儿的身体发展有其特殊性。了解幼儿生理发育特点及保健要点是一名准幼儿园教师必备的基础知识。掌握幼儿各系统的生理特点不仅是学前卫生工作的重要前提，也是实施学前教育高质量发展的依据。通过本项目的学习，你可以获得从事托幼机构卫生保健工作的理论知识。

任务一　运动系统

一　运动系统的组成和功能

　　运动系统是由骨、骨连结和骨骼肌三部分组成的，有支撑体重、维持体形、保护内脏器官和执行动作等功能。人体的骨靠骨连结有序地连接起来，构成支架（骨骼）来支撑体重，维持正常人体的形态；肋骨、胸骨、椎骨等围成一个骨质的"笼子"，把心、肝、肺等脏器装进去，并将它们保护起来。骨骼肌借助肌腱附着于相邻两块骨的骨面上，收缩时以骨连结为支点，牵引骨改变位置，从而产生各种运动。因此，在运动过程中，骨是杠杆，骨连结为支点，骨骼肌则是运动的动力部分。

Note

二 幼儿运动系统的特点

（一）骨

1. 骨柔软，易弯曲和变形

新生儿刚出生时，很多骨骼都是软骨或未被完全骨化。骨主要由有机物和无机物组成，人的一生中，组成骨的有机物和无机物的含量是不断变化的，在幼儿骨组织中二者各占 1/2，与成人相比，骨中含有机物较多，所以骨的韧性强、弹性大、硬度小，不易骨折，但容易弯曲或变形。幼儿一旦发生骨折，还可能出现折而不断的现象，因此称为青枝骨折。随着年龄的增长，骨内的无机物（主要是钙盐）含量不断增加，硬度也逐渐变大（表 1-1）。幼儿不易发生骨折是相对于成人而言的，并不等于幼儿不会发生骨折。如果受到强力扭曲或猛烈撞击，幼儿也会发生骨折。

表 1-1　不同时期骨中有机物与无机物含量之比以及特性

时　　期	有机物与无机物含量之比	特　　性
婴幼儿期	1：1	硬度小、柔韧、弹性大
成年期	3：7	既坚固又有弹性
老年期	2：8	硬脆、弹性小

幼儿的骨在不断地加长、加粗，营养和阳光是婴幼儿骨骼生长所必需的。幼儿的骨骼在生长过程中需要较多的钙，同时需要维生素 D 使吸收的钙沉淀到骨头里。如果幼儿体内缺乏矿物质和维生素，且缺少室外活动，则骨骼的发育就会发生障碍，甚至患上佝偻病。这时如果骨组织缺乏钙盐，在骨的生长部分新形成骨组织的钙化过程就会被破坏或完全停止，在骨骼生长时，不仅不能形成硬骨，而且原来已经钙化的骨也会失去钙质。因此，整个骨骼就会变得较软，没有正常的硬度，容易弯曲和变形。人体骨骼如图 1-1 所示。

2. 骨膜较厚且在 5 岁前全是红骨髓，造血功能强

幼儿的骨膜较厚，血管丰富，对骨的生长及修复（再生）起着重要作用。当幼儿骨受损时，因血液供应丰富、新陈代谢旺盛，所以愈合得也较快。骨髓是造血器官，在 5 岁前，幼儿的骨髓全部为红骨髓，造血功能强。7 岁后，骨髓腔的红骨髓逐渐被脂肪细胞代替而变成黄骨髓，因而失去了造血功能。

3. 骨未骨化完成

颅骨：婴儿期颅骨的骨化尚未完成。婴儿出生时，颅骨的骨化程度较低，有些骨的边缘尚未连接起来，有些地方仅以结缔组织膜相连，这些结缔组织膜称为囟门。囟门通常略微凹陷，十分柔软，有时能看到跳动。囟门的闭合，反映了颅骨的骨化过程。前囟门呈菱形，比较大，在 12～18 个月时闭合。后囟门在 2 个月左右时闭合。闭合过早可能是因为脑容量小或小头畸形，闭合过晚多见于佝偻病、脑积水或克汀病。

胸骨：胸骨还没有完全结合。胸骨是前胸正中一块狭长的骨，自上而下可分为胸骨柄、胸骨体、胸骨剑突三部分。幼儿的胸骨还没有完全结合，要到 20～25 岁才能愈合成为一个整体。都会影响幼儿胸骨的正常发育，造成胸骨畸形。比如，幼儿若长时间鼻腔阻塞，用口呼吸，可导致肺部

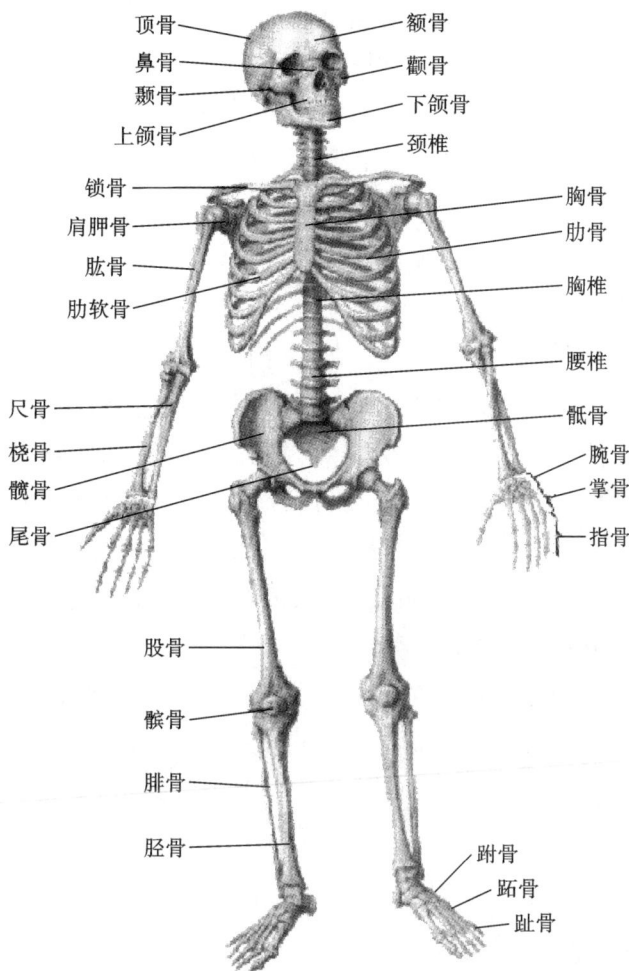

图 1-1　人体骨骼

扩张不全、胸骨内陷，形成"漏斗胸"。

维生素 D 缺乏、呼吸系统疾病及不正确的坐姿，脊柱：脊柱生理弯曲随着动作发展而逐渐形成，但尚未完全定型。从侧面看，人体脊柱从上到下有四道弯曲，叫作"脊柱生理性弯曲"，即颈曲、胸曲、腰曲、骶曲，其中颈、腰向前弯曲，胸、骶向后弯曲（图 1-2）。脊柱有了这些弯曲，在人体做走、跑、跳等运动时，就更具有弹性，可以缓冲从脚底传来的振动，保护内脏，当振动传到头部时，也就可忽略不计了。脊柱有了弹性也就更能负重。新生儿的脊柱由软骨组成。生理弯曲是随婴儿的动作发育而逐渐形成的，脊柱的骨化在 20～21 岁时才能完成。在脊柱未完全定型以前，不良的体姿会导致脊柱变形，发生不该有的弯曲，脊柱的功能也将受到影响。

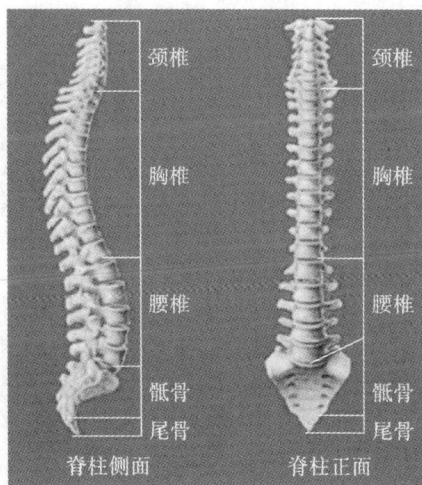

图 1-2　人体脊柱

腕骨：腕骨还未钙化好，负重能力差。婴儿腕骨的发育是逐渐进行的。新生儿的腕骨全部是软骨，之后骨化依一定的顺序出现。整个腕骨在 10～13 岁时可以完成骨化，掌骨和指骨在 9～11 岁

Note

时完成骨化。幼儿腕骨的发育程度决定了其腕部的负重能力差，因此不宜让幼儿拎重物，手的动作不宜时间过长。教师在组织教学及活动时，要充分考虑这一点。

髋骨：髋骨由髂骨、坐骨、耻骨借助软骨连接而成，骨盆尚未定型。骨盆是由脊柱下段的骶骨、尾骨和两侧的髋骨组成。骨盆保护着膀胱、生殖器等重要脏器。女子的骨盆还是胎儿自然分娩的骨产道，骨盆的大小、形状的正常与否，与以后的分娩有很大关系。婴儿的髋骨与成人不同，它还不是一块严丝合缝的骨头，而是由髂骨、坐骨、耻骨借助软骨连接而成，骨盆尚未定型。直到20～25岁，才能完全愈合，形成一块完整的髋骨。因此，不正确的运动方式，如从高处跳到硬地上，或在硬地上进行大量的蹦跳动作等，都可能导致组成髋骨的三块骨之间发生移位，影响成年后骨盆的大小和形状。

足骨：足骨骨化尚未完成，足弓不结实，易导致足弓塌陷，形成扁平足。足弓具有弹性，可以缓冲在运动时对身体和脑所产生的振动；站立时，人体重心分散在脚底的几个点上，可以站得更稳，还可以保护脚底的血管、神经免受压迫。维持足弓主要靠韧带的强度和足底肌肉的力量。幼儿足骨的骨化尚未完成，足底的肌肉、韧带发育不完善，足弓还不结实。婴儿的脚底板是平的，但不算扁平足，到会站、会走以后，才逐渐形成足弓。足弓形成以后，因为肌肉、韧带还不结实，若运动量不当就容易造成足弓塌陷，形成扁平足。

幼儿如果运动量过大，比如长时间站立、行走或负重，就会使脚底肌肉过于疲劳而松弛；如果运动量太小，经常不活动，脚底的肌肉、韧带就得不到锻炼，也不会结实。为了保护和促进婴儿足弓的正常发育，婴儿的鞋子应宽松、合适，以软底为宜；可适当地让幼儿光脚在沙坑或卵石上行走或玩耍。

案例导入

兰兰是一名大二的在校生，学校安排她到幼儿园实习两周，在实习期间，兰兰注意到幼儿园老师每次组织幼儿进行跳跃的体育活动时都会铺上厚厚的垫子，如图1-3所示，但她却不知道老师为什么要这样做。你能解答兰兰的疑惑吗？

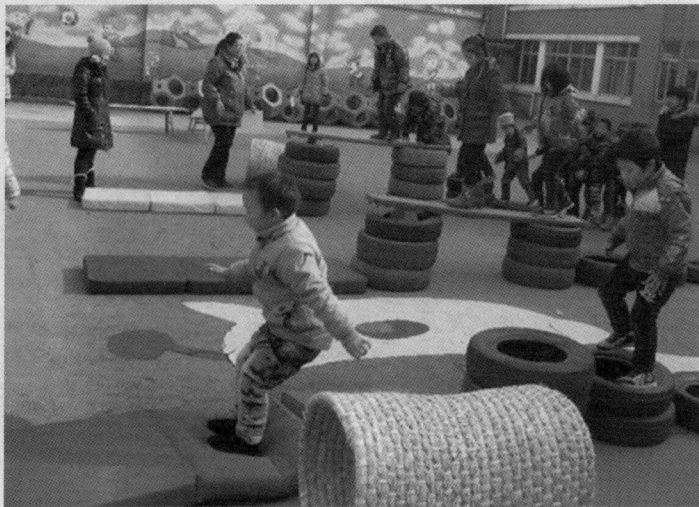

图1-3　跳跃活动的组织

（二）骨连结——关节

1. 关节灵活，活动范围大

由于幼儿的关节窝较浅，关节面软骨相对较厚，关节囊和韧带较松弛，所以关节的活动范围比成人大。例如，髋关节和肩关节的灵活性显著超过成人，脊柱的活动范围也较大。

2. 关节牢固性差，容易脱臼

由于幼儿的关节囊和韧带较松弛，肌肉纤维比较细长，力量差，所以关节的牢固性较差，如果外力作用不当（如用力过猛、悬吊或跌倒），就容易发生脱臼，特别是肘关节、髋关节。脱臼时常伴有关节囊撕裂及韧带损伤，脱臼部位会出现肿胀、疼痛，并失去运动功能。如果治疗不当，容易重复脱臼，即习惯性脱臼。

（三）骨骼肌——肌肉

1. 肌肉柔软，收缩力差，易疲劳和损伤，但疲劳感消失快

幼儿肌肉纤维较细，间质组织相对较多，肌腱宽而短，肌肉中所含水分相对较多，蛋白质、脂肪、糖和无机盐含量较成人少，能量储备较差。因此，幼儿的肌肉收缩力差，容易疲劳和损伤。

2. 肌肉群发育不平衡，大肌肉发育早，小肌肉发育晚

幼儿各肌肉群的发育是不平衡的。为什么3~4岁的孩子路已走得很稳，而且会跑、会跳了，但如果让他画条直线却很费劲，而且画不直呢？因为支配上下肢的大肌肉群发育较早，而小肌肉群如手指和腕部的肌肉则发育较晚（图1-4）。

3. 肌肉的协调性和灵活性较差

肌肉发育与神经系统发育密切相关。由于幼儿的神经系统发育不够完善，因而对骨骼肌的调节受到限制，肌肉的协调性和灵活性较差。

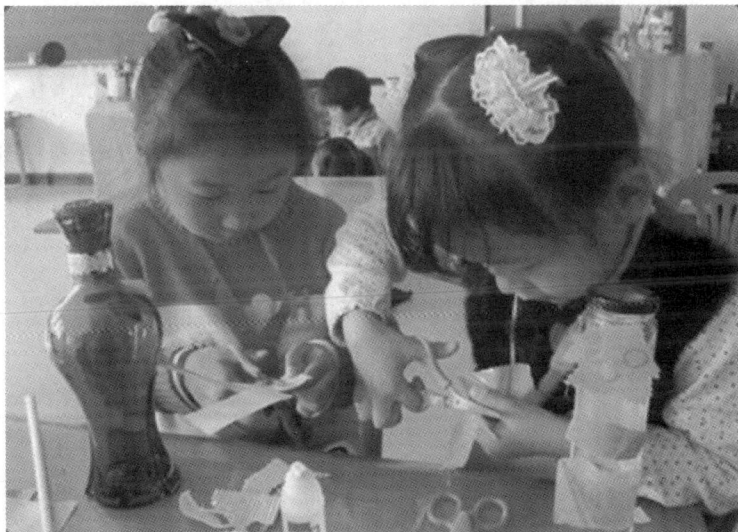

图1-4 小肌肉群的发育

Note

5

微课视频
"幼儿运行系统的特点及保健"

三 幼儿运动系统的卫生保健

（一）培养正确的坐、立、行姿势，防止脊柱和胸廓畸形

正确的姿势有利于幼儿骨骼和肌肉的生长发育，防止脊柱和胸廓畸形，还可以减少肌肉的疲劳，提高肌肉的工作效率。所以，要从小培养幼儿坐有坐相、站有站相，形成良好体态，预防骨骼畸形。为了防止幼儿骨骼变形，形成良好体态，应注意以下几点：（1）婴儿不宜过早地坐、站，不宜睡软床和久坐沙发；（2）负重不要超过体重的1/8，更不能长时间单侧负重；（3）托幼机构要为幼儿提供高度适宜的桌椅；（4）教师要随时纠正幼儿坐、立、行中的不正确姿势，并为幼儿做出榜样。

（二）科学组织体育锻炼和户外活动

经常进行适宜的体育锻炼和户外活动可以促进身体的新陈代谢，加速血液循环，使骨骼和肌肉得到更多的营养。幼儿参加体育锻炼可以使其肌肉纤维变粗，肌肉粗壮有力，还可以促进骨骼的发育，加速生长。加速骨的钙化，使骨质更加粗壮结实，使韧带增厚加粗，增加关节的牢固性和灵活性。在户外活动时，幼儿受到空气的温度、湿度和气流的刺激，可增强机体的抵抗力。阳光中的红外线能使血管扩张，从而促进新陈代谢。紫外线照射在皮肤上，可使体内的7-脱氢胆固醇转化成维生素 D，能够预防佝偻病。

> **案例导入**
>
> 冬天到了，寒风刺骨，室外温度很低，很多幼儿园会将户外活动转移到室内。但由于大部分幼儿园的室内空间较小，进行活动时要来回移动桌椅和进行室内空间布局，有些教师为了工作的方便，竟然把幼儿的活动时间压缩甚至取消。作为一名未来的幼儿园教师，你觉得这些老师的做法是否可取？为什么？

拓展资源
"幼儿锻炼知多少"

Note

（三）供给充足的营养，以促进骨骼和肌肉的发育

幼儿的骨骼和肌肉都处于不断生长、发育的过程中，充足的营养是它们生长发育的基础。例如钙、维生素 D 能促进骨的钙化，蛋白质能促进肌肉的发育，等等。因此，要供给幼儿充足的营养，以保证幼儿正常的生长发育。

（四）选择合适的衣物

成人要为幼儿选择宽松舒适、结构合理的衣服。衣服过紧会影响血液循环以及骨骼和肌肉的发育，衣服过松过大则容易牵绊，影响幼儿运动。此外，衣服结构也应合理，要便于穿着和活动。衣服上面的硬质纽扣和饰品等不宜太大、太厚，不能有棱角，以免误伤。孩子的脚长得快，要为他们选择合脚的鞋袜，鞋袜小了会阻碍脚趾和足弓正常发育，太大又会造成活动不便（图 1-5）。

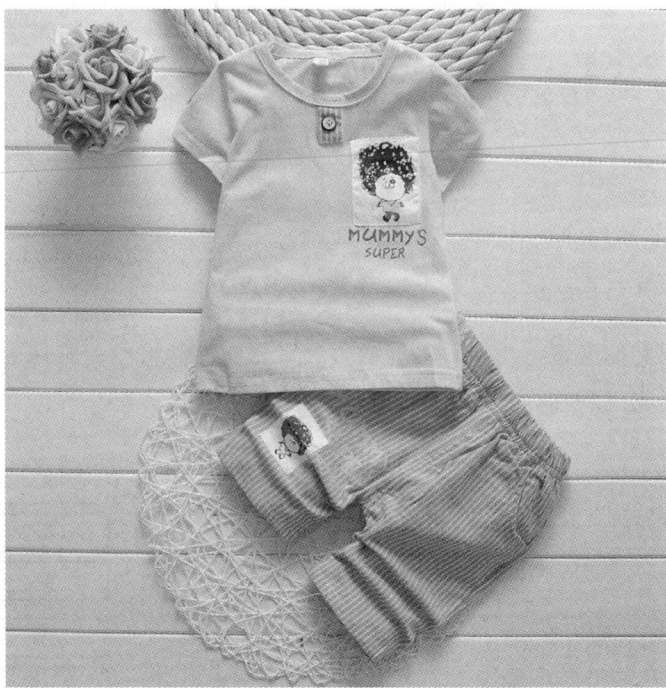

图 1-5 选择合适的衣物

（五）防止骨折、脱臼和肌肉损伤

组织活动时，要做好运动前的准备工作，避免用力牵拉幼儿手臂，造成骨折、脱臼和肌肉损伤；避免幼儿从高处向硬地上跳，以免影响骨盆发育。幼儿的肘关节较松，当肘部处于伸直位置时，若猛力牵拉手臂，则可能造成牵拉肘。所以，大人在带孩子上楼梯、过马路，或帮孩子穿脱衣服时，要避免用力牵拉或提拎小孩的手臂，以防脱臼。有的大人在逗孩子时，会抓住小孩的两只手，使孩子全身离地，一圈一圈地悠着玩，这样很容易造成意外伤害。

任务二　呼　吸　系　统

一　呼吸系统的组成和功能

呼吸系统由呼吸道和肺组成（图1-6）。呼吸系统的功能主要是与外界进行气体交换，吸进氧气，呼出二氧化碳。

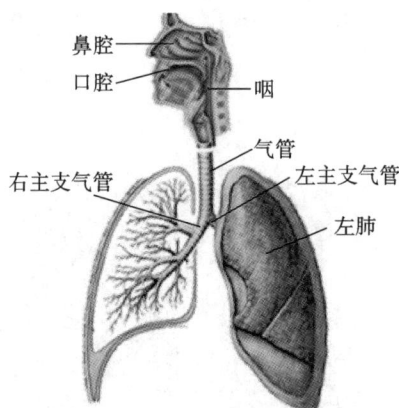

图1-6　呼吸系统的组成

呼吸道是气体进出肺的通道，由鼻、咽、喉、气管、支气管组成。临床上习惯把鼻、咽、喉称为上呼吸道，把气管、支气管称为下呼吸道。肺是主要的呼吸器官，是气体交换的场所（图1-7）。

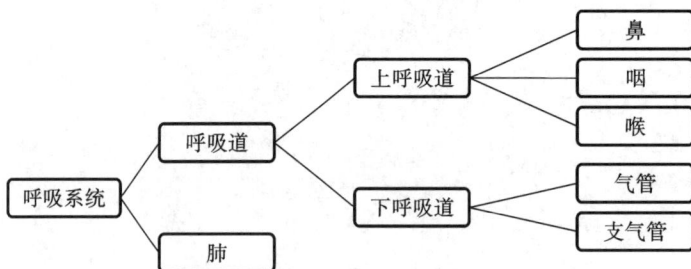

图1-7　呼吸系统概况

二　幼儿呼吸系统的特点

（一）呼吸器官的特点

（1）鼻：幼儿鼻腔相对短小、狭窄，缺少鼻毛，阻挡灰尘和细菌的能力差，黏膜柔嫩，血管丰富，因此很容易感染。感染时可引起鼻黏膜充血、肿胀，分泌物增多，造成鼻腔堵塞，致使幼儿不得不张口呼吸。婴幼儿鼻中隔的前下部血管密集，称为鼻易出血区，常因高热、鼻外伤、鼻腔异物或急性传染病等而引起出血。此外，幼儿鼻泪管较短，瓣膜发育不全，易引发泪囊炎、结膜炎。

案例导入

秋天到了，空气干燥起来。在户外活动时，豆豆突然觉得鼻子痒痒的，就用手指抠鼻子，抠着抠着，豆豆突然大哭起来，老师马上跑到豆豆身边，发现豆豆的鼻子出血了，老师一边安慰豆豆一边帮他止血。

（2）咽：幼儿咽部相对狭小、垂直，淋巴组织丰富，易患扁桃体炎；咽鼓（耳咽）管短、粗，位置平直，当幼儿上呼吸道感染时，细菌会由咽部经过耳咽管到达中耳，容易引起中耳炎。

（3）喉：幼儿喉部相对较长，喉腔狭窄，呈漏斗形，软骨柔软，黏膜柔嫩，血管和淋巴组织丰富，发炎肿胀时易发生梗阻，从而导致吸气性呼吸困难。由于神经系统对会厌软骨的调节能力较差，喉头反应迟钝，会厌软骨不能及时盖住喉口，所以在吃食物时说笑、哭泣，食物容易呛入气管，危及生命；幼儿声门较窄，声带短且薄，不够坚韧，所以声调比成人高而尖，但声门肌肉娇嫩，容易疲劳。

案例导入

幼儿园小班自由活动时，乐乐抢了天天的玩具，天天不高兴了，大声哭起来，老师怎么劝都不听，直到哭累了，嗓子哑了，才停下来。

（4）气管及支气管：幼儿的气管及支气管管腔窄小，管壁柔软，缺乏弹性组织。毛细支气管无软骨，平滑肌发育不完善，黏膜柔嫩，血管丰富，黏液腺发育不全，分泌黏液不足而较干燥。黏膜纤毛运动差，清除吸入的微生物作用不足。因此，不仅易感染，而且易引起呼吸道阻塞。

案例导入

吃点心时间到了，天天一边吃着饼干，一边和身边的小伙伴讨论着动画片《超级飞侠》。突然，天天猛烈地咳嗽起来，原来是他边说话边吃饼干，食物呛入了气管中。

（5）肺：幼儿的肺弹性纤维发育较差，肺泡数量少（肺泡数量直到 8 岁时才能达到成人水平），容量也小，但间质组织比较多，血管丰富，毛细血管和毛细淋巴管的间隙比成人宽，导致整个肺脏含气量少而含血量多，故易于感染，有炎症时也易蔓延。

Note

（二）呼吸运动的特点

婴幼儿胸廓较短小，呈圆桶状，胸腔狭小，肺容量小，呼吸受到一定限制，呼吸量较成人少。而幼儿新陈代谢旺盛，需氧量接近成人，为满足机体代谢和生长需要，只有通过增加呼吸频率来代偿，因此，幼儿的呼吸比成人快，而且年龄越小，呼吸越快。由于婴幼儿的呼吸肌发育不完全，所以呼吸时主要靠膈肌运动，以"腹式呼吸"为主。

三 幼儿呼吸系统的卫生保健

（一）培养良好的呼吸卫生习惯

（1）养成用鼻腔呼吸的习惯，充分发挥鼻腔的保护作用。

（2）学会正确擤鼻涕。正确的方法是：用手指轻捂一侧鼻孔，将另一侧鼻内的鼻涕擤出，然后再擤另一侧。不要太用力，如果感到吃力，可先喷一些海盐水。

（3）不要用手挖鼻孔，以防止鼻腔感染或引起鼻出血。

（4）不随地吐痰，咳嗽、打喷嚏时要遮挡。

（5）不蒙头睡觉，以保证吸入新鲜空气。

拓展资源
"不可忽视的呼噜娃"

（二）保持室内空气新鲜

室内要经常开窗换气。新鲜空气里有充足的氧气，能促进人体新陈代谢，有利于幼儿生长发育。空气新鲜流通，病菌的数量就会减少。有些病菌在阴暗潮湿的环境中非常活跃，但是一到空气流通、阳光充足的环境里就弱不禁风了。适当开窗通风与减少疾病、保证人体健康有密切关系。

（三）科学组织体育锻炼和户外活动

经常参加户外活动和体育锻炼，可以加强呼吸肌的力量，扩大胸廓活动的范围，使参加呼吸的肺泡增多，促进胸廓和肺的正常发育，增加肺活量。在户外进行活动，特别是利用冷空气、阳光、水等进行锻炼，还可以增强呼吸系统的抵抗力，降低呼吸道疾病的发生。在组织户外活动时，如体育游戏、体操、跑步等，要注意配合动作，自然而正确地加深呼吸，使肺部充分排出二氧化碳，吸进新鲜氧气，以促进肺的发育。

（四）严防呼吸道异物

幼儿呼吸道狭窄，如果呼吸道被异物完全堵塞，外界气体不能进入肺泡，体内所产生的二氧化碳也不能排出，就会造成窒息，甚至因为缺氧而死亡，所以要注意保持呼吸道通畅。幼儿吃饭时不能说笑、打闹，也不要边吃边玩，以免食物呛入呼吸道。还要告诉孩子不能口含异物玩耍，以免异物不慎进入气管造成严重后果。

（五）保护幼儿的声带

幼儿的声门肌肉娇嫩，声带还不够坚韧，容易疲劳。如果经常大声喊叫、哭闹或扯着嗓子唱歌，容易造成"哑嗓子"。因此，要鼓励幼儿用自然、优美的声音唱歌、说话，避免高声喊叫。幼儿的音域窄，不宜唱大人的歌曲，所以，要为幼儿选择适合其音域特点的歌曲和朗读材料。每句不要太长，每次练习时，发声时间最多在4～5分钟。唱歌的场所应保持空气流通，温度、湿度适宜，避免尘土飞扬。冬季不要在室外练声，不要顶着寒风喊叫、唱歌。得了伤风感冒要多喝水、少说话，因为这时最容易哑嗓子。

任务三 循环系统

一 循环系统的组成和功能

人体从外界摄取的营养物质和吸入的氧要运输到体内各个细胞，而体内的各个细胞所产生的二氧化碳等废物要运输到排泄器官，这些都要依靠循环系统来完成。

循环系统包括血液循环系统和淋巴系统。血液循环系统包括心脏、血管和血液三个主要部分。心脏就像一个泵，维持血液流动，是血液循环的动力器官；血管是运送血液的管道；血液是体内氧气与营养物质运输的载体。血液循环系统的功能是运输体内氧气与营养物质，维持机体内环境的稳定和体温的恒定。淋巴系统是血液循环系统的辅助部分，由淋巴器官、淋巴管道和淋巴液构成，其功能是帮助收集和输送组织液回到心脏，同时具有防御的重要机能（图1-8、图1-9）。

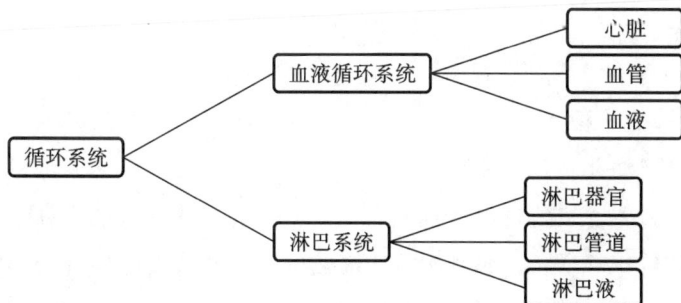

图 1-8 循环系统概况

身体上部周围毛细血管

肺毛细血管

上腔静脉

右心房

右心室

下腔静脉

淋巴管

淋巴结

主动脉

肺动脉

左心房

左心室

身体下部周围毛细血管

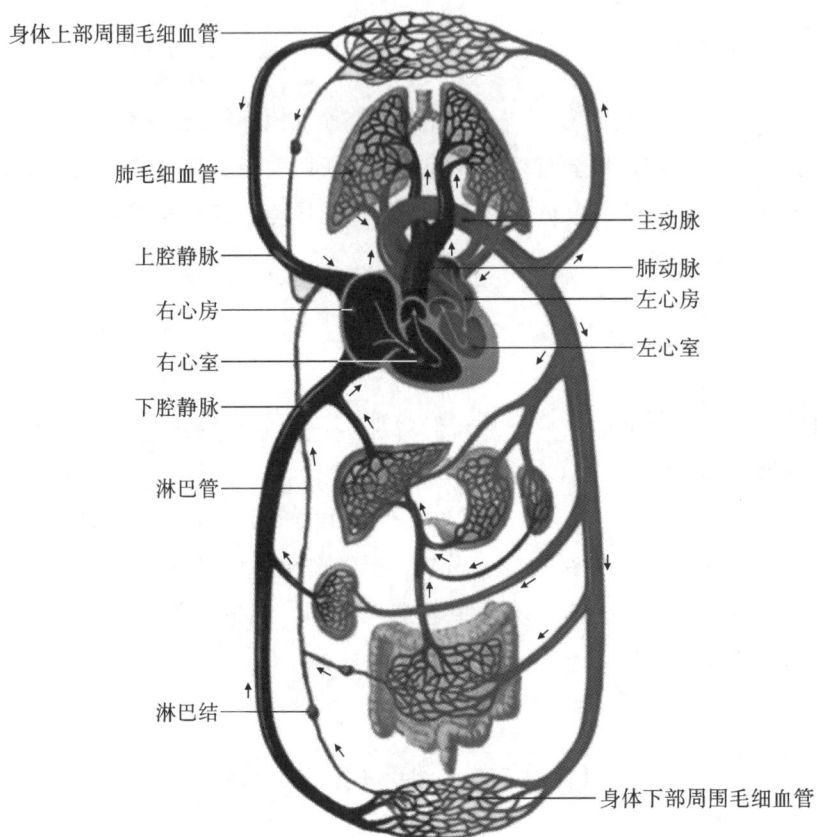

图 1-9　循环系统

二　幼儿循环系统的特点

微课视频
"幼儿循环系统的特点及保健"

（一）血液循环系统

1. 心率较快，且节律不稳定

心率较快的原因是婴幼儿新陈代谢旺盛，身体组织对氧气和养料的需求量大，而婴幼儿的心脏容积较小，心肌收缩能力差，每搏输出量较成人少，只有增加搏动次数来补偿不足。所以，幼儿年龄越小，心率越快。随着年龄增长，心跳次数逐渐减少。另外，支配心脏活动的神经纤维（迷走神经）发育尚未完善，兴奋性较低，对心脏收缩频率和强度的抑制作用较弱，直到 10 岁左右才能发育完全，因此才会造成心搏不稳定（心率加速），脉搏节律不规则。

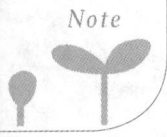

Note

2. 血压较成人低，年龄越小，血压越低

幼儿心肌收缩力弱，心脏排出的血量比较少，再加上血管口径较粗，血液在血管中流动的阻力小，所以血压低于成人。幼儿运动过度，易引起低血压，出现头晕、脑缺氧等问题。随着年龄增长，幼儿的血压会逐渐增高。

3. 易贫血

幼儿易出现贫血问题，特别是容易缺少红细胞。红细胞是由血红蛋白组成的，血红蛋白的主要成分是铁和蛋白质。因此，铁、蛋白质摄入不足，生长发育过快，消化吸收功能差，慢性失血等原因都会导致幼儿贫血。如果幼儿长期贫血，会造成身材较同龄人矮小，皮肤苍白，心跳、呼吸较快；此外，还伴有精神不振、嗜睡、烦躁不安、注意力不集中等症状。

（二）淋巴系统

1. 免疫能力较弱，机体保护能力较差

婴幼儿白细胞的数量与成人相当，但对机体防御和保护机能较强的中性粒细胞较少，而防御和保护机能较弱的淋巴细胞较多。因此，幼儿时期对某些传染病的感受性较高，传染病的发病率较成人高。

2. 淋巴系统发育较快

婴幼儿淋巴系统发育较快，淋巴结的防御和保护机能比较显著，表现为幼儿时期常有淋巴结肿大的现象。扁桃体在出生时较小，1～3岁时迅速增大，4～10岁时发育达到高峰，而在14～15岁时逐渐退化，所以幼儿时期易患扁桃体炎。在对幼儿进行晨、午间检查时，应把扁桃体作为重要内容之一，以便及时发现感染，及时给予治疗。由于颈部淋巴结"管辖"范围广，所以幼儿患扁桃体炎、腮腺炎、口腔炎，头皮长疖子等，都会导致颈部淋巴结肿大。即使炎症消退了，已经变硬、肿大的淋巴结也不一定会消失。

案例导入

天天经常因为扁桃体发炎请假不上幼儿园，班里的实习老师建议家长去医院把天天的扁桃体切除，但保健老师告诉这位实习老师，扁桃体是儿童重要的免疫器官，不能轻易切除。

三 幼儿循环系统的卫生保健

（一）组织适当的运动和体育锻炼

组织幼儿进行适合其年龄特点的体育锻炼和户外活动，可促进血液循环，增强造血机能，使心肌粗壮结实，收缩力增强，每次心跳可以输出更多的血液，心跳缓慢有力，心脏不易疲劳。但如果运动量过大，心脏跳动过快，反而会减少每次心跳的血液输出量，满足不了机体的需要。因此，体育锻炼要适度，不要让幼儿因过度疲劳而影响健康。可以观察脉搏的变化和恢复情况，来判断运动

Note

量是否适度。锻炼时应没有面色苍白、呼吸困难、恶心、呕吐等现象。根据年龄、体质状况安排幼儿活动的时间和强度，避免长时间的剧烈活动及要求憋气的活动；运动前应做好准备活动，结束时应做整理活动，剧烈运动时不可立即停止，以免造成暂时性贫血；剧烈运动后不宜马上喝大量白开水，以免过多水分进入血液而增加循环血液量，从而增加心脏的负担。如果运动时出汗太多，则会出现头晕、眼花、口渴等症状，严重的还会昏倒，所以最好喝少量的淡盐水，以维持体内无机盐的平衡。

（二）合理营养，预防贫血和动脉硬化

膳食中应适当增加含蛋白质、铁及维生素丰富的食物，还要纠正幼儿挑食、偏食的坏习惯，预防贫血的发生。动脉硬化是动脉的一种炎症性病变，可使动脉管壁增厚、变硬，失去弹性，官腔狭小。动脉硬化是随着人年龄增长而出现的血管疾病，通常在青少年时期发生，至中老年时期加重、发病。预防动脉硬化应从幼年开始，帮助幼儿形成健康的饮食习惯。儿童膳食应控制胆固醇和饱和脂肪酸的摄入量，同时宜少盐少油，口味清淡，从小养成良好的饮食习惯可以终身受益。

（三）合理安排幼儿的一日活动

一日活动要动静交替，注意适当休息，做到劳逸结合，避免长时间的精神过度紧张，使心脏保持正常功能。要养成按时睡眠的习惯，因为安静时所需要的血液量比活动时少，这样可以减轻心脏的负担。

（四）衣着要宽大舒适

衣服和鞋袜太小、太紧会影响儿童的血液循环。狭小的衣领会压迫颈部的血管，使脑部血液循环受到影响；紧束腰带会压迫腹腔，影响消化器官的血液循环；狭小的鞋袜对下肢的血液循环也会造成不利影响。

案例导入

天天要入园了，妈妈带他报名后收到一份入园须知。妈妈仔细阅读了里面的内容，她发现有一条是这样写的：准备宽松、舒适、棉质材质的衣服，休闲运动鞋子，尽量不给孩子穿紧身衣、紧身裤等。天天妈妈想：家里的衣服基本都是牛仔裤之类的，为了入园还要重新购买吗？她很困惑，如果你是主班老师，你会如何做好家长的解释工作呢？

（五）要预防传染病和伤害事故

幼儿血液中的有吞噬细菌作用的白细胞较少，所以抗病能力差，易患传染病。因而，要关心幼儿的起居和活动，预防各种传染病，从而避免因各种传染病引起的心脏疾病。还要预防各种伤害事故的发生，大量出血会影响幼儿的健康，失血超过血量的1/3就会有生命危险。

（六）经常检查淋巴结

幼儿常有淋巴结肿大现象，尤其是颈部淋巴结。淋巴结发炎肿大就会变硬、互相粘连，稍用力按压还有点儿疼。幼儿园要经常检查幼儿的淋巴结，如果摸到的小疙瘩像黄豆或蚕豆粒大小且柔软，几个小疙瘩不粘在一起，无压痛感，则是正常的淋巴结；如果摸到几个硬疙瘩粘在一起，而且还有压痛感，则是发炎肿大的淋巴结。及早发现肿大的淋巴结，以便及早发现感染疾病，及早治疗。如遇全身淋巴结普遍肿大，那就可能是全身性疾病的信号。

任务四　消 化 系 统

一　消化系统的组成和功能

消化系统由消化道和消化腺组成。消化道也叫消化管，包括口腔、咽、食管、胃、小肠、大肠、肛门。消化腺分为两类：一类是位于消化道之外的大消化腺，如唾液腺、肝脏、胰腺。它们通过导管与消化道相通，使消化液流入消化道。另一类是位于消化道（各段的管壁）内的小消化腺，数目甚多，如胃腺和肠腺，其分泌液直接进入消化道（图1-10）。

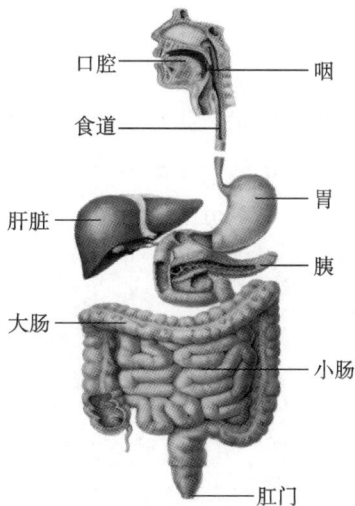

图 1-10　消化系统的组成

消化系统的主要功能是消化和吸收。消化是指在消化道内将食物分解为可被吸收的成分的过程；吸收则是指经过消化的食物成分通过消化道壁进入血液循环的过程。

微课视频
"幼儿消化系统的特点及保健"

二 幼儿消化系统的特点

婴幼儿正处在生长发育的关键时期，新陈代谢旺盛，对营养物质的需要较成人多，但他们的消化器官还没有发育完善，消化机能较差。为保证供给幼儿生长发育所需要的营养充足，就必须掌握他们消化系统的生理特点，以便采取有效的卫生保健措施来促进幼儿的生长发育。

案例导入

实习生玲玲在幼儿园两周后发现，幼儿在幼儿园一天要吃三餐两点，分别是早、中、晚各一顿正餐，上午和下午各一次点心。她不明白有些孩子三餐有时候都吃不完，还要剩饭，为什么还要安排点心呢？这样对幼儿来说身体吃得消吗？玲玲带着疑问向保健老师求教。保健老师告诉她，幼儿园是按照幼儿的营养需求和消化能力安排膳食的，幼儿的消化系统有其特殊之处，我们要遵循这些特点安排幼儿的膳食。

（一）易患龋齿，吞咽能力弱

幼儿乳牙的牙釉质薄，牙本质较松脆，牙髓腔较大，咬合面的窝沟较多，易生龋齿。

幼儿乳牙大约在 2 岁半出齐，共 20 颗。乳牙萌出时一般无痛苦，但个别婴幼儿有短暂的睡眠不安、烦躁、流涎、喜欢咬硬物或手指等症状，此时，可让婴幼儿吃饼干或烤馒头等手拿食物，以缓解萌牙的不适感。幼儿 6 岁左右开始萌出的恒牙是第一恒磨牙，共有 4 颗，又称六龄齿。六龄齿萌出后，乳牙开始松动并先后脱落，逐渐换上恒牙。

案例导入

幼儿园午餐时间，大班的明明在吃排骨时，突然感觉嘴巴里有个硬硬的东西，吐出来一看，不是骨头，竟然是一颗牙齿。明明顿时就吓哭了，老师赶紧安慰明明，并告诉班里的小朋友，大家的牙齿都会慢慢脱落并长出新牙来。

此外，幼儿的舌宽而短，灵活度较差，因此发音不是很准确，协助吞咽的能力也比较差。

（二）消化能力较弱，但吸收能力强

幼儿的食道比成人短而窄，黏膜薄嫩，胃的容量较小，管壁肌层及弹性纤维发育较差，伸展性和蠕动功能较差，胃腺数目少，分泌的消化液酸度低，消化酶少，故幼儿胃的消化能力较弱，容易出现蠕动紊乱。例如，在吸入冷空气、吃得过饱、咳嗽、吃药等情况下，会出现呕吐现象。但幼儿

的肠管相对较长，肠黏膜上有丰富的血管和淋巴管，肠壁薄，管径宽，肠壁上绒毛数几乎和成人相等，所以幼儿小肠的吸收能力较强。

（三）肠蠕动功能弱且固定性差

由于幼儿肠壁肌肉组织和弹性纤维未发育完善，肠的蠕动能力比成人差。因此，肠的内容物通过较慢，大肠吸收了较多的水分，容易造成便秘。另外，幼儿的肠系膜柔软而细长，黏膜下组织松弛，所以肠的固定性差，易发生脱肛（坐便盆或蹲的时间过长）现象。

（四）肝脏糖原储存较少，容易发生低血糖

案例导入

幼儿园户外活动时，天天突然晕倒了。老师带天天去医院做了检查，医生说是低血糖引起的晕倒。

肝脏是人体最大的消化腺，主要功能是分泌胆汁，储存糖原和分解毒素。糖原是人体储存糖类的主要形式，当人体将食物消化吸收后，血糖会升高，此时肝脏等会在胰岛素的促进作用下将血糖转化成糖原，以储存能量。当肝脏糖原储存较少，饥饿时就容易发生低血糖。低血糖的表现为头晕、心慌、无力、出冷汗等，严重时还会出现低血糖休克。因此，幼儿的早点一定要准备充足，尤其需要含淀粉的主食，以免出现低血糖。

三　幼儿消化系统的卫生保健

（一）保护好乳牙

乳牙是幼儿的主要咀嚼器官，对消化和吸收、刺激颌骨的正常发育、诱导恒牙的正常萌出具有重要作用。乳牙要使用 6～10 年，因此必须让幼儿从小养成保持口腔清洁、保护牙齿的好习惯。

（1）定期检查牙齿。每半年应检查一次。教师在晨检、午检时，也要注意幼儿的牙齿，及时发现问题，正确干预。

（2）保持口腔卫生，养成饭后漱口、早晚刷牙的习惯。幼儿到 3 岁左右就该学着刷牙了，成人要培养幼儿早晚各刷一次牙的习惯。相比之下，晚上睡前刷牙更重要。因为睡眠时唾液分泌减少，口腔自洁作用降低，细菌更易繁殖。大人要为幼儿选择刷头小、毛软、两排毛的儿童牙刷，每 3 个月左右更换一次，同时要耐心教会幼儿正确的刷牙方法。

（3）不吃过冷或过热的食物，不咬坚硬的东西。乳牙牙根浅，牙釉质也不如恒牙坚硬，吃太冷、太热的食物或冷热交替着吃，有可能使牙釉质产生裂痕。咬坚硬的东西时，牙齿也容易被硬东

Note

西硌伤，一旦伤了就不能重新长好，受到损伤的牙齿更易生龋齿。因此，要教育幼儿不要用牙齿咬坚硬的果壳等物体。

（4）保证充足的营养和阳光。钙、磷等无机盐是构成牙齿的原料，需要从饮食中摄取。人的皮肤经阳光中的紫外线照射后，可以产生维生素 D，促进钙、磷的吸收和利用。

（二）培养良好的饮食卫生习惯

拓展资源
"'吃得自主，健康快乐'活动案例"

（1）细嚼慢咽，不吃汤泡饭。食物被磨得更细，能够与唾液充分混合，可减轻胃的负担，消化吸收更完善。充分咀嚼，唾液分泌得多，患胃溃疡的可能性就较小。因此，应教育幼儿不要狼吞虎咽、囫囵吞枣，应养成细嚼慢咽的好习惯。成人在幼儿进餐时不要过分催促。另外，应避免吃汤泡饭。俗话说："汤泡饭，嚼不烂。"饭和汤混在一起，往往不等嚼烂就滑到胃里去了，这样容易加重胃的负担。同时，食物在口腔里停留的时间很短，舌头上的味觉神经没有受到充分的刺激，胃收不到信号，分泌的胃液就少，加上食物又被汤冲淡了，时间长了易引起胃病。饭前喝少量的汤对消化食物是有帮助的，但不能喝太多，否则会引起消化不良。

（2）定量定时，不暴饮暴食，少吃零食。一次不要吃或喝得太多，因为消化液的分泌有一定的限度，吃得太多，消化液不够用，食物就消化不好。同时，吃得过多，胃部胀大易引起蠕动困难，消化能力也会随之减弱，甚至觉得胀痛。幼儿每日三餐两点，按时吃饭能使消化器官有规律地蠕动，消化腺能正常地进行分泌。

（3）不挑食、不偏食。人体需要各种营养物质，任何一种食物中都不能包含人体所需要的全部营养。为了满足幼儿身体发育的需要，应引导幼儿吃多种多样的食物，不挑食、不偏食。

（4）注意饮食卫生，防止病从口入。幼儿使用的餐具要按时消毒，水果要洗净（有些要削皮），买回的熟食要加热，不吃腐烂变质的食物，饭前便后要洗手。幼儿进餐时，教师不要打扫卫生，防止灰尘进入食物当中。

（5）保持愉快的情绪，安静进餐。研究证实，食欲是否旺盛与情绪相关，当心情不愉快时，促进胃液分泌的神经会被抑制，胃液分泌减少，从而降低食欲。所以，饭前和吃饭时都不应指责幼儿行为上的问题，让幼儿保持愉快的情绪，有条件的还可以播放轻松愉快、悠扬悦耳的音乐。引导幼儿安静地就餐，不说笑、不打闹，防止食物误入气管，营造一个良好的进餐氛围。

（三）饭前饭后不做剧烈运动

剧烈运动时，大部分血液会涌向肌肉，产生能量供给机体需要。此时，胃肠里的血液量减少，并且促进消化液分泌的神经被抑制，消化液分泌也会减少，因而不能很好地消化食物。此外，饭后胃肠里充满了食物，由于重力的影响，运动时对胃肠的振动又较大，可能把连接胃肠的系膜拉紧甚至扭转，发生疼痛。所以，饭前应安排幼儿进行室内较安静的活动，饭后1小时左右再进行体育活动。饭后也不宜立即睡觉，最好组织幼儿散步15～20分钟再睡。

（四）培养定时排便的习惯，防止便秘

幼儿应养成早饭后排便的习惯。如果大便不定时，有了"便意"却正玩得高兴，把"便意"憋了回去，时间一长就会便秘。排便是一种反射活动，当粪便进入直肠，就会对直肠壁上的机械感受器产生压力刺激。刺激一方面传至骶髓的低级排便中枢，另一方面上达大脑皮层引起"便意"。如果经常抑制"便意"，直肠上的感受器就会变得迟钝，粪便在大肠内停留时间过久，水分被吸尽，粪便干硬，就会导致便秘。因此，要让幼儿养成定时排便的习惯，经常进行运动，多吃蔬菜、水果及一定比例的粗粮，多喝白开水，预防便秘。

任务五　泌　尿　系　统

一　泌尿系统的组成和功能

泌尿系统由肾、输尿管、膀胱和尿道组成。人体在新陈代谢的过程中，会不断地产生二氧化碳、尿素、尿酸、多余的水和无机盐等多种代谢终产物。这些代谢物在体内积存多了，便会影响人体的生理机能，甚至引起中毒而危及生命。因此，必须及时把这些废物排出体外。由于代谢废物是多种多样的，因此需要通过不同的途径排出，而泌尿系统是最主要的排泄途径。人体内代谢终产物排出体外的过程叫作排泄。人体通过排尿不仅排出了在代谢过程中产生的废物，而且调节了体内水分和无机盐的含量，对保持体内环境的相对稳定，维持组织细胞的正常生理机能起着非常重要的作用（图1-11）。

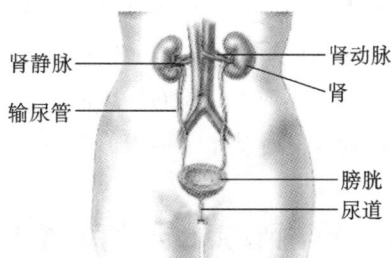

图1-11　泌尿系统的组成

二　幼儿泌尿系统的特点

（一）泌尿系统发育不完善，容易发生感染

幼儿的输尿管较长，弯曲度大，管壁肌肉及弹性纤维发育不良，容易扩张并易受扭曲而导致尿路梗阻，造成尿潴留，从而诱发感染。幼儿的尿道较短，尤其女婴更短，刚出生女婴的尿道仅为1～3 cm，且生长速度缓慢，直到青春期才显著增长，15～16岁时才长到3～5 cm。又因输尿管与膀胱结合处结构发育不成熟，易发生膀胱输尿管反流。

案例导入

最近，甜甜在幼儿园经常把裤子尿湿一小片，老师看到后就及时提醒她去厕所，结果每次到了厕所，甜甜都说没有尿。老师觉得有些异常，就向家长反映了这个情况。于是，家长就带甜甜去医院做了检查，发现甜甜患了尿路感染。

（二）肾皮质发育不全，肾功能较差

婴幼儿的肾脏正处于生长发育之中，在1岁和12～15岁两个阶段肾脏的发育最快。婴幼儿肾小球的毛细血管分支较少，肾小球滤过率较低，肾血流量不及成人；肾小管较短，排泄及再吸收的能力较差，对尿的浓缩和稀释功能都比成人弱。与成人相比，婴幼儿将从尿中损失更多的葡萄糖、氨基酸等有用物质，也较易发生脱水或水肿。

（三）膀胱容量小，排尿次数多，容易遗尿

幼儿的膀胱容量较小，黏膜柔弱，肌肉层及弹性纤维不发达，储尿机能差，加之新陈代谢旺盛，需要水分多，所以年龄越小，每日排尿次数越多。出生后1周的新生儿每天排尿20～25次、1岁时15～16次、2～3岁时10次左右、4～7岁时6～7次。随着年龄的增长，每次尿量逐渐增多。半岁以内每次尿量约30 ml、1岁时约60 ml、7～8岁时约150 ml。尿量在幼儿个体间差异较大，并受气温、疾病、运动及饮水量等因素的影响。

由于幼儿大脑皮层发育不够完善，对排尿的调节作用较差，所以幼儿不能主动控制排尿，年龄越小，表现得越明显。当膀胱内尿液充盈到一定量时，就会发生不自觉的排尿。所以，婴幼儿经常发生白天尿湿裤子、夜间尿床的现象。膀胱受脊髓和大脑控制，一般1岁半左右可养成控制排尿的习惯，到3岁时基本上白天、夜间都不再尿湿裤子。

三　幼儿泌尿系统的卫生保健

（一）每天饮水要充足

正常人一昼夜所排出的尿量为1000～1500 ml。尿量的多少取决于机体饮水的量和其他途径排出的水量等多种因素。如饮水多的人，尿量多；而大量出汗或腹泻后，尿量将减少。人体一昼夜要排出500 ml的尿，才能把体内的代谢废物排出，少于500 ml，会造成代谢废物在体内积聚，从而危害机体。因而，每天要饮用足够的水，保证体内代谢废物能及时随尿液排出。另外，尿液形成后从上向下流动，对输尿管、膀胱、尿道起到冲刷作用，可以减少上行性感染。然而幼儿还缺乏自我照顾的能力，玩得正高兴时，即使渴了也会忘记喝水，因此教师要提醒幼儿喝水，保证每天饮水充足。

（二）培养良好的排尿习惯

　　小班的明明经常尿湿裤子，有时候午睡时床单也会被尿湿，实习生玲玲不得不给他换裤子、换床单、换垫被。玲玲很苦恼，不知道明明为什么老是尿床，也很想知道有什么办法可以让他不尿床。

　　1. 适当地进行抑制排尿的训练，防止尿频和憋尿

　　1岁左右可训练幼儿对排尿的主动控制，但要掌握好"度"，既不能让幼儿太频繁地排尿，也不能让幼儿憋尿。过于频繁地排尿会影响正常的储尿功能，从而引起尿频。经常憋尿，会使膀胱壁过度伸展而失去收缩能力，发生排尿困难，也容易感染。

　　2. 及时提醒幼儿排尿，防止遗尿

　　幼儿每天排尿6～7次，因而应在组织活动前、睡觉前、活动结束后提醒幼儿排尿。对有尿床习惯的幼儿，要做好防范工作，为其安排合理的生活制度。必要时可请医生检查，找出原因给予治疗。不能对幼儿进行责怪惩罚，应帮助幼儿消除紧张、焦虑情绪。

　　拓展资源
　　"幼儿园'轻松如厕'活动案例"

（三）保持外阴清洁卫生，预防尿道感染

　　无论男女幼儿，都应尽早穿整裆裤（1岁后），教育幼儿不要随意坐地。大便后、睡觉前应注意清洗，并注意清洗方式和用具卫生。女孩尤其要注意，要有专用清洗用具，如毛巾、小盆；厕所、便盆要每天洗刷，定期消毒；大便后应从前往后擦；注意防止个别幼儿玩弄生殖器。

　　擦屁股时要从前往后擦，多擦几次，不能用纸往肛门里擦。擦屁股的注意事项：尽量减少对肛门的刺激；对小女孩来说，还要注意不要将粪便擦到尿道口处；平时要用纸质软的纸来擦屁股，不能用过硬的纸擦，以免造成肛门摩擦伤。

（四）注意观察尿的颜色、气味，发现异常应及时就医

（五）加强身体锻炼，避免诱发肾炎的因素

　　应加强锻炼，增强幼儿抵抗力，避免诱发肾炎的因素。急性肾炎常常是在幼儿得了猩红热、扁桃

Note

体炎、脓疱疮等感染之后发生的一种与免疫有关的疾病。所以，预防急性肾炎，要从预防上述感染入手。患扁桃体炎要用抗生素彻底治疗。患猩红热后 1～2 周要对尿液进行复查，以便及早发现异常。

任务六　生殖系统

一　生殖系统的组成和功能

人类新个体的产生要经历雌雄生殖细胞的结合，通过胚胎发育形成，这一过程是靠生殖系统来完成的。生殖系统根据性别分为男性生殖器和女性生殖器，根据结构可分为内生殖器和外生殖器。

男性内生殖器主要包括睾丸、附睾、输精管、射精管、精囊和前列腺等，外生殖器主要包括阴茎和阴囊（图 1-12）。

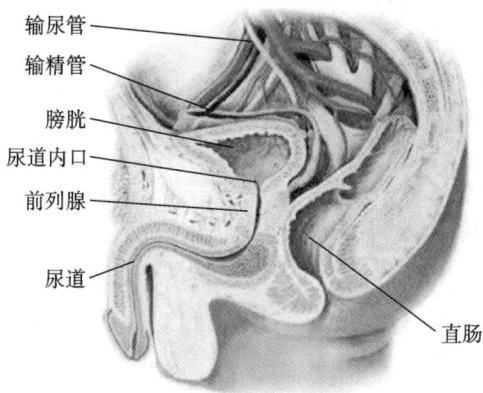

输尿管
输精管
膀胱
尿道内口
前列腺
尿道
直肠

图 1-12　男性生殖器的组成

女性内生殖器包括卵巢、输卵管、子宫和阴道，卵巢是女性的主要性器官。女性外生殖器主要有阴阜、大阴唇、小阴唇、阴蒂、阴道前庭、前庭大腺、阴道口和会阴等（图 1-13）。

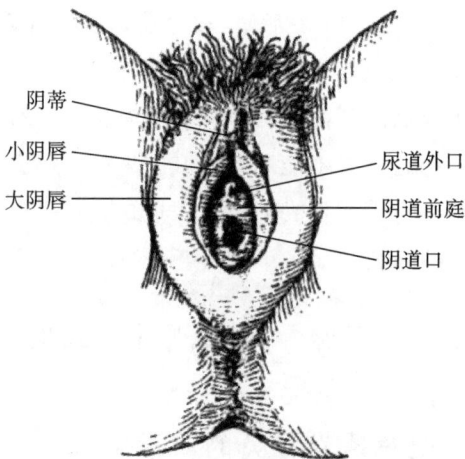

阴蒂
小阴唇
大阴唇
尿道外口
阴道前庭
阴道口

图 1-13　女性生殖器的组成

Note

生殖系统的主要功能是产生生殖细胞、繁殖后代、延续种族和分泌性激素以维持性别特征。

案例导入

豆豆要上幼儿园了，到了幼儿园以后，豆豆发现如果有新来的小朋友哭了，老师就会抱起他（她）。豆豆也想让老师抱一抱，就假装"哭"了，老师果然抱了他，他很开心。晚上回到家，豆豆又问了妈妈一个问题："为什么男孩子小便可以站着，而女孩子必须蹲着呢？"

二　幼儿生殖系统的特点

婴幼儿出生时已具有基本的生殖器官，但生殖系统的发育十分缓慢，直到青春期才开始迅速发育。与身体其他系统相比，生殖系统在相对较短的时间内发育成熟，出现了显著的性别特征。幼儿的性别意识、自我保护意识比较薄弱，好奇心、求知欲强，对于性别特征及相关知识要积极科学地引导。

三　幼儿生殖系统的卫生保健

（一）要注意科学的性教育

幼儿期是性心理发育的关键时期。3岁左右，幼儿会发现男女之间的一些差异，如男女小便的姿势不同，并对"我是怎么来的"之类的问题感兴趣。幼儿时期是形成性角色、发展健康的性心理的关键期。家长和教师要注意对幼儿进行科学的、系统化的性教育，使幼儿形成正确的性别自我认同，防范性侵害。

（1）帮助孩子认同自己的性别，依性别规定其性别角色行为和动情反应。

（2）帮助孩子认识身体各部位的名称，使孩子懂得各个器官都是自身必不可少的一部分。

（3）对孩子展示裸体和生殖器的行为不采取简单斥责或欺骗的态度。

（4）对男女儿童性器官的差别和"我是从哪里来的"等提问，教师、父母可坦然相告。

（5）要让孩子与同龄的同性和异性孩子一起游戏玩耍，培养孩子与同龄人相处的自然而健康的态度。

（二）保持外生殖器的卫生

（1）不穿开裆裤，内裤要经常换洗。特别是女孩子，要尽早穿封裆裤，内裤要每天换洗。女孩的尿道和阴道离得很近，尿道比较短直，外界污染容易造成细菌侵入尿道而发生感染。内衣裤清洗时要与成人分开，不要一同放入洗衣机中，以防交叉感染。

（2）教会幼儿从前向后擦大便。在婴儿时期，每次便后应为婴儿洗净并擦干；为孩子擦大便不可反方向，防止大便污染尿道口与阴道口。

（3）养成每晚清洗外阴的习惯。盆和毛巾要专用，不要使用洗脸、擦身后的污水，要从前往后洗，毛巾要经常消毒。

（4）避免幼儿玩弄生殖器。若幼儿出现玩弄生殖器的现象或出现"习惯性擦腿动作"，成人要以有趣的事情吸引其注意力，并查明原因，如因内裤过紧引起，就给幼儿换上宽松舒适的内裤；如因蛲虫病引起，则要积极治疗。

（三）着装要宽松适度

学前儿童着装应宽松适度，内衣以纯棉为宜。男孩内裤、外裤都要宽松，尽量避免穿紧身牛仔裤，特别是高温季节，过紧的衣裤容易导致局部温度过高，影响睾丸发育。

任务七　内分泌系统

一　内分泌系统的组成和功能

内分泌系统由许多内分泌腺和分散在机体各处的内分泌细胞构成，它是人体重要的调节系统。

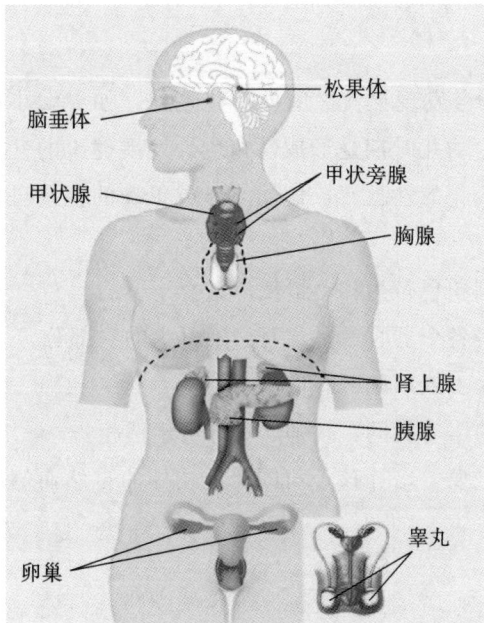

图 1-14　内分泌系统的组成

人体的主要内分泌腺有脑垂体、松果体、甲状腺、甲状旁腺、胸腺、肾上腺、胰腺、性腺（女性是卵巢，男性是睾丸）（图 1-14）。内分泌腺和内分泌细胞分泌的生物活性物质称为激素。激素直接进入血管、淋巴管内，再由血液输送到全身，调节机体的代谢、生长发育、生殖和免疫等过程。下面介绍几类内分泌腺体及其分泌的激素。

（一）脑垂体

脑垂体简称垂体，是人体最重要的内分泌器官，位于脑的底部，倒悬于间脑下面，大小如豌豆。它结构复杂，分泌的激素种类多，不仅能直接调节组织细胞的活动，而且能调节其他内分泌腺的活动，因而被称为"内分泌之王"。

　　3岁的明明入园体检时，身高是87 cm，比班里的其他小朋友都矮一截。一年后幼儿园常规体检，明明身高只增长了4 cm，在班级里是最矮的。明明的父母都比较高，明明体形正常，睡眠和饮食等各方面也都很正常，但就是身高增长缓慢。明明的父母带他去医院检查，发现是内分泌系统出现了问题，要通过激素治疗的方法帮助明明长高。

　　脑垂体分泌的生长激素，是从出生到青春期影响生长最重要的激素，能起到控制人体生长、促进蛋白质合成、降低糖的利用等作用。在学前时期，如果脑垂体生长激素分泌不足或缺乏，幼儿的生长就会出现明显障碍，身材矮小，较同龄儿童低30%，成年时身高也不及130 cm，称为垂体性"侏儒症"。儿童期如果生长素分泌过多，则会生长速度过快，甚至患"巨人症"。巨人症大多数发生在18岁或20岁以下，症状是生长发育过度，身高多在2米左右；食欲旺盛，肌肉发达；但在衰退期，则会精神不振、乏力、背佝偻、反应迟钝。若青春期以后，生长激素分泌过多，身高虽不能再增长，但可促使软骨组织加速增长，因此骨会变得粗厚，尤其是位于肢端部分的骨会明显增大，产生手大、脚大、指粗、鼻高、下颌突出等现象，称为"肢端肥大症"。

（二）甲状腺

　　甲状腺是人体最大的内分泌腺，也是关系儿童生长发育和智力发展的分泌腺。位于气管上端甲状软骨两侧，呈棕红色，分左右两叶，中间由较窄的峡部相连，呈"H"形（蝴蝶状）。

　　甲状腺的主要功能是合成、储存和分泌甲状腺素，碘是合成甲状腺素的原料。如果甲状腺素分泌过多，使身体基础代谢率加速，则称为甲状腺功能亢进，简称甲亢。甲亢患者新陈代谢过于旺盛，产热量增高，喜凉怕热、易出汗，食量大而体重不增；精神紧张，易激动，多语、失眠，心率快，手指震颤，甲状腺肿大，有些患者眼球突出。胎儿期或婴幼儿时期甲状腺素不足，会影响到婴幼儿神经系统和骨骼的发育，使幼儿患上呆小症，主要表现为身体异常矮小，上身长，下身短，骨骼生长发育缓慢，性器官发育不全。这类孩子智力明显低下，并有不同程度的听力障碍。

（三）胸腺

　　胸腺是一个淋巴器官，也是一个内分泌器官。胸腺位于胸骨柄后方，紧靠心脏，分为左右两叶，不对称，扁长条状，色灰红，质柔软。幼年时胸腺发达，体积较大；性成熟以后，逐渐萎缩、退化。胸腺与机体的免疫机能有密切关系，胸腺可分泌胸腺素。胸腺素可将来自骨髓、脾等处的原始淋巴细胞转化为具有免疫能力的T淋巴细胞，参与细胞免疫反应。获得免疫功能的淋巴细胞不断地进入血液，并经过血液循环到达脾脏和全身各处的淋巴结，对消灭病菌、保护机体起着重要作用。

（四）松果体

　　松果体又称松果腺或脑上腺，呈淡红色，椭圆形，状如松果。松果体在儿童时期较发达，一般7岁后逐渐萎缩，成年后不断有钙盐沉着。

松果体分泌的激素主要有褪黑素，褪黑素具有抑制性早熟的作用。褪黑素可以抑制垂体促卵泡激素和黄体生成素的分泌，并可以分泌多种具有很强的抗促性腺激素作用的肽类激素，从而有效地抑制性腺活动和两性性征的出现，防止性早熟。若松果体受到破坏，则会出现性早熟和生殖器官过度发育。

二 幼儿内分泌系统的特点

微课视频
"幼儿内分泌系统的特点及保健"

（一）脑垂体分泌的生长激素较多

在 4 岁以前和青春期，脑垂体的生长最为迅速，机能也最活跃。生长激素的分泌在一昼夜间并不均匀。夜间入睡后，生长激素才大量分泌。由于幼儿的睡眠时间较长，所以脑垂体分泌的生长激素较多，可以加速骨骼的生长发育。如果幼儿睡眠不足，睡眠不安，生长激素的分泌就会减少，则会影响身高的增长，使遗传的潜力不能充分发挥。因此，睡眠也是幼儿长高的"营养素"。

（二）甲状腺素缺乏影响幼儿的智力发育

人出生时甲状腺已经形成，之后逐渐增长，到 14～15 岁时腺体发育最快，其机能也达到了最高峰。碘是合成甲状腺素的原料。从胎儿到出生后 2 岁，是人脑发育的重要阶段。这个时期每天至少需要 $40～70\ \mu g$ 的碘来合成足够的甲状腺素以保证脑的正常发育，缺碘会导致甲状腺素合成不足，引发一系列的症状和疾病，尤其是对智力的损害，会造成智力低下。孕期若缺碘，可致使甲状腺机能不足，胎儿甲状腺发育不全，婴儿出生后易患呆小症。

（三）幼年时胸腺发育不全会影响免疫功能

婴幼儿胸腺发达，体积较大。胸腺从胚胎第 6 周开始发育，胚胎后期及出生时重 $10～15\ g$，是一生中重量相对最大的时期。随着年龄的增长，胸腺继续发育，到青春期（13 岁时）重 $30～40\ g$，青春期后逐渐萎缩。此后胸腺逐渐退化，淋巴细胞减少，脂肪组织增多。

幼年时，如果胸腺发育不全，会影响机体的免疫功能，以致反复出现呼吸道感染及腹泻，或发生其他免疫缺陷病。

（四）性激素合成和分泌较少

性激素的功能主要是促进性器官成熟，维持其功能和促进第二性征的发育。幼儿的性腺自胚胎

4～5周开始形成。男孩的睾丸在出生时已经下降至阴囊内，10岁以前发育缓慢，性成熟时才迅速发育。女孩的卵巢在10岁前发育较缓慢，月经初潮时，卵巢的重量只相当于成人的30%，18岁时可达到成人重量。

三 幼儿内分泌系统的卫生保健

（一）保证充足的睡眠

脑垂体分泌的生长激素在夜间入睡后增多。如果婴幼儿睡眠不足，或睡眠不踏实，生长激素的分泌就会减少，进而影响身高的增长。所以，无论是家庭还是幼儿园，都要组织好幼儿的睡眠活动，让幼儿睡眠时间充足，睡得安稳踏实。

（二）提供科学合理的膳食

合理的营养，能促进幼儿内分泌腺功能的提高。碘是合成甲状腺素的原料，如果饮食中缺碘，可使甲状腺素的合成和分泌不足，导致甲状腺功能低下。对婴幼儿来说，缺碘的最大危害是影响智力发育，使生长受阻。孕妇应常吃含碘丰富的食物，如海带、紫菜、裙带菜等。在地方性克汀病流行地区，可采用食盐加碘的方式，以增加碘的摄入量。

（三）防止性早熟

性早熟是女孩在8岁之前出现第二性征，或10岁以前月经初潮；男孩在9岁之前出现第二性征，即阴毛、腋毛出现，身高、体重迅速增长，外生殖器发育等。据了解，目前性早熟已经成为仅次于肥胖症的第二大儿童内分泌疾病。为了预防儿童性早熟，家长应注意以下几点：

（1）控制高蛋白食物的摄入。营养过剩是容易引起孩子性早熟的主要原因之一。要预防性早熟的发生，家长应注意高蛋白食物的摄入量不要过多，每餐中肉类搭配适量，切不可全荤无素。

（2）少吃洋快餐。有研究表明，每周吃洋快餐2次以上，并经常食用油炸类膨化食品的儿童，其性早熟的可能性是普通儿童的2.5倍。因此，每周要限制幼儿吃洋快餐，可以用新鲜水果代替油炸类小食品。

（3）不乱吃补品。补品或营养品中大多含有激素成分，孩子若长期服用，会促使孩子性早熟。因此，不要盲目地给孩子食用蜂王浆、蜂花粉或是增进智力的保健品。对于生长发育正常的儿童，大可不必吃营养保健品，必要时应在医生指导下补充。

（4）妥善保管避孕药物、丰乳美容品。家长要妥善存放避孕药物、丰乳美容品，以免孩子误服或接触，也不要给孩子搽用成人化妆品或护肤品。处于哺乳期的母亲不可使用涂抹在乳房上的丰乳产品，以防被宝宝吃进体内。

（5）尽量不吃反季节蔬菜和水果，以及含有添加剂的食品。

Note

任务八　神　经　系　统

一　神经系统的组成和功能

神经系统是人体生命活动的主要调节系统，是统率和管理其他各器官各系统活动的"司令部"。机体各器官各系统在神经系统的统一调节和支配下可以协调地进行各种生理活动。

神经系统由中枢神经系统和周围神经系统两部分组成。中枢神经系统包括脑和脊髓，主要起着上通下达的桥梁作用，把接收的刺激传到大脑，再把脑发出的命令下达到各个器官。周围神经系统、中枢神经系统与全身各器官联系起来（图1-15）。

神经系统是由无数的神经元组成的。神经元是一种高度特化的细胞，具有接受、整合和传递信息的功能，也是构成神经系统结构和功能的基本单位。每个神经元都由细胞体和突起两部分构成。细胞体位于脑、脊髓和神经节中，突起可延伸至全身各器官和组织中，具有整合信息的功能；突起是细胞体向外突出的部分，分为树突和轴突（图1-16）。

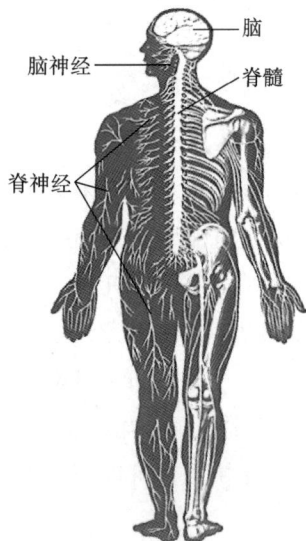

图 1-15　全身主要神经

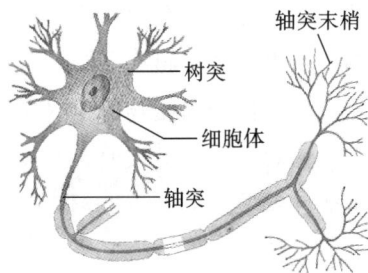

图 1-16　神经元

（一）中枢神经系统

1. 脊髓

脊髓位于椎管内，呈前后略扁、粗细不等的圆柱状。脊髓具有重要的传导功能。当脊髓因损伤而横断时，上下神经兴奋的传导就会中断，使身体在损伤面以下的感觉和运动发生障碍，成为截瘫。在脊髓里有许多低级的神经中枢，可以完成一些基本的反射活动，如膝跳、排尿、排便等。但在正常情况下，脊髓的反射活动要受到高级中枢的控制，如我们能有意识地控制排尿和排便。如果由于外伤或其他原因，使脊髓在胸部完全横断，这时在断面以下的脊髓就不受脑的控制，排尿和排便等反射活动也就不再受意识的控制，而出现大小便失禁的现象。

2．脑

脑位于颅腔内，由大脑、小脑、间脑和脑干组成。

大脑是中枢神经系统中最高级的部位，是调节人体活动的最高中枢。人的大脑非常发达，是进行思维和意识活动的器官。大脑皮层内有许多神经中枢，对全身的各项活动起到控制、管理的作用；大脑还具有进行思维活动和产生意识的功能。皮层上比较重要的中枢有躯体感觉、躯体运动、视觉、听觉、言语活动中枢等。言语活动是人体特有的机能活动，言语中枢一般定位在大脑左半球较广泛的区域。

小脑位于脑干的背侧、大脑的后下方，分两个半球。小脑通过一些纤维与脑干相连，并进一步与大脑、脊髓发生联系。小脑的主要功能是维持身体平衡、调节肌肉紧张、协调随意运动。小脑若发生病变，随意运动的协调就会发生障碍，如站立不稳、走路摇晃、身体不能保持平衡、动作不准确、运动不协调、不能完成精确的动作。

（二）周围神经系统

周围神经系统主要负责收集、转运信息，将中枢神经系统发出的指令传达至各个器官。

二 幼儿神经系统的特点

微课视频
"幼儿神经系统的特点及保健"

（一）脑的发育不平衡且耗氧量大

婴幼儿大脑皮层发育极为迅速，但功能尚不成熟，到8岁左右，大脑皮层各中枢才接近成人水平，为儿童智力的迅速发展提供了可能性。0～6岁是大脑发育的关键时期，这个阶段的孩子只有接触丰富的环境刺激，脑的发育才能完善，控制视觉、听觉、动觉、语言等皮层区域才能变得更加敏锐。在0～6岁对幼儿进行和实施教育，会为其一生的智力发育奠定基础。小脑发育相对较晚，脑沟不深，半球小，到1岁左右才迅速发育，3～6岁逐渐发育成熟。小脑发育较晚是婴儿肌肉活动不协调的主要原因，所以1岁左右学走路时步履蹒跚，3岁时已经能平稳地走和跑，但摆臂与迈步还不协调。到5～6岁时，就能准确协调地进行各种动作，如走、跑、跳、上下台阶，而且能很好地维持身体的平衡。

幼儿神经系统的耗氧量较其他系统大。在神经系统中，脑的耗氧量最大，儿童脑的耗氧量又比成人大。在清醒安静状态下，儿童脑的耗氧量约为全身耗氧量的50%，而成人则为20%。

Note

天天是个调皮的小男孩，他的精力总是很旺盛，从早上进班到下午离园就数他最活跃。一刻也不想停下来的他，到了午睡时间，更让看班的吴老师头疼，怎么哄都不睡，还偶尔爬到别的小朋友床边看别的小朋友睡觉的样子，导致部分幼儿无法正常入睡。

（二）大脑皮质易兴奋和疲劳，不易抑制

幼儿大脑皮层活动的特点是：抑制过程发展不够完善，兴奋过程强于抑制过程，即幼儿易兴奋，不易抑制，而且兴奋容易扩散。具体表现为控制能力较差，容易激动，注意力不易集中且很难持久，容易随外界刺激而转移。例如，你让他做什么，他乐于接受；让他别做什么，就很难，因为后者是一种抑制过程。

案例导入

老师在给小班的幼儿讲故事，正讲到精彩有趣的情节时，突然一群叽叽喳喳的小鸟在窗前飞来飞去，小朋友们的注意力立即转移了，一双双小眼睛都跟着小鸟看。

随着年龄的增长，大脑皮层的功能日趋完善，兴奋过程和抑制过程都不断加强。兴奋过程的加强，使幼儿睡眠时间逐渐减少；抑制过程的加强，使幼儿逐渐学会控制自己的行为和较精确地进行各种活动。幼儿一般在 8 岁左右就能较好地控制自己的活动了。

三　幼儿神经系统的卫生保健

（一）提供合理的营养

婴幼儿正值脑细胞发育的高峰期，如果缺乏必要的营养物质，将影响神经细胞的数量和质量。脑组织的能量代谢需要葡萄糖，因此，脑组织对血糖的变化极为敏感。幼儿如果主食吃得少或处于饥饿状态，血液中葡萄糖含量不足，会导致脑功能紊乱，出现注意力不集中、头晕、出冷汗等现象。膳食中粮谷类、根茎类食物含有丰富的碳水化合物，它们可分解为葡萄糖。因此，每餐均应有一定量的粮谷类或根茎类食物，为大脑提供热能。

（二）保证充足的睡眠

睡眠可使精力和体力得到恢复。睡眠时，大脑皮层和皮层下中枢进入保护性抑制状态，能消除神经细胞的疲劳。同时，睡眠时脑组织能量消耗减少，脑细胞的重要成分磷脂类物质合成加速；脑

Note

垂体分泌的生长激素增多。长时间睡眠不足，会影响婴幼儿身体和智力的发育。因此，必须让婴幼儿养成夜晚和中午按时睡眠的习惯。

（三）制定和执行合理的作息制度

婴幼儿神经系统发育不完善，神经细胞较脆弱，能量储备较少，长时间的、单调的刺激容易使大脑疲劳。而经常变换活动的内容与方式、注意动静交替，可使大脑皮层的神经细胞轮流地工作和休息，以避免疲劳。幼儿的新陈代谢旺盛，但消化能力不强，因此进餐的间隔时间不宜过长，每餐不宜过饱。

长期执行合理的作息制度，养成有规律的生活习惯（形成动力定型），能使幼儿大脑皮层兴奋和抑制过程有规律地进行。每到一定的时间，大脑就"知道"该干某种活动了，并做好了充分的准备，保证幼儿该吃饭时正好饿了有食欲、该睡觉时正好困了能很快入睡、该游戏时正好精力充沛能很快进入角色等。

（四）保证生活环境空气新鲜

婴幼儿脑耗氧量大，脑组织对缺氧十分敏感，对缺氧的耐受力也较差。因此，婴幼儿生活的环境应定时通风，保证空气新鲜。新鲜空气含氧多，可以确保婴幼儿发育对氧气的需求。

（五）使幼儿保持愉快的情绪

心情舒畅、精神愉快有利于婴幼儿神经系统的发育。要消除一切使幼儿精神紧张的因素，努力为孩子创造一个轻松愉快的生活环境。托幼机构的保教人员要热爱、关心幼儿，与幼儿建立良好的师幼关系，帮助和引导幼儿与同伴友好相处；坚持正面教育，不伤害幼儿的自尊心；不歧视有缺陷的幼儿；更不能体罚或变相体罚幼儿，以保证幼儿在机构中生活愉快。

任务九 皮 肤

一 皮肤的组成和功能

（一）组成

皮肤覆盖在人体表面，柔韧而有弹性，是人体的第一道屏障，也是人体最大的器官。皮肤由表皮、真皮和皮下组织三部分构成，皮肤内还有毛发、汗腺、皮脂腺、指（趾）甲等附属物（图 1-17）。

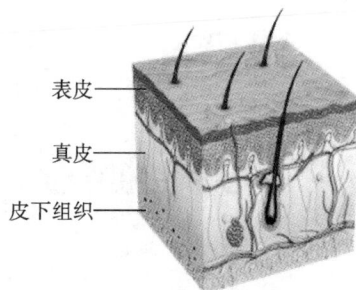

图 1-17 皮肤的组成

表皮
真皮
皮下组织

Note

（二）功能

1. 保护功能

皮肤可保护体内组织免受外界各种侵害。具体表现在：表皮外层的角质层，细胞间紧密连接而坚韧，使细菌不易侵入，能抵御外界物理性和化学性损伤；皮下真皮及脂肪柔韧而富有弹性，能防御和缓冲外力打击、摩擦和挤压等机械性损伤，以保护内部脏器；表皮细胞中的黑色素能吸收阳光中的紫外线，避免紫外线穿透皮肤而损伤内部组织。

2. 感觉功能

真皮中有丰富的感觉神经末梢，能接受触、压、痛、冷、温等刺激，从而产生相应的感觉。

3. 体温调节功能

皮肤在调节体温方面起着重要作用。当皮肤受到冷刺激时，血管收缩，可减少热量的散失；受到热刺激时，血管舒张，汗腺分泌增加，可以散热降温，从而保持体温的恒定。此外，皮下脂肪还有保温的作用。

案例导入

冬天，户外活动时很多孩子在跑来跑去，出了很多汗。实习生玲玲怕小朋友们太热，就帮他们把外套直接脱了下来，让他们继续玩。没想到，过了一会儿，阳阳流着鼻涕跑回来了。玲玲赶紧帮阳阳穿上外套，给他在背后垫了块毛巾。实习生玲玲很疑惑，阳阳刚才还大汗淋漓，怎么一会儿就流鼻涕了呢？

4. 分泌与排泄功能

皮脂腺可以分泌皮脂，滋润皮肤和毛发，而且能抑制体表微生物的繁殖。汗腺分泌汗液可以排出代谢的废物，有些药物也可以通过汗液排到体外。

5. 吸收功能

某些物质可以通过完整的皮肤吸收，如脂溶性物质、酒精和溶解在其中的物质能被皮肤吸收。因此，外用药往往制成油膏或酊剂涂敷在皮肤上，达到治疗疾病的目的。但对人体有害的某些物质也可以通过皮肤进入体内而引起中毒。

6. 代谢功能

皮肤可进行糖、蛋白质、脂类代谢，水和电解质代谢，黑色素代谢。

二　幼儿皮肤的特点

Note

（一）保护机能差

幼儿皮肤细嫩，角质层比较薄（新生儿的角质层只有 2～3 层角化的细胞，细胞彼此的连接也不紧密），表皮较容易脱落，真皮的结缔组织和弹性纤维发育较差，皮下脂肪也较少。因此，幼儿皮肤的保护机能较差，对外界刺激（如冲击、紫外线辐射、细菌侵蚀）的抵抗力弱，容易受伤和感染。随着年龄的增长，表皮和真皮的发育才逐渐完善。

（二）调节体温的功能差

婴幼儿皮肤的散热和保温功能都远不如成人。幼儿皮肤中毛细血管丰富，血管腔大，流经皮肤的血液量较成人多，散热快；皮肤表面积较成人大，散发多；汗腺发育不够完善，神经系统对血管运动的调节作用还不稳定。所以，婴幼儿往往不能很好地适应外界环境温度的变化，过热时容易受热中暑，过冷时容易受凉或生冻疮。

（三）吸收功能强

幼儿皮肤的角质层薄，血管丰富，因而皮肤的通透性较强，有些物质可以完全通过皮肤吸收，如化妆品、外用药、农药、苯、酒精等都可经皮肤吸收到体内，从而引起中毒；若使用不当，易使皮肤受到损害。

三 幼儿皮肤的卫生保健

（一）保持皮肤的清洁

脱落的皮屑、汗液、皮脂和灰尘在皮肤上积存多了，就会成为细菌生长和繁殖的"温床"，容易引起皮肤病或其他疾病。此外，这些物质积聚在皮肤表面，堵塞皮脂腺和汗腺的开口，从而妨碍皮肤发挥正常功能。

拓展资源
"生命奥秘——人为什么要经常洗澡？"

幼儿皮肤保护机能差，保持皮肤清洁，可提高皮肤的保护机能。因此，要教育幼儿养成爱清洁的习惯。要经常洗澡、洗头，勤换内衣，勤剪指甲；每天要用香皂等清洗身体裸露的部分；饭前、便后要洗手，玩沙土或游戏后要洗手。洗澡时，要把脖根、腋窝、大腿根、外阴等处洗干净；洗手时，要把手指缝、指甲缝洗干净。手指甲和脚趾甲要定期修剪。

（二）经常组织户外锻炼

经常锻炼可提高机体对冷热刺激的适应能力。每天要保证有一定时间的户外活动，让幼儿接受阳光的照射和气温气流的刺激，以提高幼儿的耐寒和抗病能力。

日光、空气和水是大自然赋予人类维持生命、促进健康的三件宝，要充分加以利用，来锻炼幼儿的适应能力。阳光中的紫外线，能将表皮内的胆固醇转变成维生素 D，可以预防和治疗佝偻病。冷空气刺激皮肤，皮肤的血管随之收缩；反之，环境温度高，皮肤血管随之舒张。经常让幼儿接受这种刺激，能改善皮肤的血液循环，提高体温的调节能力，提高皮肤对冷热刺激反应的灵敏度，使体温保持相对的恒定。身体皮肤接触空气越少，对温度、湿度和空气流动速度变化的适应性和抵抗力就越弱。因此，不要让幼儿穿得过多、捂得过严。

（三）注意衣着卫生

不同季节中，随着气温的变化和活动情况，要帮助孩子选择合适的衣着并提醒他们增减衣服。幼儿的衣着应当宽松舒适，式样简单，男孩裤口不要用拉锁。内衣应选用质地柔软、吸水性强且不掉色的棉质布料，以免刺激皮肤。

（四）使用中性洗护用品

幼儿皮肤薄嫩，皮脂分泌少，为保护幼儿的皮肤，不要用刺激性强的洗涤用品和护肤品，气温低时可使用中性润肤油来保护幼儿的脸和手部皮肤。成人用的护肤、清洁用品不宜给幼儿使用，不要给幼儿染发、烫发、化妆等，以防对皮肤造成不必要的伤害。

（五）预防和及时处理皮肤外伤

幼儿活泼好动，缺乏生活经验，皮肤又直接与外界接触，很容易造成擦伤、划伤等。这些外伤实际上为细菌侵入机体打开了一道门，若不及时处理就会造成感染、化脓，进而引发疾病。因此，皮肤外伤不可忽视，有伤口时要及时消毒包扎。还要加强安全教育，预防事故的发生。幼儿不宜佩戴任何首饰，防止尖锐或坚硬的东西损伤皮肤。

任务十　感觉器官

一　幼儿眼的卫生保健

（一）培养良好的用眼习惯

幼儿看书、写字、画画时，应保持正确的姿势和适宜的眼距，眼离书本保持一尺以上的距离。不在光线过强或过暗的地方看书、画画。不躺着看书，不在走路或乘车时看书，因为身体活动可导致眼与书的距离经常变化，眼睛需要频繁地调节，极易造成视觉疲劳。用眼时间不宜过长，集中用眼一段时间后应望远或去户外活动，以消除眼睛疲劳。看电视、玩电脑游戏要有节制，这是最容易导致幼儿用眼时间过长的活动，因此要限制幼儿看电视的时间，一般每周 1～2 次，每次不超过 1 小时，小班不超过半小时。看完电视应适当地进行户外活动。看电视时，不要坐得太近。眼与电视屏面的距离应为屏面对角线的 5～7 倍，屏面的高度可略低于眼高，室内光线要合适（图1-18）。

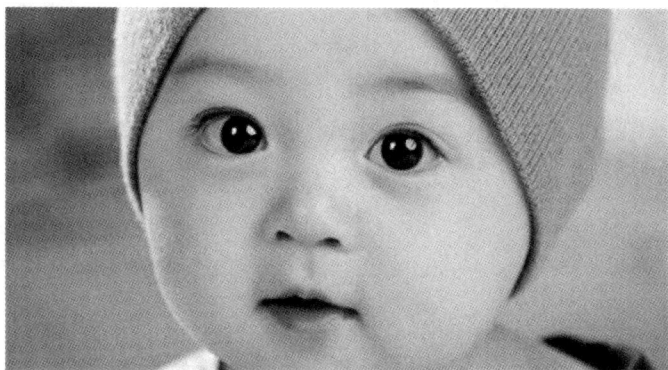

图1-18 眼睛的保护

（二）创设良好的视觉环境条件

学习环境采光照明要科学。自然采光、人工照明要求光线均匀，避免产生阴影，也应避免强光刺眼，在阅读和写字时，光线应从左上方射入。提供的书籍，字体宜大，字迹和图案应清晰。教具大小要适中，颜色鲜艳，画面清楚。桌椅应按幼儿的身高配置，并定期调换座位。室内墙壁、桌椅家具等宜用浅色，反光较好。

（三）定期检查视力，及时发现和矫治视觉异常

幼儿期是视觉发育的关键期，也是矫治视觉缺陷效果最明显的时期，如果在这个阶段不能及早发现或纠正幼儿的视觉异常，就会给幼儿造成终生不可弥补的损失。所以，家长和教师应更加重视，一旦发现幼儿患了眼病，应及早治疗。

案例导入

实习生玲玲发现班里的强强最近戴了一副眼镜，班里的小朋友都很好奇，围着他问东问西，强强很不高兴地说："妈妈说了一定要戴，不然以后我就再也看不到东西了。"原来在幼儿园的常规体检中，强强被检查出来裸眼视力低下，要配镜矫正视力。在这次常规体检中，幼儿园里很多小朋友都被检查出来有视力问题。

孩子过了3岁，每半年要检查一次视力，以便发现异常，及时矫治。弱视是指视力低下但又检查不出眼睛有器质性病变的眼疾，患弱视的人就不可能有完善的视力和精确的立体视觉，会影响学习和生活。

（四）注意用眼安全与卫生

教育幼儿不玩可能伤害眼睛的危险品，如弹弓、小刀、牙签等。不乱撒沙子、燃放鞭炮。教育幼儿不用手擦、揉眼睛；每人要有专用手帕、毛巾并经常清洗、消毒；用流动的水洗脸，预防沙眼、结膜炎。

Note

（五）培养和发展辨色能力

颜色鲜艳的玩教具，可以使幼儿色觉得到发展。因此，应组织幼儿进行辨认颜色的游戏及交互式作业，使幼儿能区别近似的颜色并说出它的名称。

（六）照顾视力差的幼儿

对视力较差的幼儿，要减轻他们的用眼负担，合理安排座位，限制近距离用眼时间并让他们经常远望。若小儿佩戴矫治眼镜，应要求他们按医生的嘱咐去做。

二 幼儿耳的卫生保健

（一）禁止用锐利工具为幼儿挖耳朵

在日常生活中，有人喜欢用火柴棒、牙签、细铁丝、发卡或小手指、耳挖子等为幼儿挖耳朵，这样做很容易对耳道造成伤害。幼儿外耳道狭窄，皮肤娇嫩，用这些工具挖耳，容易损伤外耳道皮肤引起感染；也会将耳屎推向深部，堵塞耳道，影响听力；一旦不小心还会戳破鼓膜，造成耳聋。此外，还有人挖耳时将异物如棉花、火柴头等遗留在耳道内（图1-19）。

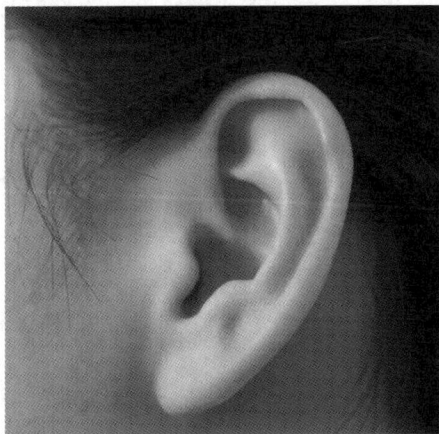

图 1-19　耳朵

（二）预防中耳炎

保持鼻咽喉的清洁，预防感冒，一旦感冒要及时治疗；教会幼儿正确擤鼻涕；洗头、洗澡、游泳时要防止污水进入外耳道，若耳朵进水要及时清理干净；积极预防和治疗鼻炎、鼻窦炎、扁桃体炎及腮腺炎等。

（三）通过多种途径发展听觉

教师可组织各种游戏活动，如唱歌，欣赏音乐，辨别风声、辨别鸟鸣等各种细微而复杂的声音。

（四）注意观察幼儿的活动，及早发现其听觉异常

如婴幼儿对突然的或过强的声音反应不敏感；与人交流时总盯着对方的嘴巴；听人说话喜欢侧着头，耳朵对着声源；不爱说话，或发音不清、说话声音很大；平时很乖、很安静，睡觉不怕吵；经常用手挠耳朵，说自己耳闷、耳内有声音，这时成人就需要带婴幼儿到医院进行检查，以确认婴幼儿是否听觉异常。

◇ **项目小结**

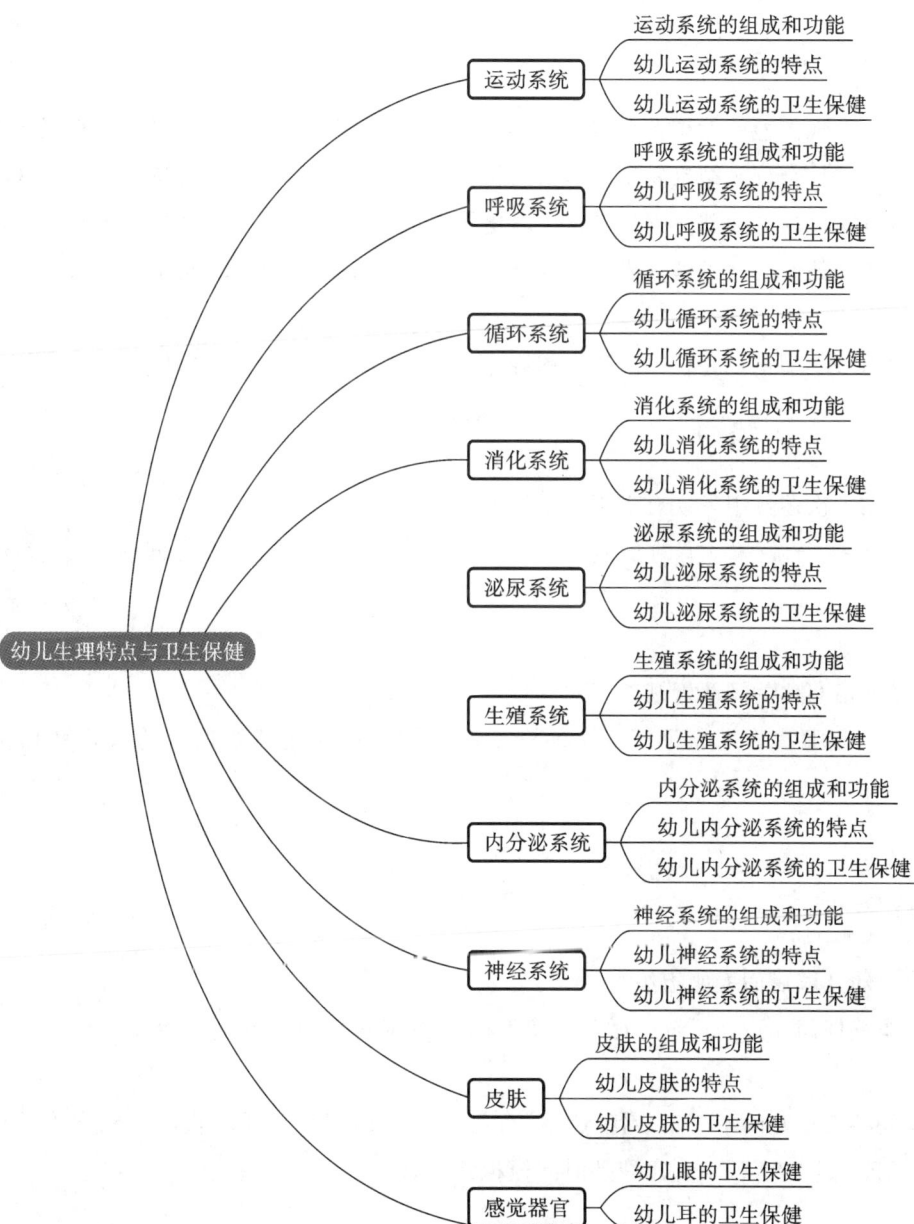

思考与练习

1. 以小组为单位，选择本项目中 1~2 个任务内容，以 "我运动，我健康" 为活动主题，设计一份主题海报，内容要求具有儿童化元素，富有童趣，颜色符合幼儿认知特点，易于幼儿理解。

2. 完成以下思考题。

(1) 幼儿为什么容易 "青枝骨折"？

(2) 幼儿为什么消化能力弱却吸收能力强？

(3) 保育员老师为什么要每天开窗通风？

3. 实践操作。

某幼儿园在常规体检中发现，全园有一半以上的幼儿视力有问题，大多是近视或弱视。幼儿园为此召开了专题家长会议，结果发现大多家长忙于工作，陪伴孩子时间较少，从而选择让孩子玩手机、平板或看电视，并且大部分家长在孩子看电子产品的时间上没有严格的要求，忽视了对孩子视力的保护。眼睛是幼儿观察了解世界的重要感官，应予以重视，因此幼儿园给家长发了预防近视的通知。

(1) 请利用所学知识，完善以下通知内容。

预防近视通知

亲爱的家长：

您的孩子在本次体检中发现有近视。

请您尽早带孩子做进一步的检查和治疗，做到早发现、早治疗。同时注意孩子的用眼卫生，_____，_____，_____。

××幼儿园20××年××月××日

请在横线上填写你的预防近视建议。

(2) 请以保护眼睛为主题设计一个教学活动片段，让幼儿了解近视的危害和保护眼睛的重要性。

实践与实训

实训一：幼儿园晨间操的组织

目的： 能根据幼儿运动系统、循环系统及呼吸系统的生理特点及卫生保健要点来合理组织幼儿园晨间操。

要求： 能结合幼儿的不同年龄特点，综合考虑幼儿的兴趣、活动量、活动强度等因素，选择活泼可爱、积极向上的音乐，利用课外时间模拟组织。

形式： 小组合作。

实训二：　穿脱衣物的指导

目的：　能运用正确的方法穿脱自身日常衣物，并能科学指导幼儿自主地穿脱衣物。

要求：　利用课外时间到幼儿照护实训室给仿真娃娃穿脱衣物，并拍摄 2～3 个视频。

形式：　小组合作。

拓展资源
"穿脱衣物的指导"

实训三：　午睡的组织

目的：　能掌握幼儿午睡前、午睡中及午睡后的操作要点，并表现出对幼儿的耐心、关心及责任心。

要求：　利用幼儿园保育见习的机会，观察并记录幼儿园教师组织幼儿午睡的要点，并尝试组织幼儿午睡的组织活动。

形式：　小组合作。

拓展资源
"午睡的组织"

Note

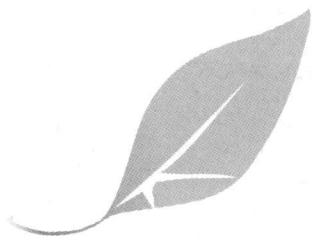

项目二　幼儿生长发育

◇**学习目标**

1. 熟悉幼儿生长发育的规律及影响因素。
2. 掌握幼儿生长发育的形态指标，并掌握正确的测量方法。
3. 能准确测量幼儿身高、体重、胸围、头围等形态指标，并能做出简单的评价。

◇**情境导入**

中班的林林今年5岁了，在幼儿园的常规体检中，保健医生发现林林长得太快了，身高和体重都超出同龄幼儿很多，而且双侧乳房也比同龄幼儿大很多，所以建议家长带她去医院检查。医生拍了片子，显示林林的骨龄已有7周岁，医生建议给林林打一种延缓发育的针剂，每月一针。医生为什么要建议林林延缓发育呢？长得高、长得快，有什么不好吗？

任务一　幼儿生长发育的规律

身体的生长发育是衡量儿童健康状况的一个重要指标。我们只有了解幼儿生长发育的特点，掌握其生长发育的规律，才能积极创造各种条件，科学地开展早期教育，使学前儿童身体的生长发育潜力得到最大限度的发挥。儿童的生长发育状况，是反映其健康状况的一面镜子。因此，幼儿园的保教人员必须了解、研究和掌握幼儿生长发育的规律，结合各年龄段幼儿的具体情况，采取必要的卫生保健措施，以达到保护、促进幼儿身体健康，增强幼儿身体素质和提高幼儿健康水平的目的。

Note

微课视频
"幼儿生长发育的一般规律"

一　生长发育的连续性和阶段性

学前儿童的生长发育是一个动态的连续过程，在这一过程中有量的变化，也有质的变化，因而形成了不同的发育阶段。根据这些特点及生活环境的不同，我们把学前儿童的生长发育过程划分为不同的年龄期：胎儿期、新生儿期、婴儿期、幼儿前期、幼儿期。各个年龄阶段均有一定的阶段特点，但任何年龄期的规定都是人为的，实际上相邻年龄之间并没有明显的界限。

儿童的生长发育具有阶段性，每个阶段各有特点，各阶段按顺序衔接，不能跳跃。前一阶段为后一阶段的发育准备了物质基础，任何阶段出现发育障碍，必然会对后一阶段产生不良影响。例如，出生时只能吃流质食物，只会躺卧和啼哭，到 1 岁时便能吃多种普通食物，会走路和说单词，这是很明显的变化，但在这之前必须经过一系列的变化。例如，在说单词之前，必须先学会发音，同时要学会听懂单词；能吃固体食物之前必须先能吃半流质食物；会走路之前必须先经过抬头、转头、翻身、直坐、站立等发育步骤。其中任何一个环节产生障碍，都会影响整个婴儿期的发育，并使幼儿前期的发育延迟。

二　生长发育的程序性

生长发育的过程是按一定程序进行的。一般遵循由上到下、由近到远、由粗到细、由低级到高级、由简单到复杂的规律。

例如，婴儿期的动作发育顺序：首先是头部的运动［抬头（图 2-1）、转头］，然后发展到上肢（取物），再发展到躯干的活动［翻身（图 2-2）与直坐（图 2-3）］，最后发展到下肢的活动［爬立行（图 2-4）］。这个由头部开始逐渐延伸到下肢的发展趋向称为"头尾发展规律"。

从上肢的动作发育可以看出，人在刚出生时，手只会不自主、无意识地乱动；到四五个月时，才能有意识地去拿东西，但这时不会用手指去拿，只会用全手一把抓；到 10 个月左右才开始用手指去拿东西；在 1 岁左右才逐渐用两个手指拿起比较小的物品；2 岁左右手的动作更准确，会用勺子吃饭。这说明动作的发育是粗大动作先发育，精细动作后发育，由整个上肢逐渐发展到手指，由身体正中向侧面发展，由近及远，这称为"近远发展规律"。

三　生长发育的不均衡性

（一）人体的生长发育快慢交替，发育速度曲线呈波浪式上升

儿童身体的生长发育是快慢交替的，因此发育速度曲线并不是随年龄呈直线上升，而是波浪式

Note

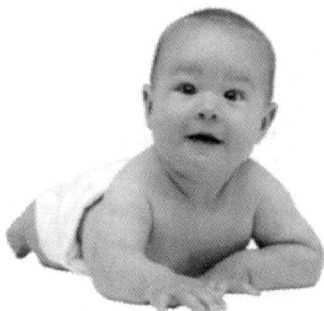

图 2-1　抬头

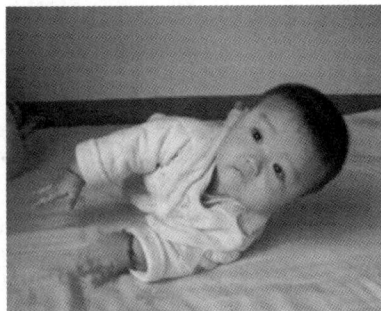

图 2-2　翻身

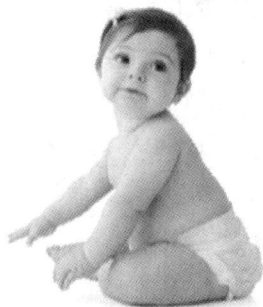

图 2-3　直坐

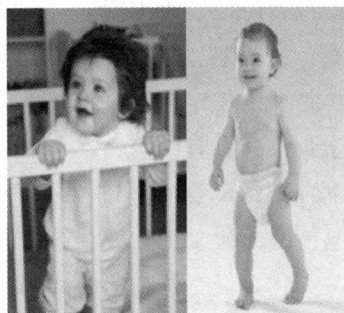

图 2-4　爬立行

上升的。在整个生长发育期间，全身大多数器官、系统有两次生长突增高峰，第一次是在胎儿期，第二次是在青春发育初期，而且女性比男性大约早两年出现。

（二）身体的不同器官或各系统的发育也呈现不同的发育趋势

身体的不同器官或系统的发育不是同时进行的。某一器官可能增长得快，另一些器官可能增长得比较慢，有的器官却在一定阶段趋于退化。神经系统尤其是大脑，在胎儿期和出生后的发育一直是领先的。出生时脑重约 350 克，相当于成人的 25%，而同期的体重仅为成人的 5% 左右；6 岁时脑重已相当于成人的 90%。在这段时间里，随着大脑迅速发育，儿童的各种身体机能、语言能力和动作能力的发展也是比较快的。淋巴系统发育得最快，在第一个 10 年中表现出特殊的速度，在第二个 10 年间逐渐萎缩。因为儿童时期机体对疾病的抵抗力弱，需要淋巴系统来进行保护，因而，人出生后淋巴系统的发育特别迅速（10 岁左右达到高峰，几乎达到成人时期的 200%）。10 岁以后随着其他各系统的逐渐成熟和对疾病的抵抗力增强，淋巴系统逐渐萎缩。

四　生长发育的相互关联性

（一）身体各系统的发育互相联系、互相影响、互相适应

学前儿童身体各系统的发育时间和速度虽然各有不同，但机体是统一的整体，各系统的发育并非孤立地进行，而是互相联系、互相影响、互相适应的。因此，任何一种对机体起作用的因素，都

可能影响到多个系统。例如，适当的体育锻炼不仅会促进骨骼和肌肉的发育，也会促进呼吸系统、循环系统和神经系统的发育。

（二）生理和心理发育密切联系

生理和心理发育在儿童身上是统一的。生理发育是心理发育的基础，而心理发育也同样影响生理功能，幼儿生理和心理之间相互发生重要的影响。生理上的缺陷会引起儿童心理活动不正常，如有的幼儿明显矮小体弱，学习和活动能力都比较弱，这种幼儿容易产生自卑感，由于信心不足，不爱参加集体活动。因此，除对幼儿生理上的缺陷应进行及时治疗外，也不能歧视他们，而应热情地关心帮助他们，鼓励他们克服困难，树立奋发向上的信心，使幼儿身心都能得到正常健康的成长。

案例导入

6岁的康康坐在教室的"小吃店"里"用餐"，同样6岁的齐齐扮演"小吃店"的店员，拿着"果汁"向康康热情推销。这是上海市静安区中华新路幼儿园里的一次角色融合游戏。康康被诊断为中度发育迟缓，有语言障碍，伴随自闭倾向。根据他的医学诊断和教育评估结果，康康每周参加两次大班孩子的角色融合游戏，学习与同伴交流分享。

心理状态也会影响生理发育。情绪会影响人的生理功能，当幼儿情绪不好时，消化液分泌会减少，致使食欲减退，直接影响幼儿的消化和吸收。如果经常这样，会引起消化机能紊乱，影响幼儿获得营养，妨碍生长发育。相反，幼儿在精神愉快时，食欲旺盛，消化吸收的效率也高，有利于生长发育。心理正常发展能保证和促进儿童身体正常发育。

五　生长发育的个体差异性

儿童的生长发育按一般规律发展，但是由于儿童的先天遗传素质与先天、后天的环境条件并不完全相同，因而无论是身体的形态还是机体的功能都存在明显的个体差异。每个儿童的体型、生理功能和心理特点是各不相同的，没有两个幼儿的发育水平和发育过程完全一样，即使在一对同卵双胞胎之间也存在微小的差别。先天因素决定一个孩子发育的可能性，后天因素决定孩子发育的现实性。

案例导入

明明和亮亮是一对双胞胎，两人外貌长得很相似，但体型却完全不一样，哥哥明明比弟弟亮亮整整矮了一截。实习生玲玲从主班老师那里了解到，他们这对双胞胎是早产儿，哥哥和弟弟在出生时就存在明显的差异，弟弟发育较好，哥哥虽然吃得比较多，但吸收功能比较差。

Note

在评价某个儿童的生长发育状况时，不能简单地将其指标数据同标准平均数比较，并由此做出片面的结论，而应考虑到个体发育的差异性，将他们以往的情况与现在的情况进行比较，观察其发育动态，才更有意义。幼教工作者应尽可能改善幼儿的后天环境条件，使每个幼儿都能充分发挥他们的遗传潜能，使他们的生长发育达到应有的水平。

任务二　影响幼儿生长发育的因素

幼儿的生长发育过程是遗传因素和环境因素相互作用的过程。遗传因素决定生长发育的可能性，即决定了生长发育的潜力；而环境因素影响生长发育潜力的正常发挥，决定发育的速度及最终可能达到的程度，即决定了生长发育的现实性。

微课视频
"影响幼儿生长发育的因素"

一　遗传因素

遗传是指子代和亲代间在形态结构及生理功能上的相似性。在胚胎发育过程中，由于受精卵中父母双方各种基因的不同组合，决定了子代个体发育的各种遗传性状，使子代可以显现亲代的形态、功能、性状和心理素质等特点，形成每个儿童各自的生长发育潜力。当然，遗传形成的这种潜力能否充分发挥，会受到环境因素的制约。

案例导入

　　圆圆活泼可爱，就是个子不高，5岁7个月时身高只有101 cm，在幼儿园里比同龄孩子矮差不多一头。每次到幼儿园接圆圆的时候，圆圆的妈妈都要悄悄地和班里的小同学比身高，导致一天比一天焦虑。就连幼儿园的老师都知道圆圆妈妈的心病，有时候还特意安慰她。特此说明，圆圆的爸爸身高172 cm，妈妈身高152 cm。

身高、体重、性成熟早晚、性格等与先天遗传有关。生长发育的各项形态指标和生理指标，如身高、体重、皮下脂肪、血压等都有不同程度的遗传倾向性，其中尤以身高的遗传倾向更为明显。在良好的生活环境下成长的儿童，其成年后所达到的最终身高在很大程度上取决于父母的身高。一般父母高的子女也高，父母矮的子女也矮。儿童身高的生长潜力与父母的平均身高有密切关系，如果父亲与母亲的身高相近，则孩子与父母的平均身高十分接近；但是如果父母双方中一个是高个子，另一个是矮个子，则孩子身高的变动范围就会很大。

二　环境因素

影响幼儿生长发育的环境因素包括自然环境和社会环境。

自然环境包括营养、疾病、体育锻炼、生活作息制度、季节和气候、社会因素等。如果幼儿在生活环境中得不到维持生命活动的必需物质，其机体代谢过程必然受阻，不仅影响生长发育，而且会患病。

社会环境包括社会经济状况、生活和学习环境、文化教育、卫生保健、家庭结构和生活质量、亲子情感联结、个人与社会成员的交往等。若这些因素的综合产生良好的影响，将会促进生长发育，反之会使生长发育落后和停滞。

下面主要介绍一下自然环境因素。

（一）营养

营养是生长发育最重要的物质基础。幼儿必须不断地从外界吸收足够的各种营养素，尤其是足够的热量和优质的蛋白质，足够的铁、钙和各种维生素等，作为生长发育的物质基础。营养丰富而且均衡的膳食可以促进生长发育；反之，营养缺乏或不合理的膳食不仅会影响幼儿正常的生长发育，还会导致各种营养缺乏症。膳食结构不合理，各种营养素摄入不足或不均衡等，将会使处于生长期、新陈代谢旺盛的儿童所必需的热量、蛋白质、各种维生素、矿物质、微量元素等供给不足。产生的后果是生长发育迟缓，皮下脂肪减少，肌肉发育不良，骨骼疏松，免疫功能低下，影响学习和劳动能力，并可导致各种急、慢性营养不良和各种营养缺乏症的发生。

> 拓展资源
> "营养不良会影响宝宝的智力吗？"

（二）疾病

疾病对生长发育有直接影响。不同的疾病对生长发育的影响程度不同，这取决于疾病涉及的部位（组织、器官、系统范围）、病程的长短及疾病的性质和严重程度。发热造成机体功能失调，体温每升高 $1\ ℃$，基础代谢率增加 13%。与此相伴的是食欲下降、恶心呕吐、消化酶分泌减少、活力降低、腹泻、胃肠功能紊乱、营养吸收障碍，使生长速度减慢，严重者会停止生长。例如，溃疡、腹泻等消化道疾病，会干扰胃肠道的正常消化和吸收功能，引起机体营养缺乏，影响幼儿体格生长和运动功能的发育。

Note

案例导入

一天，某儿童医院发生了一件"怪事"。上午，一个 6 岁男孩来消化内科检查，妈妈说孩子最近有点瘦。医生开了各项检查单，一家人在医院做完检查之后就去吃饭了。没想到当天晚上孩子就进了急诊抢救室。这是怎么回事呢？时间退回到半年前，妈妈突然觉得儿子有点"怪"。第一件怪事是太能吃，一天要吃 4 顿饭，外加一大堆零食。身高 1.3 米的孩子的体重竟然达到了 82 斤。但妈妈有点矛盾，用她的话说，以前孩子不爱吃，我们追着让他吃；现在他爱吃了，我们又天天追着让他少吃。第二件怪事是喝水量大。一天能喝好几大瓶水，足有三四升，尤其到了晚上甚至需要起夜喝水。第三件怪事是尿多。为方便孩子夜里上厕所，妈妈还特意为他准备了一个尿盆，每晚都能装满。当时妈妈还发现一个细节，洒在地上的尿点儿很黏。第四件怪事是虽然儿子能吃能喝，但突然开始消瘦，总是一副无精打采的样子，而且体重从 80 多斤降到了 60 多斤。难不成是他的消化系统出了问题？妈妈原本打算尽快带孩子去检查，但因为工作忙一直拖到一个月后。妈妈根本不会想到，危险已经离孩子越来越近了。当天上午，消化科医生给孩子开了生化、血常规等一系列检查单。中午 1 点多做完所有检查后，一家人离开医院，爸爸妈妈还特意带着儿子在馆子里吃了一顿饭。万万没想到，这顿饭给孩子带来了巨大的生命威胁。饭没吃完，他们就接到医院的紧急来电，告知孩子的空腹血糖值竟高达 21 mmol/L！一般儿童正常空腹血糖值范围在 3.89～6.11 mmol/L，餐后也不会超过 11.1 mmol/L，而现在孩子已经是正常值的 3 倍多了，需要马上住院治疗！

因此，积极防治儿童常见病、传染病和寄生虫病，对保证儿童的正常发育是十分重要的。

（三）体育锻炼

拓展资源
"带孩子做什么运动？"

体育锻炼是促进幼儿身体发育和增强体质最重要的因素之一。运动时，幼儿的新陈代谢显著增强，出现体力的消耗、产热的增加，分解代谢加速。体育锻炼可以增强呼吸系统、运动系统和心血管系统的功能，促进骨骼和肌肉的发育。因此，经常参加体育锻炼，不仅能使肌肉纤维变粗，肌肉重量增加，而且能促进骨骼的生长发育，加速骨的钙化，使骨质更加粗壮坚实，同时促进了韧带的发育，增加了关节的牢固性和灵活性。经常参加体育锻炼还可以使人精神饱满、心情愉快、食欲增加，促进营养物质的消化吸收，可减少疾病的发生，增强体质。总之，经常参加体育锻炼的幼儿，其身高、体重、胸围等方面的发育都较理想。

Note

（四）生活作息制度

合理安排幼儿的生活作息制度，做到有规律、有节奏，保证足够的户外活动、适当的学习时间，定时进餐，充足睡眠，对生长发育有着良好的促进作用。人体内各组织器官系统的活动都有一定的节奏和规律。在合理的生活制度下，包括大脑在内的身体各部分的活动和休息能得到适当的交替，加上及时地补充营养，保证能量代谢正常进行，有利于促进身体充分发育。

（五）季节和气候

俗话说："吃了春分饭，一天长一线。"幼儿生长发育受季节变化的影响较大。春季身高增长最快，秋季体重增长最快。体重增加的季节差异最显著，9—11月体重增加最快，而在炎夏季节有些儿童体重不但不增加，甚至还有减轻的趋势。春天是一年四季中的生发季节，是万物生长的大好时节，处于生长发育阶段的孩子也像田间的庄稼一样，迅速地往上长。父母一定要把握住儿童长高的黄金季节，为儿童营造最佳的快速长高环境。

（六）社会因素

社会因素对儿童生长发育的影响具有多层次、多方面的综合作用。社会因素主要指社会经济状况、家庭因素、学校教育、媒体、伙伴等，这些因素相互交织，错综复杂，共同对孩子的生长发育产生影响。它不仅影响儿童的身体发育，也影响其心理、智力和行为发展，帮助个体逐步形成自身的社会特点。家庭因素，如生活方式、家庭气氛、生活制度、居住条件、饮食和行为习惯，父母的性格、爱好和对子女的期望、态度等，往往通过家庭直接或间接影响着儿童的生长发育。其中，家庭经济状况、双亲的受教育水平和文化素质，以及育儿方式等，对儿童身心发育的潜移默化作用最大。

案例导入

近几十年来，儿童肥胖快速上升的趋势不是由于基因变化，而是由环境因素造成的。"环境因素中对孩子肥胖影响最大的是个体因素，"某学者指出。个体因素中的致胖因素包括孩子膳食结构不合理，经常吃一些能量比较高的食物，脂肪供能过高，也会导致能量摄入增加，从而增加肥胖的风险。除此之外，孩子经常不吃早饭或者早饭的种类比较少、营养质量比较差；经常吃一些高油、高糖的零食；常喝含糖饮料；经常在外面就餐，或者常点外卖；暴饮暴食等不健康的行为，都会增加肥胖发生的风险。

任务三 幼儿生长发育形态指标的测量

一 测体重

（一）测量工具

机械体重秤（杠杆式、表盘式）（图 2-5）、电子体重计。

微课视频
"幼儿形态指标的测量"

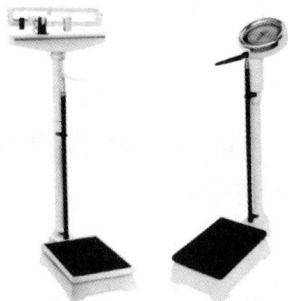

图 2-5 机械体重秤

（二）测量方法

1. 检验

（1）准确度检验：以备用的 10 kg、20 kg、30 kg 标准砝码（或用等重的标定重物代替）分别进行称量，检查指示读数与标准砝码误差是否在允许误差范围内。要求误差不超过 1%，即每 100 kg 误差小于 0.1 kg。

（2）灵敏度检验：放置 100 g 重的砝码，观察刻度尺变化。如果刻度尺抬高了 3 mm，或游标向远处移动 0.1 kg 而刻度尺仍维持水平位时，说明达到要求。

2. 测量

（1）受测者穿短衣裤，赤足，自然地站立在秤台中央，保持身体平稳。3 岁以上幼儿测量时可取站位，1～3 岁可取坐位，1 岁以下可取卧位。

（2）测量者调整砝码至杠杆平衡，记录读数，以 kg 为单位，精确到小数点后 1 位。测量误差不得超过 0.1 kg。

注意事项：

（1）测量最好在早晨、空腹、便后进行。测前要求受测者排空大小便，不要大量喝水，也不要做剧烈运动。

（2）体重秤应放置在平坦地面上。

（3）受测者应尽量减少着装。

（4）上、下秤台时，动作要轻缓。

（5）称量时注意保暖及安全。

二　测身高（身长）

（一）测量工具

机械身高计（图 2-6）、电子身高计；量床。

图 2-6　机械身高计

（二）测量方法

1. 3 岁以上儿童使用身高计测量立位身高

（1）校正：使用前应先校对零点，并用钢尺校准身高计刻度，每 10 cm 误差不得大于 0.1 cm。同时，应检查立柱是否垂直，连接处是否紧密，有无晃动，零件有无松脱等情况，并及时纠正。

（2）测量：受测儿童脱去鞋帽、外衣，背向立柱，赤足站在底板上。头部正直，两眼平视前方，耳屏上缘与眼眶下缘最低点呈水平位；胸部挺起，双臂自然下垂，手指并拢，脚跟靠拢，脚尖分开。两肩胛间、臀部、足跟三点紧靠垂直立柱。测量者向下滑动水平压板，轻触受测者头顶，双眼与压板呈水平位读取所指刻度，以 cm 为单位，精确到小数点后 1 位。测量误差不得超过 0.5 cm。

2. 3 岁以下幼儿使用量床测量卧位身长

测量时，让幼儿脱去鞋帽及较厚的衣服，仰卧于量床底板中线上，测量者扶住幼儿头部，使幼儿面部向上，两耳在同一水平线上，颅顶接触头板。另一测量者位于幼儿右侧，左手轻压幼儿双膝，使幼儿双腿伸直并紧贴床板，右手移动活动板，使之接触两侧足跟，读取量床上的刻度，以 cm 为单位，精确到小数点后 1 位。卧位身长往往比立位身高长 2～3 cm。

卧位身长测量步骤如图 2-7 所示，婴儿量床如图 2-8 所示。

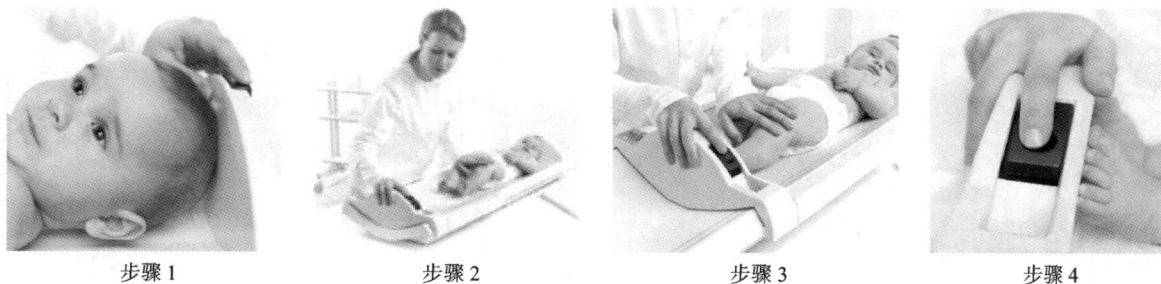

| 步骤 1 | 步骤 2 | 步骤 3 | 步骤 4 |

图 2-7　卧位身长测量步骤

注意事项：

（1）身高计应选择平坦地面，靠墙放置。

（2）测量人员移动水平压板时，必须手握"手柄"。

（3）严格执行"三点靠立柱""两点呈水平"的测量要求。

（4）水平压板与头部接触时，松紧要适度，头发蓬松者要压实；妨碍测量的发辫、发结要放开，饰物要取下。

（5）读数完毕，立即将水平压板轻轻推向安全高度，以防碰坏。

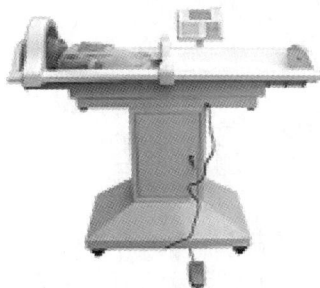

图 2-8　婴儿量床

三 测坐高（顶臀长）

（一）测量工具

坐高计（又称身高坐高计）、量床（图 2-9）。

（二）测量方法

1. 3 岁以上的儿童使用坐高计测量坐高

测量时，受测者坐于坐高计的座板上，使骶骨部、两肩胛间靠触立柱，躯干自然挺直，头部正直，两眼平视前方（保持耳屏的上缘与眼眶下缘呈水平位）；两臂自然下垂（双手不得撑压座板）；两腿并拢，双足平踏在地面上，大腿与地面平行并与小腿成直角（根据受测者小腿长度，适当调节踏板高度以保持正确测量姿势）。测量者向下滑动水平压板至受测者头顶，

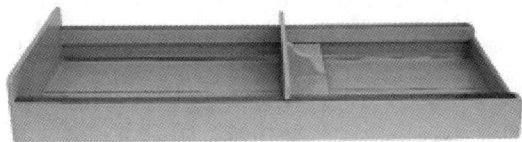

图 2-9　量床

两眼与水平压板呈水平位进行读数，以 cm 为单位，精确到小数点后 1 位。测量误差不超过0.5 cm。

2. 量床：3 岁以下幼儿使用量床测顶臀长

测量时，脱去幼儿的鞋帽，使其平卧于量床上，身体伸直，两腿并拢；测量者用双手将幼儿的头贴紧固定于正中位置；另一测量者站在幼儿右侧，左手将幼儿两脚提起，使小腿与大腿成直角，右手将移动活动板贴住臀部，读取读数，以 cm 为单位。

注意事项：

（1）测量时，受测者应先弯腰使骶骨部紧靠立柱后再坐下，以保证测量姿势正确。

（2）较矮的受测者应选择高度适宜的踏板，避免测量时身体向前滑动。

（3）其他注意事项同身高测量。

四 测头围

（一）测量工具

布尺（图 2-10）、卷尺（图 2-11）；长度为1.5 m，宽度为 1 cm，最小刻度为0.1 cm 的软尺。

（二）测量方法

测量者立于受测者的前方或右侧，左手将软尺零点固定于幼儿额部右侧眉弓上缘，软尺经枕骨突起处及左侧眉弓上缘返回至零点。软尺在头两侧的水平要一致，左右对称（图 2-12）。读数以 cm 为单位，精确到小数点后 1 位。

Note

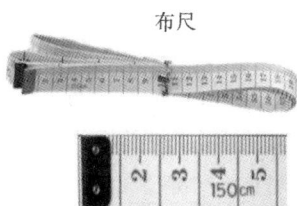

图 2-10 布尺

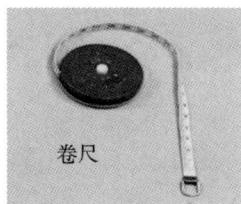

图 2-11 卷尺

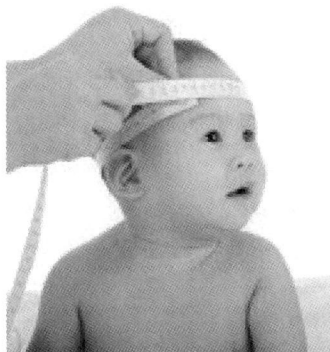

图 2-12 测头围

注意事项：

（1）使用前必须经钢尺校对，每米误差不得超过0.2 cm。

（2）测量时需脱帽，软尺要贴紧头皮，不可过紧或过松，不能打折。

（3）测量女孩头围应将头发向上下分开。

五 测胸围

（一）测量工具

布尺、卷尺。

（二）测量方法

1. 3 岁以上儿童取立位测量

让受测者裸露上身或只穿紧身内衣，自然站立，双肩放松，两臂自然下垂，两足分开与肩同宽，保持平静呼吸。测量者立于受测者的前方或右侧，将软尺置于受测者背部肩胛下角下缘，沿胸两侧在两乳头中心点处重合，在受测者呼气之末时读取数值，以 cm 为单位，精确到小数点后 1 位。测量误差不超过0.1 cm。

2. 3 岁以下幼儿取卧位测量

让幼儿平躺在床上，两手自然平放，使其处于平静状态。测量者立于幼儿的右侧，用左手拇指将软尺零点固定于幼儿右侧乳头下缘，右手拉软尺使其接触皮肤，经两肩胛下角下缘绕胸围一周回至零点，读取重合处的读数，记录以 cm 为单位，精确到小数点后 1 位。

注意事项：

（1）测量时要注意受测者姿势是否正确，发现有低头、耸肩、挺胸、驼背等状况，要及时纠正。

（2）测量者应严格控制尺子的松紧度。软尺各处应轻轻接触皮肤，皮下脂肪较厚的幼儿，软尺接触皮肤宜稍紧些。

（3）软尺在后背的位置要准确，如触摸不到肩胛下角，可让受测者扩胸，待触摸清楚后，应让其恢复正确测量姿势。

（4）如两侧肩胛下角高度不一致，以低侧为准。

（5）测量时应注意保持取婴幼儿平静呼吸时的中间读数。

◇ 项目小结

生长发育的连续性和阶段性
生长发育的程序性
幼儿生长发育的规律 — 生长发育的不均衡性
生长发育的相互关联性
生长发育的个体差异性

幼儿生长发育

影响幼儿生长发育的因素 — 遗传因素 / 环境因素

测体重
测身高（身长）
幼儿生长发育形态指标的测量 — 测坐高（顶臀长）
测头围
测胸围

思考与练习

1. 婴儿动作发展的正确顺序是（　　）。（选自 2022 年上半年教师资格证真题）

A. 翻身→坐→抬头→站→走　　　　B. 抬头→翻身→坐→站→走

C. 翻身→抬头→坐→站→走　　　　D. 抬头→坐→翻身→站→走

2. 根据《托儿所幼儿园卫生保健工作规范》规定，3～6 岁儿童平均每年健康检查的次数是（　　）。（选自 2022 年上半年教师资格证真题）

A. 1 次　　　　B. 2 次　　　　C. 3 次　　　　D. 4 次

3. 影响幼儿生长发育的因素有哪些？

4. 幼儿生长发育的一般规律有哪些？

5. 学前儿童生长发育的指标有哪些？各有什么意义？

实践与实训

实训一：　幼儿身高的测量

目的： 运用测量身高的正确方法，能准确无误地测量出 3～6 岁幼儿的身高。

要求： 利用课外时间测量 2～3 名幼儿的身高并记录测量过程。

形式： 小组合作。

实训二：　幼儿体重的测量

目的： 运用测量体重的正确方法，能准确无误地测量出 3～6 岁幼儿的体重。

要求： 利用课外时间测量 2～3 名幼儿的体重并记录测量过程。

形式： 小组合作。

Note

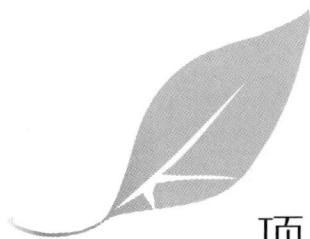

项目三 幼儿心理健康与保健

◇ 学习目标

1. 了解幼儿心理健康的标准，并培养自身积极向上的阳光心态。
2. 熟悉不同阶段幼儿心理发展特点及心理保健措施。
3. 了解幼儿常见的心理问题，并能采取具体可行的干预措施。

◇ 情境导入

某幼儿园小班幼儿阳阳，他妈妈在他 2 岁多就外出打工，只有过年时才回家待几天，平时阳阳主要由爷爷照顾。刚入园时阳阳又哭又闹，根本不进活动室，老师一抱他，他就又踢又打，还骂老师，寸步不离他爷爷，爷爷陪伴了一个月后他才慢慢适应。在班上他一个人玩，根本不和其他幼儿一起玩，他所带的玩具也不与小朋友们分享，性格很孤僻。上厕所时他还会趁老师不注意把班上其他小朋友推倒在地上，这时他会显得特别兴奋，慢慢地小朋友们也不愿理他了。

任务一　幼儿心理健康概述

幼儿卫生保健不能只局限于幼儿的身体保健、维护生理健康、防治身体疾病，还应该包括幼儿的心理保健，逐步提高他们的心理素质，避免心理疾病的发生。《幼儿园教育指导纲要（试行）》中明确指出："幼儿园必须把保护幼儿的生命和促进幼儿的健康放在工作的首位。树立正确的健康观念，在重视幼儿身体健康的同时，要高度重视幼儿的心理健康。"因此，讲究心理卫生，维护婴幼儿的心理健康，是托幼机构卫生保健工作的一项重要内容。

Note

一 心理卫生和心理健康

（一）心理卫生

心理卫生也称精神卫生，它是指维持和增进人们的心理健康、预防心理疾病的发生以及矫治各种不健康心理的心理学原则、方法和措施。

早期的心理卫生工作主要是围绕有躯体疾病和心理疾病的患者开展的，目的在于预防和治疗疾病，这可以说是一种狭义的心理卫生。随着社会的进步以及医学的发展，人们更多地从积极意义上去认识和研究心理卫生。在当今社会，心理卫生工作的着眼点已经放在健康人的心理保健方面，即从个体生命诞生之时起，就开始加强心理保健工作，其目的在于从根本上消除对心理可能造成有害影响的根源，预防心理障碍和心理疾病的发生，促使人们的心理尽可能达到较高的健康水平。由此可见，心理卫生的主要意义在于积极地维护和增强人们的心理健康。

（二）心理健康

心理健康是指没有临床症状，身心都符合正常发展标准，具有良好适应性并能为社会所接受的一种积极稳定的心理状态。它有两种含义：一种是指没有心理障碍或心理疾病；另一种是指心理状态稳定，具有抵御挫折、迎接挑战、适应环境的良好人格素质，使人的潜能和创造力得到充分发展，能够更好地实现人的价值。

二 幼儿心理健康的标准

怎样衡量心理健康及其水平，可以说是心理卫生中一个首要也是极为复杂的问题。什么样的人才是心理健康的呢？对此，人们提出了各种各样的标准，其中最有参考价值的是人本主义心理学家马斯洛与密特曼所提出的 10 项标准，得到了较为广泛的认可。虽然目前心理学家对心理健康没有统一的界定标准，但国内外有关资料把幼儿心理健康的标准主要概括为以下几点。

（一）智力发展正常

正常的智力是人们正常生活最基本的心理条件，是心理健康的首要条件。智力低下的人不能产生正常的情感反应和认知活动。智力一般是观察力、注意力、记忆力、思维力和想象力的综合表现，它是以思维力为核心。智力正常的儿童在认知方面一般表现为想象力丰富、好奇心强、求知欲旺盛、动手能力和动作协调能力较强。智力落后的幼儿较难适应社会生活，很难完成学习或工作任务。

儿童智力发育是否正常，可以通过智力测验来测定。一般来讲，智商在 130 以上，为超常；智商在 90 以上，为正常；智商在 70～89，为亚正常；智商在 70 以下，为智力低下。如果某个儿童的智力明显低于同龄儿童的平均发展水平，那么该儿童智力发展就可能是不正常的，其心理也就不可能是健康的。

智力正常或超常只能作为心理健康的标志之一，而不是唯一的标志。婴幼儿正处于智力迅速发展时期，为幼儿做智力测验，要考虑智力的年龄标准和发展效应，要防止滥贴标签的现象。

（二）情绪稳定愉快

情绪是一个人对客观事物是否符合自己的需要而产生的内心体验，它既是一种心理过程，又是心理活动赖以进行的背景。良好的情绪，反映了中枢神经系统功能活动的协调性，表示人的身心处于积极的平衡状态。

案例导入

一天，女儿欢欢放学回家告诉我，她不想再当小组长了。我问她为什么，女儿回答："以前想当小组长，是因为老师表扬我，小朋友也喜欢我，现在我不想当，是因为小朋友都不愿意跟我玩，说老师总是表扬我。"我继续问："要是小朋友都选你呢？"结果，女儿回答："我可以让给其他小朋友。"欢欢平时很乖，能力很强，在幼儿园一直表现非常好，可没想到小小年纪的孩子却面临着意想不到的心理压力。作为家长，我要不要跟老师反映，别让欢欢继续当小组长？怎样才能帮助欢欢应对这意外的心理压力呢？

心理健康的儿童表现为情绪安定，积极向上，具有对他人的爱心和同情心。在他们身上，愉快、乐观、满意等积极的情感总是多于消极情感，能较长时间保持良好的心情，没有不必要的紧张感和不安感。对待环境中的各种刺激能表现出与其年龄相符的适度反应，逐渐学会调节和控制情绪。当心里有了委屈、痛苦，遇到挫折时，能合理地宣泄不良的情绪。如果情绪易变，反复无常，情绪的表现与内心体验不一致或与外部环境不协调，都是不健康的心理状态。

（三）人际关系和谐

个体的心理健康状态是在与他人的交往中表现出来的。和谐的人际关系既是心理健康不可缺少的条件，也是获得心理健康的重要途径。心理健康的儿童，在与环境相互作用的过程中，能逐渐学会与环境建立起和谐的关系，虽然他们的人际交往技能较差，但他们乐于与人交往、合群、能理解和接受别人，也容易被别人理解和接受，能与他人友好相处。他们希望通过交往获得别人的了解、信任和尊重。心理不健康的儿童不喜欢与人交往，不能与人合作，甚至会侵犯他人。心理不健康的儿童会表现出对人漠不关心，缺乏同情心，斤斤计较，猜疑、嫉妒、退缩，与他人格格不入。

（四）行为统一协调

随着年龄的增长，儿童的思维变得有条理，主动注意时间逐渐延长，能较好地控制自己的行为，情绪情感的表达方式日趋合理和成熟，对客观事物的态度渐趋稳定。心理健康的儿童，心理活动和行为方式是协调一致的。其行为通常表现为既不过敏，又不迟钝，面对新的刺激情境能做出合理的反应，具有与大多数同龄儿童基本相符的行为特征。相反，心理不健康的儿童，注意力不能集中，兴趣时常转移，思维混乱，语言支离破碎，行为经常出现前后矛盾的现象，自我控制和自我调节能力较差。

（五）性格乐观开朗

性格是个性最核心、最本质的表现，它反映在对客观现实的稳定态度和习惯化的行为方式之中，性格良好反映了人格的健全与统一。学前儿童的性格是儿童在与周围环境的相互作用中逐渐形成的，儿童的性格一经形成，就表现出了相对稳定性。心理健康的儿童，一般具有活泼开朗、乐观、自信，积极主动、独立性较强，谦虚、诚实、勇敢、热情、慷慨等性格特征，对自己、对别人、对现实环境的态度和行为方式比较符合社会规范。相反，心理不健康的儿童与别人和现实环境经常处于不协调的状态，表现出冷漠、自卑、孤僻、胆怯、执拗、依赖、吝啬和敌意等不良的性格特征。

（六）自我意识良好

自我意识是主体对自己及自己与客观世界关系的意识。自我意识在性格形成中起着关键作用。当幼儿在语言中出现"我"时，就说明其已经开始有了自我意识。具有良好自我意识的儿童，能了解自己，悦纳自己，体验到自己存在的价值。在他们身上积极的、肯定的自我观念占优势，对自己表现出自爱、自尊、自豪感，对他人则表现出友善、同情、尊敬和信任。

拓展资源
"筑建孩子的心理免疫力"

人的健康状况是一种动态的过程，而非静止的状态。幼儿正处于身体和心理不断发育和发展的过程，如果要求一个三四岁的幼儿同时具备以上诸方面的特征，这样既不现实又不可能。所以，在评价和衡量幼儿是否健康时，不能简单地依照这些标志来进行判断，而是要积极地创造条件，努力促使每个幼儿都能朝着健康的目标发展。

任务二　幼儿的心理保健

人在不同的年龄阶段，各有一定的生理特点与心理特点，并且出现与之相联系的心理问题。根据不同年龄阶段的身心特点，有效地预防一些心理冲突的发生，及时地解决一些心理问题是个体心理卫生的主要目标。在此主要探讨幼儿前期和幼儿期的心理保健，不涉及婴儿期的心理保健。

一 幼儿前期的心理保健

人出生后第二年到第三年为幼儿前期，这个阶段孩子的体格生长速度缓慢，但神经心理发育迅速，脑功能发育成熟，语言和动作能力有了明显的发展；自我意识开始形成，经常会表现出"我自己来"的意志行为，出现人生第一个反抗期。幼儿前期的心理保健重点主要包括以下四个方面。

（一）关注幼儿独立性的需要

案例导入

中国青年报社社会调查中心曾联合问卷网（wenjuan.com）对1504名家长进行了一次调查。调查显示，88.6%的受访家长坦言自己曾过度帮助孩子，70.0%的受访家长觉得这样会导致孩子失去独立性，依赖家长。81.8%的受访家长建议要摆正自己的位置，让孩子独立自主地成长。受访家长中，一线城市的占33.8%，二线城市的占47.7%，三四线城市的占16.4%，县城和乡镇的占1.7%，农村的占0.3%。

能独立行走，对于幼儿来说，是人生中一个重大的转折点，这不仅意味着幼儿生活空间的扩展，而且更重要的是，幼儿可以根据自己的意愿行动了，他们想到哪儿就可以到哪儿，其活动的自主性得到了很大提高。随着幼儿动作能力、智力、自我意识等方面的发展，这一时期的幼儿已经不再像从前那样乖巧、听话，而是变得比较任性，尤其是喜欢自己动手做事，什么都想自己来干，表现出独立性的需要和意识。例如，他们总是想自己用勺吃饭、自己穿脱衣服、自己洗手、自己倒洗脸水……而且，随着年龄的增长，其独立性的需求愈加强烈。

（二）尽力满足幼儿独立的愿望

幼儿这种独立性的需要，是这一时期幼儿心理发展过程中的一个重要特点，可以说，这正是培养幼儿独立性最有利的时机。对此，成人应该认识到幼儿的这种需要和愿望，并尽力去满足他们、帮助他们、鼓励他们和培养他们，使幼儿能从中体验到成功，意识到自己的力量和能力，这样，幼儿就愈加乐意去学习做事，其行为会变得主动和积极。幼儿的独立性、自主性以及对事物的认识和各种能力，正是在这一过程中逐渐发展起来的，这对于幼儿良好个性的形成以及能力的发展都具有重要的意义。

相反，如果成人觉得幼儿做事太慢、干得不好，甚至是添麻烦，对幼儿的活动缺乏耐心和信心，于是就去制止幼儿的活动，包办代替，或是责怪幼儿，那么这种做法将会抑制幼儿刚刚萌发出来的独立意识，使幼儿对自己的能力产生怀疑，而逐渐放弃尝试和努力，最终养成对成人较强的依赖性，影响其独立性、自主性和各方面能力的发展；或者会使幼儿产生不满的情绪，导致幼儿的逆反心理和反抗行为，这些均不利于幼儿心理的健康发展。

（三）鼓励幼儿与他人交往

在独生子女家庭中，由于缺乏兄弟姐妹，再加上城市中的居住特点，许多儿童交往的对象主要是自己的亲人，通常缺乏与同伴交往以及与其他成人交往的经历，这将会给儿童社会化的过程带来一定的困难。随着幼儿年龄的增长，他们会逐渐开始对其他儿童产生兴趣。当看见其他儿童时，他们会表现出很高兴的神情，并情不自禁地上前用手去摸摸别人，玩玩别人的玩具，这是幼儿与人交往需求的重要表现，也是帮助幼儿逐渐学习与人交往的有利时期，成人应给予积极的鼓励和帮助。

案例导入

> 某高校研究组调查幼儿的愿望时，就有幼儿说："我希望附近有小朋友能和我一起玩娃娃家。""我想让小朋友来我家，看看我的新玩具。""我的好朋友小明搬家了，我很不开心。他搬回来就好了。""我希望天天上幼儿园，因为幼儿园里有好多小朋友，在家里只有我一个人玩。"这些调查的结果都表明，幼儿有与人交往的需求。

此外，鼓励幼儿与其他陌生的成人进行交往也是很重要的。这不仅能帮助幼儿逐渐摆脱对陌生人的恐惧与不安，扩大幼儿的交往范围，淡化幼儿对亲人的过分依恋，而且能帮助幼儿学习人与人之间交往的社会规范，这些均有利于幼儿社会性的发展。

（四）帮助幼儿做好从家庭到幼儿园的过渡

一般来说，大多数的幼儿在这一过程中会出现分离焦虑，即由于离开亲人进入一个陌生的环境，而产生焦虑不安或不愉快的情绪反应，这主要是对陌生的环境不太适应的反应。由于每个幼儿自身的特点与社会经历不太一样，因而这种分离焦虑的程度也不尽相同，有的轻一些，有的则较重一些。幼儿分离焦虑的主要表现是放声大哭、不愿意离开亲人、不愿意上托儿所；当亲人离开以后，分离焦虑反应稍重的幼儿，仍然情绪低沉或啼哭不止，有的甚至会出现尿床、拒绝吃饭、夜惊等适应不良的反应或心理问题。

案例导入

> 妈妈抱着淘淘送他上幼儿园，经过一番劝说，老师和淘淘妈妈顺利完成交接。淘淘情绪基本稳定，老师带着淘淘和小伙伴一起玩游戏。可是几分钟后，老师看到淘淘一边哭一边朝门口跑，原来淘淘看到了一直在窗口张望的妈妈。看到这种情景，淘淘妈妈顿时掉下了眼泪，伸手想过来抱淘淘回家。

Note

为了帮助幼儿顺利地适应新环境，避免因适应不良而造成心理问题，幼儿园和家庭要相互配合，共同做好过渡工作。对于幼儿园来说，最好采取渐进入园的方式，使幼儿逐渐熟悉新环境，例如，从认识教师和幼儿园的环境开始，逐渐过渡到认识同班的小朋友，再过渡到熟悉幼儿园的生活。另外，幼儿园应安排和照顾好幼儿的生活和活动，为幼儿营造一种轻松、愉快的生活与活动气氛，使幼儿能感受到教师对他们的关心和爱护，同时帮助幼儿学习与同伴交往，激发幼儿对各种活动的兴趣。对于幼儿家庭来说，家长应亲自带着幼儿认识新环境，熟悉新环境，积极鼓励幼儿入托的行为，给予幼儿更多的理解、关心和爱护，同时在生活作息时间的安排以及生活能力的培养上，应注意与幼儿园保持一定的衔接，努力帮助幼儿逐渐消除对新环境的不安与焦虑，促使其尽快地适应新环境。

拓展资源
"怎样帮助幼儿度过分离焦虑期？"

只有幼儿园和家庭密切配合，共同关心幼儿的身体和心理状况，共同调整幼儿焦虑不安的情绪反应，共同帮助幼儿适应新的环境，才能使幼儿比较顺利地度过这个转折期，而不至于造成心理问题或心理障碍。

二 幼儿期的心理保健

3～6 岁为幼儿期，也称学龄前期。这个时期，幼儿体格生长速度较缓慢，心理发展日渐成熟。该时期幼儿的心理保健重点有以下几个方面。

（一）帮助幼儿形成积极的自我概念

自我概念是指个体对自己的认识和评价，它是一个人个性特征的核心。幼儿期是个性形成的重要时期，幼儿处于什么样的环境，具有什么样的经验，主要来自外界对他的态度和评价，这在很大程度上决定其将形成什么样的自我概念，从而成为其以后个性发展的基础。这一时期的幼儿由于认识能力的局限，还不能客观地认识和评价自己，他们往往根据他人对自己的态度和评价来认识和评价自己。其中，成人对于幼儿的态度和评价对幼儿自我概念的形成有重要的影响。正因如此，成人对幼儿的态度如何、评价如何，还会影响到同伴对自己的评价。而这一时期的幼儿已开始具有一定的自尊心，他们渴望得到同伴的尊重、赞赏和喜欢。因此，成人在对待幼儿时所采取的态度以及对幼儿所做的评价，都需要十分慎重。

（二）帮助幼儿建立起对自己正确的态度和看法

首先，成人应该尊重幼儿，把幼儿当成一个平等的个体来对待，不能随便批评幼儿、指责幼儿或是训斥幼儿，这也是培养幼儿自尊心的关键。其次，成人在对幼儿进行评价时，要考虑评价的客观性和准确性，切不可因为幼儿做的某一件事或某一个行为，就对幼儿草率地下结论，如"你怎么这么笨""你是一个不诚实的孩子"等，否则，不仅不能使幼儿对自己形成正确的认识和评价，而且有可能导致幼儿形成消极的自我概念。成人应该尽量客观地、全面地评价幼儿，而且在评价的时候，应该以一种积极鼓励的方式来对待幼儿、帮助幼儿，促使幼儿能朝着某一方面去努力，从而帮助幼儿建立起对自己正确的态度和看法，使幼儿树立起自尊和自信。

案例导入

　　宇宇是一个聪明的小男孩，有很强的自理能力，学东西很快。他是中班的学生，刚开始的时候比较内向，少言寡语，不合群，不愿和老师与同学交流。由于家长工作忙，所以孩子上幼儿园比较早。平时都是老人带孩子，老人对孩子比较溺爱，只是注重孩子的衣食，不懂关注孩子的内心需要。孩子父母对孩子的教育也顾及甚少，对孩子缺乏必要的指导，多方面的因素导致了孩子在心理方面存在明显的问题。

（三）重视幼儿正确的性别角色培养

性别角色社会化是个性社会化的重要方面，它是指一个人按照社会所认为的适合于其性别的性格特征、情绪反应和行为态度发展的过程。每个社会都有其特定的性别角色的观念以及性别角色的行为标准。

一般来讲，儿童在 3 岁以前就能逐渐意识到自己的性别，知道自己是男孩还是女孩，这是对自己的性别产生了认同。重视幼儿性别角色的培养，有益于幼儿从小建立起正确的性别角色意识和相应的行为，这对于其一生的性别角色活动以及终身的幸福都是十分关键的。

（四）为入小学做好准备

拓展资源
"幼儿园入学准备教育指导要点"

幼儿从幼儿园升到小学，将要进入一个崭新的环境，迎接一种崭新的生活，这是人生中的一个重要转折点。为了能让幼儿顺利地适应小学的生活与学习，在这一时期，尤其是在入学前的半年，应让幼儿在身心两方面都有所准备。例如，激发幼儿入学的愿望，帮助幼儿了解小学生的生活以及小学的环境，发展幼儿的独立性、自主性和任务意识、规则意识，培养幼儿的学习兴趣和良好的学习习惯，在生活作息时间的安排上逐渐与小学相衔接等。

Note

任务三　幼儿常见的心理问题及其防治方法

一　情绪障碍

情绪障碍主要有儿童期恐惧、屏气发作和暴怒发作等。据有关调查，至少有 3% 的儿童有较为严重的情绪障碍。情绪障碍在男女儿童中的发生率相接近。其预后相对较好，随着年龄的增长，大部分儿童的情绪障碍会自然消失，只有少数人才会影响成年后的生活。

微课视频
"情绪障碍"

（一）儿童期恐惧

儿童期恐惧是儿童对特定的事物（动物、人、物品）或情境所产生的过分或不合理的恐惧和回避反应。儿童主要的恐惧对象有生疏的动物和情境、陌生人、闪光、阴影、噪声、黑暗、孤独、梦境等。通常儿童对某些惧怕对象所产生的恐惧持续的时间比较短暂，常常无须任何处理即会自行消失。

案例导入

某幼儿园餐厅外的空地上常有两三只猫跑来跑去。有些孩子对猫的出现充满了好奇，说："你看，有猫，在那上边。""哇，一只白色的大猫！"……可是天天却站在那里，不停地用袖子在眼睛旁边来回擦，慢慢地哭出了声音。天天的哭声引来了身边孩子们的关注，"天天，你怎么了……天天，你怎么了……""我怕猫。"老师摇摇头说："这有什么好怕的，猫不会过来的。"

1. 原因

（1）特殊刺激引起的直接经验。行为主义学派认为，儿童恐惧是儿童从特殊的刺激中获得的直接经验所致，因而是习得的。他们曾观察一个婴儿，小白鼠没有引起该婴儿的任何恐惧反应，但将小白鼠与该婴儿恐惧的巨声同时呈现以后，原先不能引起婴儿恐惧反应的小白鼠会使该婴儿出现恐惧反应，而且这种反射建立起来的恐惧反应可以泛化，使这个婴儿害怕所有白色的东西。

（2）恐惧是一种共鸣。班杜拉提出，儿童的恐惧反应也可以由共鸣性的方式学习而得到。当儿童看到父母或者家庭其他成员对某种外界刺激或情境表现出过度的恐惧和做出回避反应时，即可通过共鸣性的学习对同样的刺激也表现出恐惧情绪。是大人的言行吓着了孩子，使他们学会了"怕"。

（3）恐惧是受恐吓的结果。有些大人为了镇住孩子，让不听话的孩子就范，常使用恐吓的办法，如使用大灰狼、老妖婆等形象恐吓孩子。小孩子年幼无知，还分不清真假、虚实，他们相信了大人信口胡编的谎话，恐惧就像个幽灵，会躲在孩子的潜意识里，使他们常常无惊自扰。

2. 防治方法

（1）禁止采用恐吓、威胁的方法教育幼儿，禁止幼儿看恐怖的影视、书刊、图片。

（2）鼓励幼儿投身于恐惧的情境中，学会如何应付而不是消极回避。当幼儿的恐惧对象出现时，成人可把幼儿抱在怀里，满足幼儿的即刻需求，在事情结束后，可以采用各种方式让幼儿认识恐惧对象：如幼儿怕黑暗，可以把幼儿抱到黑暗的房间转转；幼儿怕打雷，就在电闪雷鸣时给幼儿讲述雷公公的故事等。

（3）鼓励幼儿多参加集体活动和游戏，培养其不畏困难、勇敢坚强的意志，克服种种恐惧心理。

（二）屏气发作

屏气发作又称呼吸暂停症，是一种呼吸系统的神经症，在3岁以下幼儿中比较多见，最多见于2～3岁婴幼儿，6个月前及6岁后少见。该症的主要特点是婴幼儿在情绪急剧变化时出现呼吸暂停的现象。当幼儿疼痛、发怒、恐惧或遇到不合意之事时，情绪剧变，发生哭叫，随即发生呼吸暂停（过度换气后出现屏气、呼吸暂停、心脏停搏）。轻者呼吸暂停半分钟到1分钟，面色发白，口唇青紫；重者呼吸暂停2～3分钟，全身强直，明显发绀，意识丧失，全身抽搐，其后肌肉松弛，恢复正常呼吸，大多神志转清，也有立即入睡者。发作次数不定，少则数月1次，多则每天4～5次，随着年龄的增长发作次数相应减少，常于6岁后停止发作。

1. 原因

由于某种心理诱因的触发所致，如恐惧、发怒、疼痛或受到挫折等，是机体缺铁所致。

2. 防治方法

（1）尽量消除引起小儿精神紧张和冲突的各种因素。家长要注意亲子关系和儿童早期生活的环境，尽可能解除或减轻儿童的心理紧张和矛盾冲突，避免可能触发屏气发作的各种因素。

（2）坚持正确的家庭教育原则，不要溺爱孩子，也不宜简单粗暴，应耐心地说服教育，尽可能减少冲突，努力营造温暖可亲的家庭氛围。家长千万不要因为孩子有这样的症状而过度将其保护起来，认为他不能受任何刺激，对他百依百顺；而是要进行正确的引导，既要让孩子感受到家庭的温暖，又要对他有严格的要求，使孩子学会耐受挫折、克服困难，逐渐减少发作次数。

（3）对于因缺铁性贫血所致的发作，则应在医生的指导下补充铁剂，纠正贫血，同时注意合理的膳食，多吃一些富含铁质的食物。

（4）对正在发作的孩子，家长要镇静，立即松开孩子的衣领、裤带，使其侧卧，轻轻扶着孩子。等孩子恢复正常后，可以用给他讲故事、带他玩等方法转移他的紧张情绪。必要时还可选用苯巴比妥类镇静剂以减少屏气发作的发生，防止因脑部缺氧而产生的损害。

拓展资源
"发脾气的孩子怎么了？"

（三）暴怒发作

当幼儿的某些要求得不到满足，愿望与环境冲突时就会发生剧烈的情绪变化，如大哭大闹、大声尖叫、满地打滚、乱扔东西、用头撞墙、撕东西、扯自己的头发或衣服以及其他发泄不愉快情绪的行为。幼儿在暴怒发作时，他人常无法劝止他的这一行为。除非要求得以满足，或无人理睬，幼儿才会停止下来。

案例导入

周末，妈妈带着4岁的鹏鹏来逛超市，鹏鹏看到超市里琳琅满目的东西激动得不得了。妈妈推着购物车，他一会儿从货架上拿一个玩偶，一会儿又拿一包彩泥……妈妈看到后，立马沉下脸，开始和鹏鹏讲道理，只让鹏鹏选择一样东西放在购物车里，鹏鹏不愿意，立马大哭起来，妈妈吼了几句，鹏鹏干脆在地上打起滚来。

1. 原因

主要原因是家庭教育不当，家长对孩子过分宠爱，平时百依百顺，所以稍不合意，幼儿就暴怒发作。也有少数原因可能是家庭成员的负面"榜样"造成的，家长或共同生活的亲属中某人粗暴无礼，时常暴怒发作，而其他成员只能俯首听命，婴幼儿辨别是非能力不强，也可能学得脾气暴躁。

2. 防治方法

（1）家庭教育应采用正确方法。不要溺爱和过于迁就幼儿，应让他们从小懂得自己是家庭中的一名普通成员，与大家是平等的，家庭气氛应融洽，处事应公平、民主。在幼儿第一次发作时，家长不要妥协，坚持和其讲道理，绝不迁就幼儿不合理的要求。

（2）从小培养幼儿采用适当的方式合理宣泄消极情绪。让他们从小就懂得一些疏泄心理紧张的方法，并在生活中加以运用，也要帮助他们控制这种行为。

（3）对于少数暴怒发作行为较为严重的儿童，应该给予行为治疗。可采用暂时隔离法，冷处理，但必须确保孩子的安全。例如，当儿童发作时，将其暂时安置在一个单独的房间里，给予短暂的隔离，使他的暴怒发作不引起人的注意，从而使其发作的频率逐步降低。

（4）家长应提高自身修养，注意日常的言行举止，控制自我情绪，为婴幼儿树立良好的榜样。

Note

二　睡眠障碍

（一）夜惊

夜惊是一种睡眠障碍，是指睡眠时所产生的一种短暂性惊恐反应，4～7岁的儿童较为多见，男孩的发生率比较高。幼儿入睡一段时间（15～30分钟）后，在没有受到任何外部刺激的情况下突然从床上坐起，尖叫、哭喊，在床上翻来滚去或跑出房子大声喊叫，两眼瞪得溜圆或紧闭，表现出十分惊恐的样子，并伴有心跳加快、呼吸急促、全身出汗等症状。这时如果叫幼儿，通常难以将其唤醒，幼儿对于他人的安抚、拥抱等不予理会。发作可持续数分钟，然后又自行入睡，醒后完全遗忘。发作次数不定，可隔几天发作一次，也可一夜发作多次。

> **案例导入**
>
> 　　5岁的阳阳和爸爸最要好，也特别黏他。听到爸爸要出差的消息，阳阳很不开心，担心自己没人陪，哀求爸爸不要离开家。爸爸出差后，阳阳吃不好睡不好，情绪烦躁，紧张不安，连玩游戏也没心思，还多次在梦中叫喊："爸爸……"一周后，爸爸平安回家，虽然阳阳的脸上又重新露出了微笑，但他对爸爸说："你要答应我，以后再也不要出差了。"

1. 原因

（1）心理因素：夜惊主要由心理因素引起，如家庭不和、与父母分离、亲人伤亡、父母吵架或离异、目睹了悲惨的意外事故、受到成人的严厉责备或惩罚、生活中有剧烈矛盾、睡前看了惊险恐怖的电视或听了一些情节较紧张的故事等，都会在夜间睡眠时使大脑的某个部位处于兴奋状态，再现不安和可怕的场面，导致夜惊的发生。

（2）环境因素：卧室温度过高或空气污浊；睡眠时将手压在胸口；晚餐过饱。

（3）生理因素：鼻咽部疾病致使呼吸不畅，患肠道寄生虫病会使小儿的睡眠受到干扰。

2. 防治方法

对于夜惊的幼儿，主要从解除产生夜惊的心理诱因和改变不良环境因素入手。随着年龄的增长，大多数幼儿的夜惊会自行消失。

（1）避免睡前过度兴奋或恐惧。对于那些好奇又比较胆怯的孩子，应尽量避免强烈的刺激，应亲切耐心地对待孩子，稳定孩子的情绪。

（2）改变不良环境，培养良好的生活习惯。白天不要让孩子过于疲劳和紧张，睡前别让孩子吃得过饱，注意睡姿，尽量不要仰卧，更忌把手压在胸口。

（3）预防和治疗躯体疾病。

（4）父母在孩子夜间发作时，要防止发生意外事故。在孩子发作后，帮助孩子重新入睡即可，一般无须特殊处理。

Note

（二）梦魇

梦魇是指以做噩梦为主要表现的一种睡眠障碍。幼儿在做噩梦时，伴有呼吸困难，心跳加剧，自觉全身不能动弹，以致从梦中惊醒、哭闹。醒后仍有明显的情绪失常，如紧张、害怕、出冷汗、面色苍白等，对梦境有片段记忆。惊醒后不久，可完全摆脱对梦境的恐惧情绪，又能安然入睡。

案例导入

> 某5岁幼儿入睡不久，突然哭着喊："不要打我，不要打我！"表情很惊恐，满头大汗，妈妈抱着他，他慢慢地又入睡了。醒来后，妈妈问他，他说只记得自己大喊，别的不记得了。

1. 原因

（1）精神紧张、焦虑不安，如遭受挫折，受到惊吓，睡前看了较紧张、恐怖的电视。有的幼儿在发生梦魇以前有尚未解决的内心矛盾冲突及由此引起的不愉快情绪。

（2）躯体患有疾病，如上呼吸道感染导致睡眠时呼吸不畅或肠道寄生虫病。

（3）不良的睡眠或饮食习惯，如睡时胸口受压或入睡前吃大量食物等。

2. 防治方法

（1）消除内心矛盾冲突，缓解情绪紧张。

（2）及时治疗躯体疾病。

（3）培养幼儿良好的生活习惯，使幼儿生活有规律。

三 遗尿症

案例导入

> 某幼儿园大班教师在教育随笔里记录了这样一件事：今天中午吃饭时我发现博文的桌子下边有水，就问："博文，你的桌子下边怎么有水呢？"博文看了看我并没有说话，我又说："是不是汤洒了？""是！"博文很爽快地回答。我走过去看到博文的裤子也湿了，急忙说："不要紧，现在你先吃饭，等吃完了饭老师帮你收拾。"博文很高兴地坐下继续吃饭。午睡的时候我去给博文换裤子，摸到里面的秋裤也湿了，我明白博文不是洒汤了，而是尿裤子了，我又问了博文一遍，博文的回答还是汤洒了。看到博文那认真的样子，我说："博文，你可以小声在我耳边说实话。"博文很高兴地趴在我耳边说："老师，我尿裤子了。"我也凑在他的耳边说："不要紧，以后记住有尿去厕所。"

Note

遗尿症属于儿童行为障碍中的排泄障碍。正常儿童3岁以后就能自觉地控制排尿，并在入睡后因膀胱充盈而醒来，仅偶尔失去控制而遗尿。多数幼儿随着年龄的增长，大脑皮质控制排尿的机制形成，遗尿症状逐渐减少。但仍有5岁以上的儿童，不能控制排尿，经常夜间尿床，白天尿裤子。儿童中遗尿的发生率一般为4％～17％，5～6岁发生率最高，11岁以后很少见，但也有延续至成年的。男孩出现遗尿的现象比女孩多1倍。

（一）原因

遗尿症主要有两类：器质性遗尿症和功能性遗尿症。器质性遗尿症是因躯体疾病引起的遗尿症。膀胱炎（因尿频、尿急而遗尿）、蛲虫病（雌虫夜间产卵，刺激外阴，可使小儿遗尿）、糖尿病（多饮、多尿可致遗尿）或大脑发育不全都可引起幼儿不能控制排尿。功能性遗尿症是已排除了各种躯体疾病的遗尿症，主要由于大脑皮质功能失调所致，诱因多为精神方面的障碍。比如，突然受惊吓、骤然改换环境（如与母亲突然分离、入托入园、搬迁、生病住院）、意外事故、父母离异或死亡、失去父母照顾等；因白天过累，夜间睡眠过深，不易唤醒；或醒后有较长一段时间意识蒙眬等。另外，家庭教养不当，没有养成良好的排尿习惯，也可导致遗尿。

（二）防治方法

（1）消除引起幼儿精神紧张不安的各种因素。一旦发生遗尿，不要耻笑、嫌弃、责骂或体罚患儿，要以温和、亲切、耐心的态度对待，帮助患儿树立克服遗尿的信心。当遗尿减少时给予鼓励。

（2）建立合理的作息制度，养成良好的生活习惯。如按时睡觉，白天避免过度紧张和疲劳，晚间适当控制饮水量，夜间定时唤醒幼儿排尿。

（3）加强幼儿自觉排尿的训练。

（4）配合药物或针灸治疗。

四 多动症（ADHD)

案例导入

某实习老师发现，班上4岁幼儿小宝的行为与其他幼儿有所不同，他没有朋友，常常脱离班级一个人活动。最明显的是他极其好动，上课从不会集中精力，最多两三分钟注意力就会转移，容易受身边的事物影响，窗外的脚步声就能转移他的注意力。而且他好奇心强，自控能力差，并常伴有某种习惯性小动作，如咬指甲、吸手指、抠鼻子等，做事常常半途而废，有头无尾。他还有点口吃，与老师和小朋友语言交流有障碍。

多动症是多动综合征的简称，是一类以注意障碍为最突出表现，以多动为主要特征的儿童行为问题，故也称为注意缺陷多动障碍。该症以注意力涣散、活动过度、情绪冲动和学习困难为特

Note

征，属于破坏性行为障碍，在儿童行为问题中颇为常见。多动症一般在幼儿3岁左右就会起病，通常男孩多于女孩。在婴幼儿时期表现为易兴奋、多哭闹、睡眠差、喂食困难，难以养成定时大小便的习惯，气质难养育类型居多。多动症的核心症状是注意缺陷，其结果是不能有效地学习。多动症儿童的智力水平大都正常，注意缺陷和多动的直接后果是不能有效地输入信息，从而导致学习失败。

（一）原因

多动症产生的原因和机制很复杂，一般认为，它是由多种因素共同作用的结果。

（1）遗传因素。多动症患儿的父母、同胞和亲属中同患率较高，约40％在其童年也患有此病。同卵双生儿中多动症的发病率较异卵双生儿明显增高，多动症同胞比半同胞（同母异父、同父异母）的患病率高，而且高于一般幼儿，上述几点均提示遗传因素与多动症关系密切。

（2）脑组织器质性损害。大约85％的患儿是由额叶或尾状核功能障碍所致，包括母亲孕期疾病（如高血压、肾炎、贫血、低热、先兆流产、感冒等）、分娩过程异常（如早产、钳产、剖宫产、窒息、颅内出血等）。

（3）铅中毒或食品添加剂。儿童经常接触塑料玩具、油漆、汽油等物品，导致低铅量摄入，可能是多动症的原因。另外，多种食品添加剂，如食用色素、防腐剂、某些调味品及一些饮料、糖果、香肠中的成分等，也被怀疑可导致多动症。

（4）心理社会因素。家庭和社会等因素会对该症的发展和结局产生影响。有资料表明，儿童发生多动症与其父母责任角色不当和养育方式失误有关。早期母爱剥夺和育婴院养育的幼儿出现坐立不安、注意力易分散和遭受他人排斥者较多见。早期情感剥夺的儿童出现活动过度和注意力不集中，但若为家庭所领养，症状会有所改善。儿童的控制行为主要从父母的交互中模仿习得，若父母自身有精神或行为问题将影响儿童的行为控制。研究还发现，有关家庭的社会经济地位对多动症的影响不一，但父母或教师对儿童缺乏理解，甚至经常采取粗暴的方式处置，将会严重影响儿童行为和情绪的发展，导致注意力集中困难和多动症的发生，甚至产生反社会行为。

拓展资源
"如何区分好动与多动？"

（二）防治方法

对于幼儿，治疗多动症一般不宜使用药物。

（1）调整家庭环境，改变不正确的教育方式。恰当的教育，可减轻患儿的精神压力，是重要措施之一。对患儿苛刻要求会加重其行为问题的产生，把儿童活动控制在不太过分的范围内就可以了。要多鼓励、多表扬，不断增强其自尊心和自信心，千万不能歧视他们。对患儿进行教育，要改善方式，循循善诱，切忌粗暴批评、讽刺打骂等损害儿童自尊心的不良做法。

（2）严格作息制度，增加文体活动。帮助儿童按照一定的规律生活，鼓励他们多参加小组或集体活动，引导他们遵守一定的行为规范，加强其动作的练习。

（3）行为治疗和饮食治疗。行为治疗主要是训练儿童进行合适的认知活动，改善注意力，克服分心；并通过特定训练程序，减少儿童过多活动并纠正其不良行为；培养儿童的自我控制能力。饮食治疗是在食物中尽量避免用某些人工色素、调味品、防腐剂和水杨酸盐等。

五　口吃

口吃是指说话的时候不自主地在字音或字句上，表现出不正确的停顿、延长和重复现象。它是一种常见的语言节奏障碍。口吃并非生理上的缺陷或发音器官的疾病，而是与心理状态有着密切关系的言语障碍。

幼儿口吃以连发性口吃较多，发音之际，在某个字音上要重复多遍才能继续说下去。由于呼吸和发音器官肌肉的紧张性痉挛，而妨碍这些器官的正常运动，说话时唇舌不能随意活动。为摆脱发音困难，常有跺脚、摇头、挤眼、歪嘴等动作。

（一）原因

（1）精神受刺激。如见到某种动物、听了可怕的故事、看了可怕的影片等，致使情绪不安，易导致口吃。家庭不和睦，父母离异；家长态度粗暴，严厉地体罚、辱骂孩子，使孩子经常处于紧张不安的心理状态下，易导致口吃。进入陌生环境（转学、迁居、寄养），久久不能适应，也易导致幼儿口吃。

（2）模仿。大部分口吃患者是幼时学别人口吃所致。小孩对别人口吃觉得好奇，看到口吃者滑稽可笑的样子而加以模仿，从模仿口吃变成真口吃。

（3）成人教育上的失误。两三岁的孩子，正处于学习口头语言的阶段，词汇逐渐丰富，说话时可能为了选择词汇，不能迅速组句，因而会表出重复或延长某一个字或语言不连贯、不流畅的现象。这在儿童语言发展的过程中属于正常现象，是一种发育性的口吃90％的儿童口吃是因发育迟缓而发生的，而不是真正的口吃。随着年龄的增长，这种口吃现象会逐渐消失。如果家长或周围的人不能正确对待这一现象，在小孩学讲话的时候，操之过急，做过多的矫正，或采取恐吓、威逼的手段逼迫儿童学话、矫正发音，使儿童紧张、慌乱、无所适从，从而导致口吃。

（4）躯体疾病。一些严重的躯体疾病，如百日咳、流感、麻疹或脑部受到创伤都可能会造成大脑皮质功能减退而引起口吃。

（二）防治方法

（1）正确对待幼儿说话时不流畅的现象。幼儿说话时发生口吃，周围的人应采取无所谓的态度，不加批评，不必提醒"你结巴了"。不让幼儿因说话不流畅而感到紧张和不安。

（2）消除环境中可致幼儿精神过度紧张不安的各种因素。家庭和睦、教育方法合理、生活有规律，都可使幼儿的口吃成为一时性的现象。

Note

（3）成人用平静、柔和的语气和幼儿说话，使他也仿效这种从容的语调，放慢速度，呼吸平稳，全身放松。

（4）多让幼儿练习朗诵、唱歌。对于年龄较大的幼儿，可以教他们慢慢地、有节奏地说话、朗读。

六　说谎

幼儿到了三四岁以后，一般都有说谎的行为。说谎可分为无意说谎和有意说谎两类。

案例导入

儿子今年 3 岁 5 个月了，他不爱吃豆子，今天中午幼儿园午餐又吃豆子。老师过来的时候，发现垃圾盘子里有一些豆子。老师问："这些豆子是谁放的呀？"孩子们都说不知道。过了一会儿，另一个孩子说："老师，它们被施了魔法自己跑到盘子里去了。"老师问："是从谁的盘子里出去的呢？"儿子回答："是从我的盘子里。"老师说："你儿子太有意思了。"可是我很疑惑，这孩子怎么不承认错误呢？他是在说谎吗？

无意说谎是幼儿由于认知发展水平低，在思维、记忆想象、判断等方面出现与事实不相符的情况，而造成了说谎。比如，他们常常把想象中的事物当作现实中存在的事实；把渴望得到的玩具当成已经得到了，然后去告诉别的小朋友，于是就出现了"牛皮吹破天""睁着眼睛说瞎话"的现象。这种"谎言"不是儿童有意编造的，而是由于他们心理发展水平的限制而产生的。随着儿童年龄的增长、认知水平的提高以及接受良好的教育，无意说谎会逐渐减少。

案例导入

有个幼儿在老师指导大家剪五星的过程中，留下一颗红五星放进口袋里，回家后向妈妈夸耀："妈妈，我今天得了一颗小红星。"妈妈说："得了小红星不应该贴在《好孩子》专栏里吗？"这孩子又说："老师叫我拿回来让爸爸妈妈看的。"

有些幼儿由于各种原因，经常故意编造谎言，这就是有意说谎。第一，有些幼儿做错了事怕受到训斥、打骂，于是编造谎言，以掩盖自己的过失，这时说谎成了幼儿免遭惩罚的自卫手段。成人对幼儿过分严厉，不问清事由就加以恐吓、责骂甚至施以体罚，常使幼儿产生这种问题。第二，由于自卑想对别人进行报复，为了引起他人的注意，或者为了满足自己的虚荣心，有时也会说谎。例如，为了对他人的攻击性行为进行报复而谎报情由。

防治方法

（1）教育幼儿诚实做人。预防和纠正说谎行为的关键在于教育。教师和家长要让幼儿懂得从小就要说老实话，做老实事，用诚实的行为规范要求自己。让他们懂得不说谎的人才能心里平静，精神愉快，还要让他们明白说谎的严重后果。

（2）营造和谐、融洽的环境气氛。要让幼儿从小就生活在和谐、融洽的环境之中，家庭和幼儿园集体成员之间应彼此相互信任，即使在幼儿犯了错误的情况下，也要尽量避免训斥、责骂，要多给予热情的帮助，给予其改正错误的机会。在这种和睦、协调、充满信任的生活环境里，幼儿就会自然地吐露真情，无须掩饰、隐瞒和欺骗。

（3）成人言传身教。在儿童面前，成人应该实事求是，不能弄虚作假，要真诚地对待孩子。这对幼儿诚实行为的形成能起到潜移默化的作用。

（4）及时揭穿儿童的谎言，不让其得逞。发现儿童有意说谎，要进行认真的调查和分析，用事实真相来点穿谎言，让孩子懂得说谎是要受批评的，从一开始就制止孩子说谎的行为。

微课视频
"品行障碍——说谎和攻击性行为"

七 攻击性行为

攻击性行为也称侵犯行为，是指个体有意伤害他人身体与精神，且不为社会规范所许可的行为，是幼儿最为常见的一种品行障碍。主要表现在三个方面：一是侵犯他人身体，踢、打、抓、咬他人；二是毁坏物品，撕、扔、踩东西；三是言语攻击，如通过讥笑、讽刺、诽谤、谩骂等方式对他人进行欺侮。

（一）原因

（1）疏泄情绪，保护自己。当幼儿受到挫折时，由于缺乏自我调节的能力或社会交往的经验，为了解除心理的紧张或维护自尊，便采取攻击他人的行为来疏泄自己的情绪或保护自己。

案例导入

皮皮活泼聪明，反应灵敏，可有些时候控制不住自己的行为：玩积木的时候要挑选自己喜欢的，站队的时候自己要当第一，游戏时要别人听他的指挥，要不他就在别人游戏时横冲直撞去捣乱，经常有小朋友来告他的状。有一次进行语言活动《说说我的好朋友》时，他站起来很得意地说："圆圆是我的好朋友，帅帅是我的好朋友，飞飞是我的好朋友……都是我的好朋友！"没想到飞飞立即站起来反对："不是，我不做他的好朋友。"理由是皮皮经常在喝水时朝飞飞和其他小朋友身上吐水。接着又有几个孩子也声明自己不做皮皮的好朋友，有的说他抢积木，有的说他抢玩具，有的说他打小朋友……让他很尴尬。

Note

（2）观察模仿的结果。行为主义心理学家认为攻击性行为是一种社会学习性行为，是通过观察别人的攻击行为模式而学习到的，并由于这类行为所造成的后果而得以维持。儿童好模仿，如果在他生活的环境中经常有攻击性行为出现，或所看的电视中常有暴力行为镜头，他就会去模仿、学习。

（3）家教不当。家长溺爱，造成儿童任性、霸道；家长怕孩子吃亏，告诫幼儿"别人要是打你，你就打他"，这种错误的引导会使幼儿从"以牙还牙"，逐渐发展到欺负弱小；家长经常用体罚的方法对待儿童，对幼儿起到了不良的示范作用。

（二）防治方法

（1）改变不当的家教方式。对幼儿进行正确的引导和教育，不能简单和粗暴地对待孩子，要为孩子提供一个温暖、宁静、祥和的生活环境。

（2）园所要调整好班级中的人际关系，帮助幼儿学习如何与他人相处，如何调整自己的情绪，如何对待挫折等。

（3）干预幼儿的侵犯事实。在儿童攻击性行为发生后，教师和家长应该进行干预，使他们意识到侵犯行为是不能被接受的，懂得什么行为是错误的，应该遵守哪些行为规则。

（4）采取相应的心理治疗。示范法——可以将儿童置于无攻击性行为的楷模之中，或者让儿童观察其他儿童的攻击性行为如何受到禁止或惩罚，可减少其攻击性行为。消退法——对儿童的攻击性行为采取不予理睬的方式，而对合作性行为给予表扬和奖励，也可以减少攻击性行为的发生。

八 咬指甲

儿童经常不由自主地咬去长出的指甲，还咬指甲周围的表皮，甚至吃掉指甲，严重的会将十个手指指甲咬得很短，甚至会把甲床咬出血来。有的儿童不仅咬指甲，还咬手上各小关节侧的皮肤、衣袖、领子以及其他各种物品。有些儿童还伴有多动、睡眠不安、吮吸手指、挖鼻孔等多种行为问题。在情绪不安时，咬指甲的行为表现更为突出。这种行为在3～6岁幼儿中比较常见。随着年龄的增长，这种症状可自愈。但少数人养成顽固习癖，终生难改。

案例导入

女儿快5岁了，可我发现她的手指甲基本不用剪，都被她用牙齿给咬掉了，而且似乎已经养成了习惯。有朋友怀疑说是不是缺锌，为此我带她去儿童医院做了微量元素检测，结果显示不缺锌，因此可以排除身体的原因。那么这是为什么呢？孩子行为的背后有什么原因呢？我需要怎么做呢？孩子经常咬手指甲很不卫生，导致现在一颗小门牙都有点歪了，很不美观。而且，长期这样会不会造成心理问题呢？

（一）原因

（1）咬指甲的行为，主要与儿童紧张的心理状态有关。如家庭不和、父母或教师管教太严、不愿去幼儿园等，在强烈的心理压力或高度焦虑的情况下，孩子就会以咬指甲的方式来缓解心理紧张。

（2）有的儿童咬指甲行为是孩提时代对父母或同伴咬指甲行为的模仿，一旦获得了快感，就会形成顽固性习惯。

（二）防治方法

（1）消除引起心理紧张的各种因素。如父母和教师不要过于严厉、作业难度不宜过大等，要使幼儿生活有规律。

（2）引导儿童参与各种游戏活动，使其摆脱紧张情绪，轻松愉快地生活和活动，冲淡咬指甲的欲望。

（3）培养幼儿良好的卫生习惯，如勤剪指甲等。

（4）对于较严重的患儿，可采取行为治疗的方法进行矫正。

◇ 项目小结

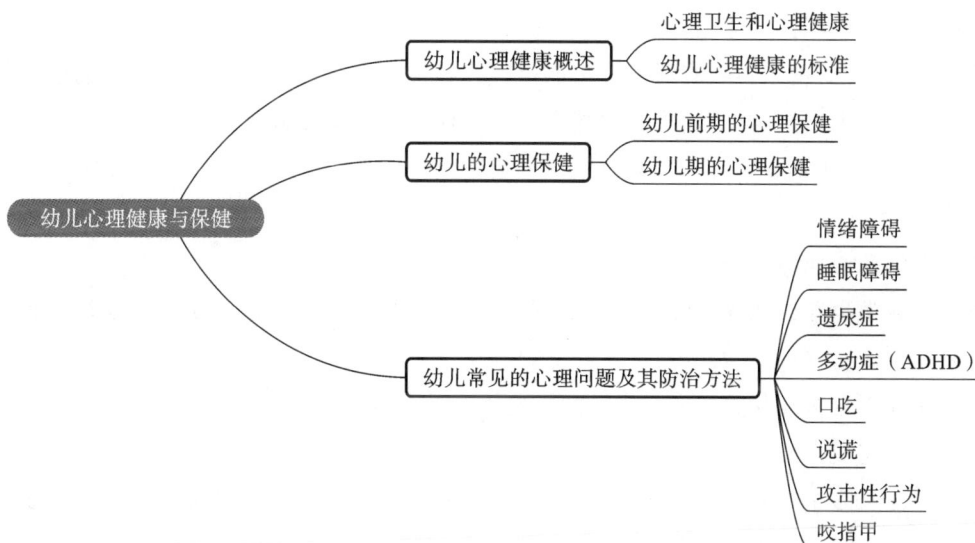

思考与练习

1. 小明搭房子时缺一块长条积木，他发现苗苗手里有一块，就直接过去抢。小明的这种行为属于（　　）。（选自 2021 年上半年教师资格证真题）

A. 工具性攻击　　　B. 言语性攻击　　　C. 生理性攻击　　　D. 敌意性攻击

Note

2. 幼儿对同伴说："我看到一条像牛那样大的狗。" 幼儿的这种 "说谎" 属于(   )。

A. 夸耀式的说谎　　　　　　　　　　B. 分不清事实与想象的说谎

C. 掩盖式的说谎　　　　　　　　　　D. 模仿式的说谎

3. 衡量幼儿心理健康的标准有哪些？

4. 常见的幼儿心理问题有哪些？ 如何防治？

5. 月月 6 岁了， 每次跟着爸爸妈妈上街， 只要看到自己喜欢的玩具， 就缠着爸爸妈妈给她买， 爸爸妈妈不同意， 她就躺在地上打滚， 家里人拿她没辙， 就只好答应了。 请分析月月的行为表现。

实践与实训

实训一： 幼儿心理问题分析 （一）

目的： 运用所学幼儿常见心理问题，学会思考并分析相关案例。

要求： 能独立分析提供的案例文本或能对日常生活中观察到的幼儿相关心理问题实例等进行分析并给予家长可行性建议。

形式： 独立完成。

案例文本：佳佳，男，5 岁。说话时情绪紧张、激动、心跳加快、呼吸急促，字、词、句表述得极不连贯，不该停顿的地方，有时一个字能停顿几秒钟，重复好几遍，一个字能拖很长的音，才过渡到下一个字或词，并经常不由自主地伴有手势、体态、表情等多余动作。

分析：佳佳的表现属于哪种行为问题？该如何帮助他？

实训二： 幼儿心理问题分析 （二）

目的： 引导学生养成观察、思考并分析现实生活中幼儿心理问题的习惯，培养职前教育意识与情怀。

要求： 能独立分析幼儿的说谎行为，能正确引导幼儿的行为。

形式： 独立完成。

案例文本 1：4 岁的小松喜欢无中生有，常跟小朋友说："我昨天坐着飞机去了奶奶家，飞机飞得可高了，呼的一下，就落到奶奶家的院子里。"

案例文本 2：5 岁的小强打坏了桌子上的花瓶，当妈妈责备他的时候，他却说："不是我干的，是小猫干的。"妈妈很生气，认为这么小的孩子就知道撒谎，将来怎么办，于是打了小强。

分析：以上两个孩子的表现属于同一种说谎类型吗？为什么？

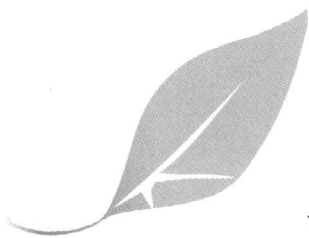

项目四 幼儿营养与膳食

◇**学习目标**

1. 了解幼儿生长发育所需要的能量和六大营养素。
2. 熟悉幼儿膳食的特点及配置原则。
3. 熟悉托幼机构的膳食制度与膳食卫生。
4. 掌握培养幼儿良好饮食习惯的方法。

◇**情境导入**

　　某幼儿园常规体检时，发现有个别幼儿的体重超出了该年龄段正常的体重，也有个别幼儿体重偏轻，个头偏小，营养过剩和营养不良的现象同时存在。现在家长们都很重视幼儿的营养，为什么还会出现这样的情况呢？

任务一 幼儿的营养需求

　　营养是指机体摄取、消化、吸收和利用食物中营养素维持生命活动的整个过程。这一过程是指维持机体正常的生理、生化、免疫功能以及生长发育、新陈代谢等生命活动。营养能保证幼儿正常的生长发育和身体健康，幼儿正处于生长发育极为旺盛的时期，合理的营养尤为重要。营养素是指食物中所含的能够维持生命和健康并促进机体生长发育的化学物质（或称营养成分）。营养素是机体生长发育的物质基础，与成人不同的是，儿童除需要营养素维持生命和一切生理活动以及修补组织损耗外，还要保证其生长发育之需。生长越迅速，所需的营养素也相对越多。

　　目前已知的必需营养素有40多种，概括为六大类：蛋白质、脂肪、碳水化合物（糖类）、无机盐（矿物质）、维生素和水。其中蛋白质、脂肪、碳水化合物均可在体内分解产生热量，供给机体能量，称为三大产能营养素。

Note

微课视频
"营养素与能量"

一 能量

能量是人体进行生理活动和生活活动所需要的动力来源。人体必须有热量才能工作和生活，儿童需要热量才能不断地生长发育，体内细胞、器官的生理活动，也需要热量才能推动。

（一）能量单位

能量有多种形式和不同的表示方式。机体所摄入和消耗的能量，通常用热量单位卡（cal）或千卡（kcal）表示，营养学上常用千卡作为能量的单位。目前，国际上采用千焦耳（KJ）或兆焦耳（MJ）作为能量单位。

（二）幼儿能量的消耗

蛋白质、脂肪、碳水化合物氧化后产生的热量都到哪里去了呢？人体能量的消耗主要用于基础代谢、体力活动、摄食等方面。而对于正在生长发育中的幼儿，还要增加生长发育所需的能量。幼儿对能量的需要包括以下几个方面。

1. 基础代谢

人体无论从事何种活动都需要消耗能量，即使在安静状态下，人体各器官组织在完成其生理功能时也需要能量。基础代谢是指机体在清醒、安静、空腹（一般进食后 12 小时）情况下，气温为 18～25 ℃的适宜环境中，维持基本生命活动所需的能量。幼儿由于体表面积相对较大，热量散失较多，机体组织生长旺盛，从而参与新陈代谢的组织占有较大的比例，因此，儿童年龄越小，基础代谢率就越高。婴儿期每日每千克体重约需热量 55 kcal，7 岁时约需 44 kcal，12 岁以后至成年约需 30 kcal。由此可见，基础代谢率是随体表面积的增加而逐渐减少的。

2. 食物特殊动力作用

食物特殊动力作用也称为食物的热效应，是指由于摄取食物而引起机体能量代谢的额外增高。食物特殊动力作用所引起的能量额外消耗为 150～200 kcal。食物的热效应随食物的不同而不同，摄入蛋白质食物增加的热能消耗最多，可增加热能消耗的 20％～30％，碳水化合物增加 5％～6％，脂肪增加 4％～5％。对婴儿来说，其摄入的食物相对较多，蛋白质需要量也较高，故食物特殊动力作用较高，占总热量的 7％～8％，而对采用混合膳食的儿童来说则为 5％左右。此外，食物的热效应与进食量和进食速度也有关。吃得越多，热消耗越多；吃得快比吃得慢者食物热效应高。

3. 活动消耗

不同的儿童活动消耗的热量差异较大，好哭、多动的儿童比同龄安静型的儿童热量的消耗要高出 3～4 倍。不同年龄的儿童活动消耗的热量差异也比较大。婴儿不能下地行走，活动所需能量较少，每日需 15～20 kcal/kg。随着年龄的增长，儿童的活动量、活动时间以及活动的复杂程度增加，活动消耗的能量也相应增加，到 12～13 岁时，每天可达 30 kcal/kg 热量。

4．生长发育所需

儿童处于不断地生长发育的过程中，身高、体重的不断增长，各组织器官的增大及功能的成熟都需要消耗能量。因此，这部分能量所需是儿童所特有的。机体每增加 1 g 体重约需能量 5 kcal，每增加 1 g 蛋白质约需能量 6 kcal，每增加 1 g 脂肪约需能量 12 kcal。生长发育所需的热量与儿童的生长速度成正比，生长速度越快，所需的热能越多。婴儿期生长发育速度快，消耗能量也多，所需热量占总能量的 25%～30%；6 个月以内的婴儿，每日生长所需能量可高达 40～50 kcal/kg；6 个月到 1 岁，需 15～20 kcal/kg；1 岁以后逐渐减少，约为 5 kcal/kg；青春期生长加速，能量消耗也增多。生长发育期内如果能量供应不足，生长就会停滞，而能量供应较多时，生长则会加速。

5．排泄损失

食物中所含的营养成分，不可能百分之百地被消化和吸收，总有一部分未被吸收的营养物质（产热营养素及其代谢产物）会通过粪便被排出体外。排泄掉的这部分能量，不是能量的消耗，而是能量的浪费。幼儿粪便排出的热能所占的比重比成人要多一些，但也不会超过全天热量总摄入量的 10%。婴儿每天排泄损失为 8～11 kcal/kg，腹泻时此项能量丢失增加。

二　产能营养素

微课视频
"产能营养素"

（一）蛋白质

蛋白质（protein）是生命的物质基础，没有蛋白质就没有生命。蛋白质是由许多氨基酸组成的，迄今为止，被人类认识的氨基酸有 20 多种。氨基酸是组成蛋白质的基本单位。氨基酸在营养学上可分为必需氨基酸和非必需氨基酸。必需氨基酸是指人体内不能合成（或合成速度缓慢，合成量远不能满足机体需要），必须由食物供给的氨基酸。主要有赖氨酸、色氨酸、蛋氨酸、苯丙氨酸、亮氨酸、异亮氨酸、苏氨酸、缬氨酸 8 种。必需氨基酸供应不足时，人体不能合成新生和修补机体组织所需的蛋白质，从而导致蛋白质营养不良。非必需氨基酸是指能在人体内自行合成或由别的氨基酸转化而成的氨基酸。人体自身能合成 10 多种氨基酸，如丙氨酸、谷氨酸、丝氨酸等。

拓展资源
"孩子过量吃蛋和肉不利于发育"

Note

1. 蛋白质的生理功能

1) 合成和修补机体组织

蛋白质是一切生命的物质基础，是机体细胞的重要组成部分，是人体组织更新和修补的主要原料。人体的每个组织如皮肤、肌肉、骨骼、内脏、大脑、血液、神经、毛发等都是由蛋白质组成的。没有蛋白质就无法形成新的组织、细胞和体液。蛋白质在人体内的含量仅次于水，约占成人体重的18%。尤其是婴幼儿正处于生长发育的旺盛时期，身体在不断地增加新的细胞和组织，如脑细胞的增生分化、骨骼的生长等。这些都需要保证蛋白质的摄入量，否则将影响其正常的生长发育和健康。

2) 调节生理功能

蛋白质是构成抗体、酶、激素、血红蛋白等物质的基本原料，这些物质都在参与调节人体的生理功能。例如，抗体参与机体防御功能，酶能催化体内的各种化学反应，使机体新陈代谢可以正常进行；激素可以调节机体物质代谢和生理活动。蛋白质还能促进某些无机盐和维生素的吸收与利用，调节细胞内、外液的渗透压和酸碱平衡。

3) 供给热量

人体每天所需要的热量有10%～14%来源于蛋白质。蛋白质不是热能的主要来源，但当摄入的蛋白质过量或其他产热营养素摄入不足时，体内蛋白质将作为人体热能的主要来源，这样既不经济，也会影响蛋白质的利用。

2. 蛋白质的食物来源

含蛋白质较为丰富的食物包括动物性食物，如乳、蛋、肉、鱼等，含量丰富，品质优良；植物性食物，如豆类、干果类、谷类，其中豆类中蛋白质含量高、质量好，幼儿膳食中应该尽量多选用。动物性蛋白质的营养价值高，并不是说植物性蛋白质就没有价值了，可以利用蛋白质的互补作用来提高植物蛋白质的营养价值。动物性食物含脂肪、胆固醇较高，尤其猪肉中含量更高，吃多了对人体无益。

案例导入

咸蛋的蛋黄为什么会出油？

鲜蛋的成分中有蛋白质、脂肪，这两种成分在鲜蛋中混合成均匀的乳状液。当鲜蛋用盐腌制后，由于盐分侵入蛋内，鲜蛋的蛋白质受盐作用而发生缓慢的变性凝固，将油脂从蛋白质组织中挤出而集合在一起，所以咸蛋煮熟时，蛋中的蛋白质及脂肪已分别存在，因而能见到出油。将鲜蛋直接煮熟时，蛋中的蛋白质和脂肪的乳状液直接凝固变成凝块，油脂来不及析出，仍被分散在蛋白质凝块中，因此不会出油。

Note

3. 幼儿蛋白质的供给量

人体对蛋白质的需要量，因年龄、性别、生理状态、劳动强度和食物蛋白质利用率的不同而不同。幼儿生长发育旺盛，他们不仅需要蛋白质来维持正常的生理功能，而且需要它来增长和构成新的组织，因而需要蛋白质的量较成人多。如果长期蛋白质摄取量不足，就不能满足体内蛋白质更新及生长新组织的需要，会导致生长发育迟缓、体重过轻、肌肉柔弱、贫血和易于感染疾病，甚至影响智力。反之，如果摄取过多，因为蛋白质在体内不能储存，多余的蛋白质则被分解代谢，以含氮废物（还有二氧化碳和水）的形式通过肾脏随尿排出体外。这样不仅造成浪费，而且会增加肝和肾的负担。因此，应根据各年龄段幼儿对蛋白质的需求量来供给适量的膳食蛋白质。

在安排幼儿膳食时，动物性蛋白质和豆类蛋白质不宜少于每日所需蛋白质总量的50％。幼儿膳食中蛋白质所供的热能，应占每日热能总量的12％～15％。

婴幼儿每日膳食中蛋白质的推荐摄入量见表4-1。

表 4-1　婴幼儿每日膳食中蛋白质的推荐摄入量

年龄/岁	蛋白质/（g/kg）	
	男	女
0～1	2～4	2～4
1～2	35	35
2～3	40	40
3～4	45	45
4～5	50	45
5～6	55	50
6～7	55	50
7～8	60～65	60

（二）脂类

脂类是生物体中一大类不溶于水而溶于有机溶剂的有机化合物，或称脂质。人体内的脂类包括脂肪和类脂两大类。

1. 脂类的生理功能

1）构成身体组织

脂类是构成人体组织细胞的重要成分。人体内的脂肪占体重的10％～20％，主要分布在皮下、腹腔、脏器周围及肌肉间隙等处。磷脂、糖脂和胆固醇是构成细胞膜的主要原料，脑及神经组织含有磷脂和糖脂，固醇是体内合成固醇类激素的重要物质。

2）供给和储备能量

脂肪是体内产热量最高的热源，1 g脂肪在体内完全氧化所提供的热量比蛋白质和碳水化合物要高出1倍多。脂肪是人体储存能量的仓库（主要形式），人体从食物中摄取的大部分葡萄糖及脂肪，除消耗外，大多以体脂的形式储存于体内，当机体需要热能（如饥饿）时，就会动用储存的体脂，以保护体内的蛋白质。

Note

3）保温保护作用

储存在皮下的脂肪，能防止体内热量的散失，维持正常体温。内脏器官周围的脂肪，能减少运动造成的摩擦和撞击，起到固定和保护内脏的作用。

4）促进脂溶性维生素的吸收

脂肪不仅与脂溶性维生素共存，还能促进其在肠道的吸收。胡萝卜素和维生素 A、D、E、K 等都是脂溶性维生素，只能在脂肪或脂肪溶剂中溶解。

5）增加食物美味和饱腹感

在烹调时，脂肪可增加食物的色香味，引起食欲。脂肪在胃中停留时间较长（50 g 脂肪需经 4～6小时才能从胃中排空），不易产生饥饿感。

6）提供必需脂肪酸

必需脂肪酸是指人体不能合成，必须由食物供给的不饱和脂肪酸，如亚油酸、亚麻酸和花生四烯酸。

案例导入

营养小贴士：大脑营养不可缺少的 DHA[①]

DHA 是大脑营养必不可少的一种高度不饱和脂肪酸，对大脑细胞特别是脑神经传导和突触的生长、发育有着极为重要的作用。实验证明 DHA 有健脑作用。获取大量的 DHA 唯一的方法是从鱼中提取，因为其他动物性脂肪和植物性脂肪中，DHA 的含量极少，而鱼的脂肪中含有丰富的 DHA，所以获取足够的 DHA 最直接、最简便的方法就是多吃鱼。DHA 含量较为丰富的鱼有沙丁鱼、金枪鱼、鳗鱼、鲨鱼、带鱼等。婴幼儿应经常吃鱼，多摄取 DHA，使大脑中 DHA 值升高，从而活化大脑神经细胞，改善大脑机能，减少疾病。

2. 脂肪的食物来源

各种食物中都含有不同量的脂肪和类脂。膳食中脂肪的主要来源是植物脂肪和动物脂肪两大类。植物性食物：各种植物油、豆类、干果类。植物油中不饱和脂肪酸含量较高，其中还有很多必需脂肪酸，易于消化吸收，消化率一般都在98％以上，营养价值较高。日常膳食中，应尽量食用植物油。动物性食物：乳类、蛋黄、肉类、鱼类及动物油脂，如猪油、牛油、羊油、奶油、肥肉等。动物性油脂含饱和脂肪酸较多，动物脂肪中以乳类及蛋类的脂肪最好，因为它容易消化而且含有维生素 A 及维生素 D。

Note

① 资料来源：谭燕，幼儿教师网。

案例导入

医学营养学家近年来研究发现，常常让孩子吃洋快餐（如三明治、干脆面、方便面、各种油炸食品、冰激凌、奶油和各种高糖饮料等），会影响孩子的大脑和思维发育，而且会使孩子精神涣散，注意力不集中，还会出现焦虑烦躁的情绪。因为情绪不稳定，也常常造成一些孩子好斗。洋快餐里的油炸食品、高糖饮料都是高热量食品，孩子吃了不但会营养失衡，导致发胖，还会影响脑发育。而且影响他们今后对于食物的口味爱好，造成偏食、厌食等，使机体的免疫系统能力降低。

3. 幼儿脂肪的供给量

脂肪摄入过多，会使胃排空时间延长，消化过程缓慢，进而引起消化功能紊乱。饮食中脂肪含量过高，会降低钙、磷的吸收利用，影响骨骼的生长发育。长期脂肪摄入过多，还会使脂肪在体内堆积，导致肥胖。同时，会促成动脉硬化、冠心病等的发生及发展。当然，脂肪摄入过少也不行，长期缺乏会造成体重下降、消瘦，各种脂溶性维生素缺乏症，生长发育迟缓等。因此，脂肪的摄入要适量。幼儿年龄越小需要量越大，第1、2个月可高达6～7 g，6个月降至4 g，3～4岁降至3～3.5 g，6岁以上儿童需要2.5～3 g。

（三）糖类

1. 糖类的组成

糖类是由碳、氢、氧三种元素构成的化合物，又称碳水化合物。根据其分子结构，可分为三类：单糖、双糖和多糖。

案例导入

专家们在研究中发现，幼儿在空腹时吃进去的糖类食品，会改变蛋白质的分子结构，使其成为一种聚糖物质。这种聚糖物质会影响身体对蛋白质的吸收和利用，使蛋白质的营养价值大为降低。而蛋白质是人类活动的最基本物质基础，特别是幼儿，生长发育需要更多的蛋白质。如果经常空腹吃糖，势必会严重影响他们身体对蛋白质的吸收和利用，使生长发育受到很大的阻碍。

1）单糖

单糖主要有葡萄糖、果糖、半乳糖。葡萄糖是构成食物中各种糖类的最基本单位，也是人体血液中主要的糖。果糖多存在于各种水果中，蜂蜜中含量丰富。

2）双糖

双糖包括蔗糖、乳糖和麦芽糖。蔗糖在甘蔗、甜菜和蜂蜜中含量较多。乳糖只存在于人和哺乳动物的乳汁中。麦芽糖是淀粉的分解产物。

3）多糖

多糖主要有淀粉、糖原和膳食纤维。淀粉占膳食糖类的绝大部分，也是人类最重要的糖的来源。在谷类、薯类和豆类中含量丰富。

2. 糖类的生理功能

1）构成机体组织

糖类是构成机体组织的重要物质，并参与细胞的许多生命活动，正常细胞含有 2%～10% 的糖类。糖与蛋白质合成的糖蛋白，是许多激素、酶和抗体的基本成分；糖蛋白中的黏蛋白是构成结缔组织（如软骨、骨、角膜、玻璃体）的重要成分；糖与脂类结合成的糖脂是细胞膜与神经组织的主要成分；核糖和脱氧核糖参与核酸 RNA 和 DNA 的构成，而 RNA 和 DNA 是机体主要的遗传信息载体。

2）提供热能

糖类是人体内主要的供能物质。每克葡萄糖经过氧化后可产生 4 kcal 热量，而且在体内吸收利用快，能迅速地释放和供给热能，氧化的最终产物为二氧化碳和水，对机体无害。食物资源丰富，价格低廉，可以大量食用，所以糖类是人体最主要、最经济的热能来源。我国居民膳食中 60%～70% 的能量来自糖类，远远高于脂肪和蛋白质。血糖是脑和神经组织唯一的能量来源，血糖过低会引起头晕、心慌、全身无力，甚至昏迷、休克、死亡。

3）合成糖原，储存能量

被机体吸收入血的糖叫作血糖。血糖经过血液循环，供给各个器官使用，若有多余，则以肝糖原和肌糖原的形式储存于肝脏和肌肉中。肝糖原的主要作用是维持血糖水平的稳定。一方面，血糖的消耗可以经常从肝糖原中得到补充，如饥饿时血糖降低，肝糖原分解为葡萄糖；另一方面，血糖浓度增高，如饭后吸收了较多的糖，则又在肝脏内合成肝糖原，以储存备用。肌糖原是骨骼肌在紧急情况下的能量需要。

4）节约蛋白质的作用

糖类供给充足，可以减少蛋白质作为热量来源的消耗，以保证充分发挥其特有的生理功能。当糖类缺乏时，就要动用体内蛋白质，甚至器官中的蛋白质，久而久之就会对人体及器官造成损害。

3. 糖类的食物来源

糖类主要来源于谷类（如大米、白面、小米、高粱）和根茎类（如甘薯、土豆、山药、芋头、藕）食物。这两类食物中含有大量的淀粉，在体内可分解成葡萄糖，经氧化释放出能量，因此是主要供给热量的食物。其次是干豆类和乳类食品。乳类是婴儿糖类的主要来源。乳类中含有乳糖，不会刺激胃、肠黏膜，能阻止有害细菌在肠道繁殖，维持肠道健康。母乳中的含量为6.8%，牛奶中的含量为4.9%。蔬菜和水果是纤维素和果胶的主要来源，也可提供少量的果糖。蜂蜜是营养价值较高的食品，除含糖可供热量外，还含有无机盐（如钙、铁、铜等）和维生素，还有多种酶。白糖、红糖等只供应热量，不含其他营养素，吃多了会影响食欲，减少对其他营养成分的摄入，并可促使龋齿的发生。

拓展资源
"谷类食物应如何食用?"

4. 幼儿糖类的供给量

中国营养学会建议,1～6岁学前儿童每日膳食中糖类供给的热量应占总热量的55％～60％。如果婴幼儿膳食中糖类摄入过少,会使体内能量不足,蛋白质合成减少,生长发育缓慢,体重减轻;摄入过多的糖类也不利于人体的健康,许多研究表明,肥胖、糖尿病、血脂异常、龋齿等疾病都与糖类的大量食用有关。

三 非产能营养素

微课视频
"非产能营养素"

(一) 无机盐

人体中的无机盐占体重的4％～5％。人体内的各种元素,除碳、氢、氧、氮主要以有机化合物的形式存在外,其他各种元素统称为无机盐,又称矿物质。含量在0.01％以上（>5 g）的无机盐称为常量元素,有钙、镁、钾、钠、硫、磷、氯7种。这些元素在体内含量较多,需要量也大,每日膳食需要量都在100 mg以上。含量小于0.01％的无机盐称为微量元素,目前已知人体内至少有14种必需微量元素:铁、锌、铜、钴、铬、钼、碘、硒、锰、镍、锡、氟、硅、钒。这些元素需要量都不高,但对维持正常生理功能和促进生长发育都是必不可少的。一旦缺乏,会严重影响儿童的生长发育和健康。

1. 钙

1) 生理功能

钙是人体中含量最多的无机盐,一般成人体内含1200 g,其中99％存在于骨骼和牙齿之中,其余1％存在于体液和软组织中。这两部分的钙呈现动态平衡（溶解和沉积）,使骨骼不断更新。婴幼儿每1～2年更新一次,成人则需10～12年更新一次。维持神经肌肉的兴奋性:神经肌肉的兴奋、神经冲动的传导、心脏搏动等都与血浆中钙离子浓度以及钙、镁、钾、钠离子的平衡有关。如果血浆中的钙离子浓度降低,会使神经肌肉兴奋性增高,出现手足抽搐,心脏搏动增强。参与酶促反应:钙能激活某些酶的活性,参与凝血过程。此外,还可参与细胞间胶质形成、维持体内酸碱平衡等。

Note

2）缺乏症

钙缺乏可引起手足抽搐症，长期缺乏可影响骨骼和牙齿的发育，使牙齿不整齐，骨钙化不良，骨骼变形，甚至患上佝偻病等。成人则可发生骨软化症和骨质疏松症。

3）钙的吸收

膳食中钙在肠道中的吸收很不完全，仅有 20％～30％ 被吸收入血，而 70％～80％ 的钙将随着粪便、尿、汗液排出体外。钙在肠道中的吸收受诸多因素影响：维生素 D、乳糖、膳食蛋白质等可促进钙的吸收；钙磷比为 1∶1 时，吸收效果最好；食物中钙的浓度高或机体需要量大也有利于钙的吸收。婴幼儿、孕妇及乳母由于对钙的需要量增大，钙吸收率远大于成年男性，儿童约为 40％，婴儿可达 75％。食物中的草酸和植酸、过多脂肪酸与纤维素，都会降低钙的吸收。

4）食物来源

乳类及其制品是食物钙的最好来源，不但含量丰富而且容易吸收，是婴幼儿最为理想的钙源；虾米（皮）、鱼干、海带、紫菜等中含钙特别丰富；豆类及豆制品、蛋类及骨粉等都是膳食中钙的主要来源。在婴幼儿膳食中添加食用骨粉或蛋壳粉，是补钙的有效措施；绿叶蔬菜（如芹菜、油菜、小白菜、菠菜、苋菜、花菜等）中含钙量也较多，但不易被人体吸收；坚果类如杏仁、瓜子、核桃、榛子等中也含钙丰富。

拓展资源
"营养健康：怎么给孩子做虾皮饮食？"

5）供给量

婴幼儿正处于生长发育期，每日膳食应供给充足的钙，才能满足其生长发育的需要。中国营养学会推荐的供给量标准是：0～6 个月 300 mg/日；0.5～1 岁 400 mg/日；1～4 岁 600 mg/日；4～7 岁 800 mg/日。给幼儿提供膳食时，应多提供蛋白质、维生素 D 等含量丰富的食物，以促进钙的吸收。

2. 铁

铁是人体含量最多的微量元素，健康成人体内含铁总量为 4～5 g，主要存在于血红蛋白（60％～75％）和肌红蛋白（3％）中。此外，与细胞氧化有关的酶中都含有铁，约占 1％。在肝、脾与骨髓中也储存有铁。

1）生理功能

合成血红蛋白和肌红蛋白，参与氧的转运、交换。铁是合成血红蛋白和肌红蛋白的重要原料，构成酶类，参与细胞代谢。铁还能促进胡萝卜素转化为维生素 A。

2）铁的吸收

机体对植物性食物中的铁吸收率较低，一般在 10％ 以下，如对大米中铁的吸收率仅为 1％，小麦为 5％，菠菜和大豆均为 7％。对动物性食物中铁的吸收率较高，如鱼类为 11％，动物肝脏、肌肉可高达22%。机体对铁的吸收还受到很多因素的影响，如食物中植酸盐和磷酸盐可与铁结合形成不溶性铁盐而降低吸收率；胃中缺乏胃酸不利于铁离子释出，也会阻碍铁的吸收。而维生素C有助于铁的吸收；肉类、鱼类和禽类等动物蛋白质也可促进机体对铁的吸收。

3）缺乏症

案例导入

某3岁幼儿常有烦躁不安、精神不振、活动减少、皮肤苍白、指甲变形（反甲）等情况。该父母怀疑孩子患有贫血症，去医院检查过后被告知孩子缺铁，如果不进行干预会影响孩子的生长发育和智力发展。

正在生长发育期的婴幼儿，机体对铁的缺乏比较敏感。如果膳食中铁供应不足，容易发生缺铁性贫血，影响幼儿体格及智力的发育。严重的还会导致表情冷漠呆板、易烦躁、抵抗力下降。

4）食物来源

膳食中铁的良好来源是动物肝脏、动物血、红色瘦肉、鱼类、蛋黄（吸收率只有3%）。植物性食物中黑木耳、紫菜、海带、芝麻酱含铁量较高。豆类、绿叶蔬菜、有色水果（如红果、樱桃、葡萄、草莓、桃）、干果（如柿饼、干枣）等含铁量也很高。奶类为贫铁食物。动物性食物中的铁更易被人体吸收。

5）供给量

铁在人体内可被反复利用，排出体外的数量很少，因此需要量不大。中国营养学会推荐0~6个月为0.8 mg/日，0.5~7岁为10 mg/日。婴儿出生4个月后，其肝脏中储存的铁已消耗殆尽，母乳含铁较低，所以从4个月起，就应添加含铁量丰富的食物，如蛋黄、鱼泥、肉泥等，以供婴儿储备和利用。如果此时未能及时补铁，就会出现贫血。较大幼儿的贫血主要是因为膳食中缺铁或不良的饮食习惯所致，如吃零食、偏食等。因此，要积极帮助幼儿改变不良的饮食习惯，膳食中多提供动物肝脏、动物血、瘦肉、豆类等食物，同时应多提供含维生素C丰富的蔬菜和水果，以促进铁的吸收。

3. 锌

锌分布于人体所有组织、器官、体液及分泌物中，人体含锌2~2.5 g，约60%的锌存在于肌肉中，30%存在于骨骼中。

1）生理功能

参与体内多种酶的合成。锌是100多种酶的组成成分，许多酶参与脂肪、蛋白质和碳水化合物的代谢，因此锌在维持机体正常代谢中起着重要作用。促进生长发育。锌缺乏可以引起蛋白质合成障碍，细胞分裂减少，生长发育停止，锌对胎儿的生长发育非常重要，还能促进儿童性器官发育和性功能的正常发育。

Note

2）缺乏症

有位妈妈说："我家飞飞今年上小学一年级，可从幼儿园到现在，他一直都比同班孩子矮，有的同学长高后衣服显短了，飞飞的衣服还是一样合身，开始我们认为身高很快会跟上就没太在意。飞飞除了身材矮小，体质也比其他同学差不少，季节变换或流行感冒时飞飞都会感冒，还隔三岔五就发烧。后来检查发现他体内明显缺锌，而且由于缺锌导致其生长发育受限，按照他目前的发育程度已经可以被定义为'矮小症'了。都怪我们做父母的太粗心了，可现在后悔也来不及了。"

缺锌对儿童的危害较大，主要表现为生长发育迟缓，体格矮小，性器官发育不全，伤口不易愈合；暗适应能力下降；食欲不振，味觉减退、异食癖（如吃泥土、煤渣、纸、鸡蛋皮等）；经常发生皮炎、口腔炎及口腔溃疡，严重的会导致缺锌性侏儒症；孕妇缺锌易出现胎儿畸形、低体重儿。

3）食物来源

高蛋白食物中含锌量较高。海产品是锌的良好来源（其中以牡蛎含量最高，每100 g含锌可达60～100 mg），肉类、鱼类、奶类含量次之；植物性食物中一般含锌较少，吸收率较低。干豆类、坚果类（如花生、玉米）中含锌较多。牛奶比母乳中含锌多，但母乳比牛奶中锌的吸收率高。哺乳期的母亲如果不缺锌，则母乳喂养一般能满足婴儿的需要。

4）供给量

0～6个月为3 mg/日；7～12个月为5 mg/日；1～7岁为10 mg/日。

4. 碘

1）生理功能

碘是合成甲状腺素的原料，碘的生理功能是通过甲状腺素来实现的。甲状腺素是人体的一种重要激素，能调节机体的新陈代谢，促进组织氧化及生长发育。

2）缺乏症

婴幼儿食物中长期缺碘会导致甲状腺功能低下，引起甲状腺肿大患"克汀病"，即呆小症（聋、哑、矮、傻）。

3）食物来源

富含碘的食物为海产品，如海带、紫菜、海鱼、海虾、干贝、海参、海盐等。海带、紫菜中含碘最多，每千克可含0.8～4.5 g，是碘的最佳来源。大多数谷物、果品、蔬菜中碘含有量均较低。幼儿应多吃海藻类产品，以有利于补碘。在日常生活中食用含碘的食盐，也是补碘的一种重要途径。

4）供给量

0～6个月为40 μg/日；7～12个月为50 μg/日；1～7岁为70～90 μg/日。

Note

（二）维生素

维生素是一大类低分子有机化合物，在体内含量甚微。它既不是构成身体组织的原料，也不能供给组织能量，但却是维持机体正常生命活动所必需的营养素，在物质代谢中起着重要作用。机体不能合成或合成量很少，必须由食物供给，当机体缺乏时可表现出其特有的维生素缺乏症。维生素的种类很多，目前发现的已有 30 多种，按其溶解性质可分为两大类：①脂溶性维生素。包括维生素 A、维生素 D、维生素 E、维生素 K，不溶于水但溶于脂肪，大部分储存于脂肪组织和肝脏中，如果摄入过多易在体内蓄积，引起中毒。②水溶性维生素。包括 B 族维生素（维生素 B_1、维生素 B_2、维生素 B_6、维生素 B_{12}、叶酸、烟酸等）和维生素 C，溶于水却不溶于脂肪。在体内仅有少量储存，须经常通过食物补充，摄入不足易引起缺乏症，摄入过多则可以从肾脏排出体外。

1．维生素 A

维生素 A 又称视黄醇，遇热、酸和碱较稳定，一般加工烹调和罐头加工不致引起破坏，但易被氧化。胡萝卜素在小肠和肝脏中经酶的作用，可转变为维生素 A。因此，胡萝卜素又称为维生素 A 原。

1）生理功能

维生素 A 可以维持上皮细胞的正常发育，它是上皮细胞正常生长、结构完整所必需的营养素。呼吸道、消化道、泌尿道以及皮肤的健康均与维生素 A 有关，对于泪腺上皮细胞的健全也不可缺少。维生素 A 可以维持正常视觉，参与视杆细胞中感光物质的合成与再生，以维持暗光下的视觉。维生素 A 可以促进生长发育，促进骨骼和牙齿的生长。维生素 A 与免疫功能密切相关，对增强免疫功能有一定作用。近年来研究证明，维生素 A 及其衍生物有抑癌和防癌作用。实验也证明维生素 A 对动物皮肤癌、肺癌、膀胱癌、乳癌、宫颈癌等都有预防作用。口服维生素 A 酸，对膀胱乳头状瘤有治疗作用，并可预防癌变。

2）缺乏症

维生素 A 缺乏时，会造成暗适应能力下降，严重时可致夜盲症；角膜及结膜干燥，泪液减少，形成眼干燥症，严重的可使角膜软化、溃疡、穿孔而致失明；上皮细胞过度增生角化，皮肤干燥粗糙，容易脱屑，毛发干脆易于脱落，甚至指甲开裂；儿童生长停止、发育迟缓、骨骼发育不良。维生素缺乏还会损伤免疫功能，对感染性疾病易感性增高，易反复发生呼吸道、消化道感染。婴儿喂养不合理易导致维生素 A 缺乏症，可以长期饮用炼乳、脱脂乳，或以乳儿糕、稀粥为主食。儿童患病时"忌口"且时间长，长期腹泻都可导致维生素 A 缺乏。

3）食物来源

维生素 A 主要来源于动物性食物，如动物肝脏含量最多，鱼肝油、奶油含量较高，乳类、蛋黄中也含有一定量的维生素 A。植物性食物中不含维生素 A，但含有胡萝卜素，深绿色或红黄色的蔬菜、水果中含有较多的胡萝卜素，如菠菜、豌豆苗、油菜、苋菜、青椒、胡萝卜、南瓜、红心甜薯、杏、柿子等。维生素 A 属脂溶性维生素，易被紫外线和氧化剂破坏。凡用太阳晒过的干菜，都会损失一部分维生素 A 的前体。由于胡萝卜素的利用率低，因此每天摄入的维生素 A 应至少有 1/3 来自动物性食物，其余 2/3 可来自黄绿色的蔬菜、水果等。

4）供给量

维生素 A 被人体吸收后主要储存于肝脏中。幼儿体内储存维生素 A 的能力较差，易发生维生素 A 缺乏症。而正处于生长发育期的婴幼儿对维生素 A 的需要量又相对较高，故需要注意在膳食中为婴幼儿补充维生素 A。中国营养学会推荐婴幼儿每日膳食中维生素 A 的供应量为：0～1 岁为 400 μg/日；1～4 岁为 500 μg/日；4～7 岁为 600 μg/日。

2. 维生素 D

维生素 D 又称钙化醇、抗佝偻病维生素，属类固醇化合物。维生素 D 种类较多，以维生素 D_2 和维生素 D_3 为主。在中性及碱性溶液中能耐高温和氧化，一般烹调加工不会损失，但在酸性溶液中会逐渐分解。

1）生理功能

维生素 D 可促进小肠对钙和磷的吸收，促进肾对磷的重吸收，维生素 D 可将钙和磷运送到骨骼内，使骨骼钙化，促进骨骼与牙齿的正常发育，并与甲状旁腺素共同作用调节血钙维持在正常范围内。

2）缺乏症

缺乏维生素 D 可影响儿童骨骼和牙齿钙化，延缓牙齿萌出，严重缺乏时可患佝偻病。佝偻病是由于骨骼中钙与磷沉积不够造成的，骨骼缺少应有的硬度，承受不起体重的压力，凡受压部位都易发生变形。缺乏维生素 D 也可使抵抗力降低，易患呼吸道及消化道疾病。成人缺乏维生素 D 可发生骨软化症、骨质疏松症。

3）食物来源

维生素 D 主要来自动物肝脏、鱼肝油、蛋黄等，奶类含量不高，故 6 个月以下以奶为主食的婴儿，要适量补充维生素 D。对于婴幼儿来说，经常接受日照是机体获取维生素 D_3 的重要途径。人体皮肤中的 7-脱氢胆固醇，经阳光中的紫外线照射后可转化为维生素 D_3，这是获得维生素 D 最经济可靠的办法。

4）供给量

0～7 岁每日摄入 10 μg 胆钙化醇。若摄入量超过 45 μg 对人体可能有毒性危害。

3. 维生素 B_1

维生素 B_1 也称为硫胺素，在酸性环境下较稳定，遇碱和高温易被破坏。如果烹调方法不当，会造成大量损失。

1）生理功能

维生素 B_1 以辅酶的形式参与糖类的代谢，促进生长发育。它是辅酶硫胺素焦磷酸酯的组成成分，这种辅酶在糖类的氧化供能过程中发挥着重要作用。如果机体缺乏维生素 B_1，糖类代谢就会发生障碍，致使机体热能不足，特别是神经组织热能不足。缺乏维生素 B_1 还会影响氨基酸、核酸和脂肪酸的合成代谢。维持神经系统和心脏的正常功能。人体的生命活动，尤其是神经系统所需要的能量主要靠糖类的氧化供应。维生素 B_1 可以维持乙酰胆碱对肠道神经末梢的作用，对于维持正常食欲、胃肠蠕动和消化液分泌起着重要作用。

2）缺乏症

维生素 B_1 缺乏时很容易发生脚气病。最初症状是食欲不振、疲劳、健忘、头痛、腿无力，病情进一步发展，可出现肢体麻木、水肿、感觉迟钝，严重时可因心力衰竭而死亡。若乳母饮食中缺乏维生素 B_1（只吃精白米，很少吃肉、蛋、豆类等副食），乳儿可患维生素 B_1 缺乏症，主要表现为烦躁不安或嗜睡，眼睑下垂，哭声嘶哑或失声，吮奶无力。病情较严重的，因颈肌无力，致头后仰；四肢无力，手不能抓握，不能站立。严重者可昏迷、抽风以致死亡。

3）食物来源

含量丰富的食物有粮谷类、豆类、硬果类、酵母、动物内脏（心、肝、肾、脑）、瘦猪肉和蛋类等。在麸皮和糠中含量较高。由于维生素 B_1 主要存在于谷类的外皮和胚芽中，因此粮食加工碾磨越细则损失越多。如小麦碾磨出粉率为 85％ 时，维生素 B_1 的保存率是 89％；如果出粉率为70％，则维生素 B_1 的保存率只有 20％。烹调方法不当，如加碱、捞米饭弃汤、高温油炸、反复搓洗等也会造成维生素 B_1 损失。因此，应提倡儿童多食用碾磨不太细的普通大米和标准粉，同时多吃各种杂粮及富含维生素 B_1 的食品。

4）供给量

6个月前为0.2 mg/日；0.5～1岁为0.3 mg/日；1～4岁为0.6 mg/日；4～7岁为0.7 mg/日。

4. 维生素 B_2

维生素 B_2 也称为核黄素，能耐热，在酸性溶液中较稳定，遇碱和水易分解破坏。一般烹调加工损失率不高，多数能保存 70％ 以上。

1）生理功能

维生素 B_2 是许多重要辅酶的组成成分，这些辅酶与特定的蛋白质结合，形成黄素蛋白，参与组织呼吸及氧化还原过程，对维持正常的物质代谢和能量代谢有重要作用。维生素 B_2 能够维持眼睛的健康。近年来研究发现维生素 B_2 具有抗氧化活性，与视网膜对光的感应有关。

2）缺乏症

维生素 B_2 不足，可引起物质和能量代谢紊乱，出现口角炎、舌炎、唇炎、阴囊炎、脂溢性皮炎、睑缘炎，角膜毛细血管增生，眼睛会感到疲劳、刺痒、畏光等，长期缺乏可使儿童生长发育迟缓；妊娠期缺乏维生素 B_2 可致胎儿骨骼畸形。

3）食物来源

主要来源于各种动物性食物，特别是动物内脏、奶类、蛋类，植物性食物中豆类和绿叶蔬菜含量较高，谷类和一般蔬菜含量较低。某些野菜、调味品及菌藻类含量也较高。我国居民多以谷物为主食，动物性食物摄入量不足，容易缺乏维生素 B_2，应注意补充。

4）供给量

6个月以前为0.4 mg/日；0.5～1岁为0.5 mg/日；1～4岁为0.6 mg/日；4～7岁为0.7 mg/日。

5. 维生素 C

维生素 C 也称为抗坏血酸，在酸性溶液中较稳定，遇碱、光、热易分解破坏。在储存加工烹调中很容易被破坏损失。

1）生理功能

维生素 C 可促进胶原蛋白合成，有益于伤口愈合、止血。如果缺乏维生素 C，胶原蛋白不能正常合成，会导致创伤愈合缓慢，微血管壁脆弱，出现出血症状。维生素 C 可参与胆固醇代谢，降低血液中胆固醇的含量，对防治心血管疾病有一定的作用。维生素 C 可促进对铁的吸收和转运，促进叶酸的吸收，防止贫血。它能使三价铁还原为二价铁，有利于铁的吸收，可用于辅助治疗贫血。维生素 C 还具有保护和解毒功能，是一些重金属（如铅、汞）和一些非金属元素（如砷、苯）及细菌毒素的解毒剂。人体在患重病或发生中毒时，使用维生素 C 是有益处的，可提高免疫力。维生素 C 与免疫球蛋白的合成有关，能增强人体免疫力，具有防癌和抗癌及预防感冒的作用。

2）缺乏症

若缺乏维生素 C，易患坏血病。这是一种以多处出血为特征的疾病，可引起皮下出血、骨膜下出血，牙龈出血、溃烂，牙齿松动，关节及肌肉疼痛，严重的可引起死亡，故维生素 C 是治疗坏血病的特效药。

3）食物来源

维生素 C 广泛存在于新鲜水果和蔬菜中。柑橘、山楂、鲜枣、柠檬、柚子等水果，韭菜、菠菜、青椒等绿色蔬菜中含量较多。某些野果如猕猴桃、酸枣、刺梨等含量丰富。乳母如果饮食正常，一般可满足乳儿需要。牛奶煮沸后维生素 C 损失殆尽，应另补充含维生素 C 的食品（如橘汁、番茄汁、菜水等）。食物在储存时要求低温、高湿、空气少流动；能够生吃的蔬菜就生吃；烹调蔬菜应现洗现切、急火快炒。

4）供给量

0～6 个月为 40 mg/日；0.5～1 岁为 50 mg/日；1～4 岁为 60 mg/日；4～7 岁为 70 mg/日。

（三）水

1. 水的生理功能

1）构成细胞和体液

水是构成细胞的必要成分，也是体液的主要成分。成人体液总量约占体重的 60%，而体液由水、电解质、低分子化合物和蛋白质组成，广泛分布在细胞内外，构成人体内环境。其中细胞内液约占体重的 40%，细胞外液占 20%（其中血浆占 5%，组织液占 15%）。

2）参与体内各种代谢

水是一种良好的溶剂，机体内一切化学反应都必须有水的参与。机体新陈代谢所需要的多种营养物质和各种代谢产物都必须溶于水，才能保证各种化学反应顺利进行。水能加速体内的化学反应，有利于营养物质的消化、吸收、运转和代谢产物的排泄。

3）调节体温

水在机体内可以调节和维持体温。水的比热大，能吸收较多的代谢过程中产生的热量，而使体内温度变化不大；水的蒸发性大，故蒸发少量的汗就能散发大量的热。如每散发 1 ml 水，就可散发出 2520 kcal 的热。水的流动性大，能随血液循环迅速分布全身，使代谢产生的热量在体内均匀分布，因而体温不因外界环境温度的骤变而产生明显变化。

4）体内物质运输的载体

以水为主要成分的血液和组织液是人体内的"运输工具"。营养物质、氧气、激素、抗体等，要靠水才能运送到身体的各个部位。代谢废物和一些有毒物质也要靠水的协助，变成汗液、尿液才能排出体外。

5）润滑作用

水是自备的润滑剂，在体内起着润滑作用。如泪液可以防止眼球干燥、唾液有利于吞咽和口腔及咽部的湿润，关节滑液、胸膜和腹膜的浆液、呼吸道和胃肠道的黏液等，都能发挥良好的润滑作用。

2. 水的来源

人体所需要的水有三个来源：饮料水、食物水、代谢水。

对于幼儿来说，最理想的饮用水是白开水。日常生活中尽量不选用矿泉水、果汁、饮料代替白开水。为了保证幼儿每日的需水量，应在每餐膳食中提供足够的水分，除此之外每天至少要喝 2～3 杯水（每杯 200 ml）。如果喝水太少，会使尿液浓缩，使各种代谢废物不易排出，代谢废物中的多数物质是有毒的，存在于人体内危害很大。此外，浓缩的酸性尿液常刺激膀胱，会诱发泌尿系统感染。所以，一定要让幼儿养成常喝白开水的好习惯。

3. 幼儿水的需要量

幼儿新陈代谢旺盛，体表面积相对较大，水分蒸发多，所以每千克体重需水量相对成人较高，而且年龄越小，需水量越多。幼儿对水的需要量大致占体重的 60%。体力活动、气候状况及食物性质等都会影响幼儿对水的需要量。活动量越大、气温越高，需水量越多，多食蛋白质和无机盐时，因排泄这些物质需水较多，所以也会增加水的需要量。在发烧、呕吐、腹泻时应注意补充水分。

各年龄段婴幼儿每日水的需要量见表 4-2。

表 4-2 各年龄段婴幼儿每日水的需要量

年龄/岁	0～1	1～3	3～7
需水量/（ml/kg）	120～160	100～150	90～110

婴儿从出生到 4 个月，只要母乳充裕，一般水分可从母乳中得到满足。在夏天，可在两次哺乳之间喂些水。人工喂养的婴儿，需要较多的水分，更应在两次喂奶之间喂水。幼儿如果摄取的水量低于每日 60 ml/kg，可发生脱水症状。幼儿若摄入水量超过需要量，也会对身体造成危害。

任务二 幼儿的膳食

幼儿的膳食要合理，膳食合理营养才合理，才能满足幼儿生长发育所需。所谓合理营养，是指膳食中供给的营养与人体的营养需要保持平衡，既不能过多，也不能不足。

一 幼儿膳食的特点

幼儿生性活泼、好奇、模仿性强，在膳食上极易受父母和教师对食物好恶态度的影响，也易受食物色香味形和食物量的影响及个人心理状态的影响。因此，合理营养要符合幼儿膳食的特点。

微课视频
"幼儿膳食的特点"

Note

（一）饮食与食物性状发展特点

幼儿时期生长发育仍十分旺盛，对营养的需求量大；牙齿逐渐出齐，咀嚼能力也有所提高；胃的容积在逐渐增大，胃肠消化能力也在逐渐提高，已经基本接受了成人的饮食。

（1）饮食已转变为以食物为主、乳类为辅：幼儿的饮食已从婴儿期以乳类为主、食物为辅，转变为以食物为主、乳类为辅。

（2）食物形式由半固体向固体过渡，米面主食的摄入量逐渐增加：幼儿已由婴儿期只能吃流质、半流质食物逐渐过渡到可以吃软食（固体食物）。随着年龄的增大，主食的摄入量也在逐渐增多。

1岁以上的幼儿，奶类虽然不是主要食物了，但仍然是重要的食物。每日最好饮牛奶（或羊奶）500~600 ml，条件较差的可选用豆奶粉或豆浆，以防蛋白质供应不足。

（二）食物种类增加和烹调方法一般化

1. 食物种类增多

幼儿可以食用的食物种类随着年龄的增长会越来越多，烂饭、瓜、菜、肉等均能食用。特别是3岁以后，除了含脂肪、糖过多的食物，以及辣椒、酒、茶等刺激性较强的食物，一般食物均可食用。

2. 烹调方法一般化

幼儿膳食的烹调方法越来越接近家庭一般饮食，但这种改变应与幼儿消化代谢功能的逐步完善相适应，不能操之过急，以免造成消化吸收紊乱。

这一时期幼儿的生长发育虽不如婴儿期迅速，但与年长儿童和成人相比，仍然处于迅速生长发育之中，加上活泼好动，对营养物质的需求仍相对较多，能量、蛋白质、脂肪、矿物质及维生素的需求量已达成年人的50%左右，其中蛋白质的需要量为40~50 g/日，脂肪为35~40 g/日。但幼儿的胃肠发育仍不完善，咀嚼能力有限，胃容量小，牙齿数目不全，胃肠道蠕动及调节能力、消化酶的活性不如成人，如膳食不当，易发生消化紊乱。鉴于上述情况，幼儿必须摄取营养素比例适当的平衡膳食。

（三）膳食喜好凸显

幼儿对膳食的喜好可因地域、家庭环境、成人态度的不同而不同。

第一，不同地区、不同地理位置，人们的饮食习惯不一样，幼儿对膳食的喜好则不同。如北方的孩子更钟爱面食；而南方的孩子更喜爱米饭；中部地区的人们喜爱辣味食物，这里的孩子多数也能吃辣食，且较偏爱口味重的食物。

案例导入

欣欣自入园以来，她妈妈就告诉老师："欣欣平时吃饭很挑食，我们在家都是大人喂她吃饭。你们老师多费心照顾一下吧！"接下来老师们对欣欣进行了观察，她不喂不吃，不爱吃的菜喂也不吃，直接不吃肉。欣欣因为营养不良，所以个子矮小，身体柔弱，动作及反应能力都比较差。

第二，不同家庭环境的孩子，膳食特点也不一样。有的家庭偏爱动物性食物，孩子也多数会表现为偏食动物性食物；有的家庭喜欢吃五谷杂粮，因而孩子也多半会喜欢吃五谷杂粮。

因此，在为幼儿提供平衡膳食时还要适当考虑地域及家庭环境对幼儿膳食的影响。

第三，幼儿的膳食喜好还受父母及同伴的言行、态度的影响。如果大人挑剔食物或在孩子面前讲这不好吃，那没滋味，孩子也会先入为主，不爱吃这些食物了。但如果幼儿同小朋友一起吃饭时，看到别人吃得津津有味，自己也会吃得特别香。

案例导入

甜甜6岁了，在她家的餐桌上每一顿都离不开肉，特别是肥肉，甜甜从小就爱吃，所以家人做饭顿顿有肉，生怕委屈了甜甜。但随着甜甜一天天长大，她妈妈发现她比同龄人个子矮了一截，但体重却超出同龄人很多。妈妈带孩子去医院检查，被医生告知孩子的情况是营养不均衡引起的，希望家庭能改善饮食结构。

二 幼儿膳食的选择与配制原则

幼儿正处于生长发育的重要时期，必须获得充足的营养，才能满足需要。如果长期缺乏某种营养物质，不但影响生长发育，还会引起各种疾病。但营养过多，也有不良影响。因此，合理调配幼儿的每日膳食，是保证幼儿生长发育的重要措施。

（一）幼儿膳食的选择

1. 谷类及薯类食品

谷类食物主要提供碳水化合物、B族维生素、膳食纤维和少量植物蛋白质。进入幼儿期后，谷类应逐渐成为主食。在选择这类食品时应以大米、面制品为主，同时加入适量的粗粮和薯类。在食物的加工上，应粗细合理，加工过精时，B族维生素、蛋白质和无机盐损失会较大；加工过粗、存在大量的植酸盐及纤维素时，可影响钙、铁、锌等营养素的吸收利用。一般以标准米、面为宜。1～3岁幼儿为100～150 g/日，3～6岁幼儿为180～260 g/日。

2. 奶类及奶制品

奶类及奶制品主要提供优质蛋白质和丰富的钙及维生素（B_2、A）。奶类含钙量高（100 ml牛奶可提供100 mg钙）、吸收好，可促进幼儿骨骼的健康生长。同时奶类富含赖氨酸，是谷类蛋白的极好补充。但奶类中铁、维生素D含量较低，脂肪以饱和脂肪为主，需要注意适量供给。1～3岁幼儿每日供应150～250 g，3～6岁幼儿每日供应250 g。过量的奶类也会影响幼儿对谷类和其他食物的摄入，不利于饮食习惯的培养。

3. 动物性食物及豆类

鱼、肉、禽、蛋等动物性食物主要提供优质蛋白质、脂肪、铁、锌、维生素A和维生素D及B

族维生素等，属于酸性食物，不含膳食纤维和维生素 C。鱼类蛋白软滑细嫩且易于消化，其脂肪中还含有 DHA；蛋类提供优质易于消化的蛋白质、维生素 A、维生素 B_2 以及有利于儿童脑组织发育的卵磷脂。每日供给总量为 $100\sim125$ g，可交替食用。豆类及其制品蛋白质含量高，质量也接近肉类，价格低，是动物蛋白较好的替代品，但微量元素（如铁、锌、铜、硒等）低于动物性食物，每日供给为 $15\sim25$ g。

4. 蔬菜水果类

蔬菜和水果是维生素、矿物质和膳食纤维的主要来源，而且是维生素 C、胡萝卜素的唯一食物来源，大多属于碱性食物。一般深绿色叶菜类及深红、黄色果蔬类等含维生素 C 和胡萝卜素较高，含钙、铁等矿物质较多。蔬菜水果不仅可提供营养素，而且具有良好的感官性状，可促进幼儿食欲，防治便秘。$1\sim3$ 岁幼儿每日蔬菜类和水果类的供给量均为 $150\sim200$ g，$3\sim6$ 岁幼儿每日蔬菜类为 $200\sim250$ g，水果类为 $100\sim150$ g。

5. 食油、食糖及盐

这类食品对于提供必需脂肪酸、调节口感等具有一定的作用，但过多食用对身体有害无益，应少吃。幼儿烹调用油应该是植物油，尤其应选用含有必需脂肪酸亚油酸和亚麻酸的油脂，如大豆油、低芥酸菜籽油等。幼儿每日食用油的供应量：$1\sim3$ 岁幼儿为 $20\sim25$ g；$3\sim6$ 岁幼儿为 $25\sim30$ g。油脂太多不易消化并影响其他营养素的摄入，而且容易使热量摄入过高导致发胖。纯糖只能提供能量，不含营养素，过多摄食不仅影响食欲，而且易发生龋齿。幼儿每日可摄入 $10\sim15$ g蔗糖或含蔗糖的饮料。幼儿尽量少吃盐，盐的供给量为 $1\sim3$ 岁幼儿 $0.8\sim2$ g/日，$3\sim6$ 岁幼儿 $2.5\sim3.5$ g/日。

幼儿的食物品种要多，可以使食物中的各种营养素相互补充，每天至少选择 10 种以上。

拓展资源
"幼儿食物如何选择？"

（二）幼儿膳食的配制原则

1. 膳食的营养平衡

膳食的营养平衡是指膳食中不仅含有满足人体需要的各种营养素，而且各营养素的数量和相互比例合适。营养素过多或过少，或比例失调，都可能影响学前儿童的生长发育和健康成长。因此，要保证幼儿每日膳食中有足够的热能和各种营养素，同时各种营养素之间应保持平衡，以满足各年龄段儿童的生理需要。

幼儿膳食的营养平衡，首先，三大产热营养素的供给要充足，能满足幼儿每日的需求量，而且三者之间也应保持适当的比例，不能失调。蛋白质供能应占总能量的 $12\%\sim15\%$，脂肪占 $25\%\sim30\%$，糖类占 $50\%\sim60\%$；三者的重量比应为 $1:1.2:4$。其次，蛋白质的供给，还要注意优质蛋白质的含量，应提供富含优质动物蛋白质的食物，使优质蛋白质（动物蛋白质加豆类蛋白质）的供给量占每日蛋白质总量的 1/2。最后，要保证不饱和必需脂肪酸的供给，脂肪应有 1/2 来自植物。碳水化合物和饱和脂肪酸不宜过度，以免引起肥胖。

2. 食物的品种多样，搭配合理

合理营养，平衡膳食的核心是"多样"，即"杂食"。只有食物多样，才能满足人体所需要的全部营养素。因此，每日为幼儿配备的食物应该包括前述五大类。

食物品种多样，还应进行合理搭配，才能保证各种营养素的比例均衡，使幼儿从各类食物中获取的营养素更好地满足他们生长发育和健康成长的需要。因此，幼儿膳食应做到粗细粮搭配，荤素菜搭配，以达到膳食平衡。粮食除大米、小麦制品外，应常选用小米、玉米、黑米、荞麦等杂粮与之搭配，优质蛋白质中肉类、鱼类、乳类、蛋类、豆制品和动物血、内脏可轮流交替食用。

3. 合理地烹调与加工

所谓合理烹调，就是要照顾到幼儿的进食和消化能力，在食物烹调上下功夫。幼儿的咬、咀嚼、吞咽能力仍较差，胃肠道的消化功能还不健全，所以烹调和加工幼儿的食物要特别讲究，做出来的食物要符合幼儿的消化功能，能增进食欲，还要符合营养卫生的要求。

（1）食物应做到碎细软烂，避免刺激性强和油腻的食物：幼儿的食物应单独制作，食物宜切碎煮烂，有利于幼儿咀嚼、吞咽和消化。在主食方面，如米饭、面条、烙饼等应做得软些或烂些，面食应以发面为好；在菜肴方面，鸡、鸭、鱼、虾等带骨、带刺的食物，应先脱骨去刺，对于 2 岁以下的幼儿，可将肉剁成馅做丸子、带馅食品或做成肉末烹制；蔬菜瓜果可加工成细丝、碎丁或末状；瓜果去皮去核；花生、核桃等要研碎或制成泥；含粗纤维多不易嚼烂的食物要少用。避免直接给幼儿吃豆粒、花生、瓜子、核桃等硬果类食物，以防呛入气管而引起窒息。食物中不宜添加酸、辣、麻等刺激性调味品，也避免放味精、色素和糖精等。少吃油腻的煎炸食物，尽量不给幼儿食香肠、火腿、红肠等腌制食品。

（2）色香味形俱佳，并经常更换烹调方法，增进幼儿食欲：为幼儿制作膳食要特别注意颜色漂亮、外形美观、味道鲜美，应经常变换花样，使食物的感官性状有吸收力，以增进幼儿的食欲。在形状上尤其强调小和巧。无论是馒头、包子还是饺子，一定要小巧。巧就是让幼儿好奇喜爱。幼儿天性好奇爱美，外形美观、花样翻新、气味诱人，这样的食品通过视觉、嗅觉等器官，传导至幼儿大脑食物神经中枢，引起反射，就能刺激食欲，促进消化液的分泌，增进消化吸收功能。

（3）加工烹调应尽量减少营养素的损失：营养素的保存与加工烹调过程及技巧有关。为了避免食物中营养素的损失，为幼儿制作膳食时，最好应以蒸、煮、炖、煨、炒为主，口味宜清淡。淘米次数及用水量不宜过多，蒸或焖米饭要比捞饭少损失蛋白质 5%、维生素 B 8.7%，故应采用蒸或焖的方法；蔬菜要保持新鲜，先洗后切，急火快炒；蔬菜切了烫洗，会使维生素 C 损失 99% 以上；炒菜、熬粥都不要放碱，以免水溶性维生素严重破坏；吃肉时要喝汤，这样可获得大量脂溶性维生素；烹调时加盐不宜过早，过早会使水溶性营养素流失。高温油炸可使食物中的维生素 B_1 破坏殆尽，维生素 B_2 损失将近一半，且不易消化。因此，要避免高温油炸。

4. 讲究饮食卫生，防止污染和中毒

为幼儿选择、制作食物，应把安全性放在首位。从采购、储存、加工到制作成品，每个环节都必须严格把关，保证食物未受到病原微生物或其他有毒有害物质的污染。膳食原料应选择新鲜的，应冷藏防变质；变质的食物应舍弃；生食和熟食、食物与杂物要分开放置；外购熟食必须蒸煮消毒后才能食用；厨房及其设施应保持清洁卫生；餐具应及时清洗消毒；工作人员应注意个人卫生；尽量按幼儿人数配餐，避免让儿童吃剩饭剩菜。不用铁锅煮或存放果汁等酸性食品；发霉变质的食物不能给孩子吃。

微课视频
"幼儿膳食的配制"

（三）幼儿膳食的合理搭配

合理搭配幼儿的膳食，可以发挥各类食物营养成分的互补作用，达到均衡营养的目的。

1. 粗细粮搭配

任何食物在营养成分上都不是"十全十美"的。如米、面里赖氨酸含量少，甘薯里赖氨酸含量却很多；细粮容易消化，粗粮含维生素 B_1 丰富。如果将它们搭配着吃，就会提高营养价值。搭配方法多种多样，如做米饭或熬粥时可加入适量的赤豆、绿豆、大麦、小米等；做面食时在面粉中加些玉米粉、荞麦粉等。

2. 荤素搭配

动物性食物多属酸性食物，富含优质蛋白质，磷、钙和脂溶性维生素含量也较多；蔬菜为碱性食物，蔬菜、瓜果富含维生素、不饱和脂肪酸和纤维素。把荤食和叶菜类、茄果类、鲜豆类蔬菜搭配在一起，不但在营养上可以互补长短，而且可以使体内酸碱度基本平衡。因菜式易翻新，色、香、味俱佳，令孩子胃口大开。

3. 生熟搭配

有些蔬菜可以生吃，生吃对保持其中的水溶性维生素有利，因为维生素 B_1、维生素 B_2 和维生素 C 在炒制时容易被破坏。尤其在夏天，可让幼儿多吃些凉拌黄瓜、西红柿等生菜，但要特别注意饮食卫生。在调味时适当放些葱、蒜、姜、醋等，可起到开胃和预防胃肠疾病的作用。

4. 干稀搭配

每餐最好都有干有稀，主食有干有稀或有菜有汤。如面包配牛奶、馒头配米粥、蜂糕配汤面等，这样可以同时满足幼儿对水分和热量的需要。

任务三　托幼机构的膳食管理

Note

幼儿园的饮食管理是卫生保健的重要内容，为幼儿提供的饮食，不仅要进行科学的计划与管理，而且需要精心地调配，才能满足幼儿生长发育的需要。

一 托幼机构的膳食计划

膳食计划是托幼机构的一项重要工作。膳食计划的制订是托幼机构为学前儿童提供合理膳食的一个重要环节，有利于托幼机构对幼儿饮食的规范管理，是幼儿正常生长发育的重要保证。

托幼机构的膳食计划包括三个方面：按照学前儿童的营养需要选择每日的食物种类，计算食物的数量，力求使膳食与幼儿的需要相符合；合理地编制食谱；建立合理的膳食制度。

（一）计划每日食物种类和数量

1. 计划要着眼于为婴幼儿提供平衡、合理的膳食

计划中，各种食物在质量上要有较高的营养价值，在数量上营养素的摄入量要达到供给量的80%以上。

在计划时，要求熟悉各类食物的营养成分和特点，懂得营养计算和评价的方法，了解婴幼儿消化系统的解剖生理特点、食量以及饮食心理。要把每日的食物热量、营养成分较均衡地分配到各餐中去，使各餐比例适当、结构合理、各类主副食搭配合适。

在计划每日的食物种类和数量时，要在全面满足婴幼儿膳食对各类食物总量需要的基础上，结合当地当时的市场供应、季节气候、婴幼儿的活动量状况等因素，注意粗细粮、荤素食品、生熟食品和干稀食品的搭配，选用价廉物美、易消化和婴幼儿喜爱的食品。

2. 各类食品的数量应按不同年龄组分别计算，力求做到各营养素之间有合理的比值

在幼儿园一般可按1～3岁、3～6岁两个年龄组来计算每日膳食各类食物的数量（表4-3）。

表4-3 1～6岁儿童每日需要食物的种类与数量

年龄/岁	食品名称/g							
	粮	牛奶或豆浆	豆制品	肉禽鱼	蛋和内脏	果菜鲜豆	油	糖
1～3	100～150	150～250	50～100	50～100	50	100～150	25	10
3～6	150～180	250	50～100	50～100	50	150～300	25	10

（二）合理地编制食谱

1. 托幼机构食谱的内容

托幼机构的食谱是反映婴幼儿食品配制和烹调方法的一种简明的文字形式，其内容包括食物的种类、数量及制成的食品名称和烹调方法等。食谱的编制是膳食计划的重要组成部分，膳食计划的实现有赖于食谱的制定和实施。托幼机构应每周制定一次食谱。

2. 托幼机构编制食谱的原则

（1）确保膳食计划所拟定的食品种类和数量。膳食计划中撰写的食品种类和数量，不应任意增加或减少，以满足儿童的营养需求。

（2）食物品种应多样化。食物品种应该有10种以上，同时要考虑食物的利用率，尽可能使不同食物中的营养素得到互补。尤其要充分利用蛋白质的互补作用来提高食物中蛋白质的利用价值。

Note

（3）食谱中的食品应符合婴幼儿的消化能力。食物品种选择和烹调配制方法都要考虑幼儿的消化能力。多选择营养丰富、质优量少易消化的食品。食谱中的食品应适合婴幼儿的消化机能，有良好的感官状态。如蔬菜应多选用营养价值高的绿叶蔬菜，有色蔬菜应占 1/2。一般不选用粗糙、生硬、油腻和有刺激性的食品；带壳、带刺、带骨的食品要去壳、去刺、去骨后食用；有些食品应酌量选用，如含粗纤维多的芥菜、甘蓝、金针菜、咸菜，会使人胀气的洋葱、生萝卜，含动物脂肪多的油腻食品。烹调方法多选用蒸、煮、炖、炒等，少用或不用煎、炸、烤的方法。

（4）主副食合理搭配，尽量避免重复。一日食谱中各餐主、副食品不应重复；一周副食品不应有两次以上重复，食物更换可用"同类异样"的方法。编制每日食谱时，将能满足婴幼儿各种营养素需要的各种食物按名称、数量和烹调方法编制成饭谱、菜谱和汤谱，分配到一日各餐和点心中。在此基础上，采用"同类异样"的方法编制一周的食谱。更换食物时可以以肉类换肉类（如牛肉换猪肉）、谷类换谷类（如米饭换面条），各类瓜果蔬菜轮换供给。

（5）结合当地当时食物供应。制定食谱时要了解当地市场，选择物美价廉的食品，多吃季节性的水果和蔬菜。

（6）注意季节的变化。冬季多用高热量食物，夏季可多用清淡凉爽的食物。一年四季的食谱要能反映季节的特点。

制定食谱以后，必须对食谱进行审核，以检验所制定食谱的合理性和科学性。

（三）制定合理的膳食制度

膳食制度是规定每日进餐次数和间隔时间、合理分配各餐食品数量和质量的一种制度。在合理的膳食制度下，进餐和消化过程应协调一致，各种营养素才得以合理地消化、吸收和利用。

1. 合理安排进餐次数和间隔时间

幼儿每日进食次数可视幼儿年龄而定。1~2 岁的幼儿，每日可进餐 5 次（三餐两点）。2~6 岁的幼儿，每日可进餐 4 次（三餐一点）。两餐之间的时间间隔过长过短都不好。间隔时间过长将引起强烈的饥饿感，影响活动效率，消耗体内储备的能量；间隔时间过短则影响食欲。决定进餐次数及两餐之间的间隔时间应以食物在胃内停留的时间为依据。一般混合食物在胃内停留的时间约为 4 小时，所以两餐的间隔以 3.5~4 小时为宜，不宜少于 3 小时。幼儿园应严格遵守开饭时间，早餐不推迟，中、晚餐不提前，使定时进食形成习惯，建立"动力定型"。这样，每到进餐时就会有良好的食欲。另外，每次进餐时间不应少于 20~30 分钟，要求幼儿细嚼慢咽，不能为了加快速度让幼儿吃汤泡饭，更不应比谁吃得快。

2. 合理分配各餐食物数量和质量

按照早餐吃好、中餐吃饱、晚餐吃少的原则，恰当地分配三餐的食物。

早晨醒来胃已排空，幼儿消化过程加强，而且上午活动量大，因此早餐应该质量好、热能高。要提供高蛋白的食物（如牛奶、豆浆、鸡蛋、豆腐干等），脂肪和碳水化合物也可以多一些。若早餐热能过低，儿童会过早产生饥饿感，将影响午前两小时的活动。早餐若不吃主食或主食吃得太少，还可能发生低血糖。因为脑细胞活动所需要的能量只能由葡萄糖来提供，低血糖使脑细胞的功能下降，甚至产生"低血糖休克"。学前儿童早餐食物的供热量一般为总热量的 20%~25%，因此早餐供应要充足。

中餐比早餐和晚餐更丰富一些。应提供富含蛋白质、脂肪和碳水化合物的食物，食物数量也应充足。午餐的热量应该是三餐中最高的，既要补充上午的热量消耗，又要为下午的活动储备热量。供热量一般为总供热量的 30％～35％。

晚餐宜清淡，易于消化，不宜过多安排脂肪和蛋白质含量高的食物，以免热量蓄积导致肥胖，或蛋白质过量刺激神经系统使睡眠失常，而应多食用植物性食物，特别是多吃些蔬菜、水果，每晚应饮一杯牛奶，有助于睡眠。晚餐的食物供热量占总供热量的 25％～30％。晚餐不宜过多。点心根据不同情况可安排上午、下午各一次，也可只安排下午一次。点心的供热量为总热量的10％～15％。

二 托幼机构的膳食卫生

托幼机构应加强对膳食卫生的管理，在食品选购、烹调制备、食物储存等各个环节中保证食物的新鲜卫生，同时要加强对保教人员和炊事人员的卫生监督，确保婴幼儿身体健康。

案例导入

2022 年 4 月，H 省×市的一所幼儿园有多名家长反映，幼儿园内出现过期食品。幼儿园使用的奶油已经过期，一些到现场的家长称，有些冻肉已经散发出臭味。

（一）食品选购卫生

1. 食品选购的卫生要求

托幼机构选购食品，除了要根据婴幼儿的需要选择营养丰富、保证热能供给又易被消化吸收的食物，还必须确保食物的卫生和新鲜，不被致病微生物和有毒有害物质污染。

2. 注意事项

选购的食品不应有下列几种情况：

（1）细菌污染和腐烂变质的食物。食物被细菌污染并引起腐烂变质，是最为常见的有害食物，如鱼、肉、蛋的腐臭，粮食霉变，水果腐烂等。这些腐烂变质食物的营养素被大量破坏，失去了食用价值，给人以难以接受的感官性状，食用后能使人致病。如腐烂的肉类和鱼类中有大量的普通变形杆菌、大肠杆菌，使蛋白质和脂肪分解产生有害物质。又如，粮食霉变产生的黄曲霉素是非常典型的致癌物质。

（2）含亚硝胺和多环芳烃致癌物的食品。这些物质在腌腊制品、烘烤和熏制的鱼肉中含量较高，经常食用会导致肝癌、食道癌、胃癌等。

（3）天然有毒食物。如发绿发芽的土豆、有毒蕈类（如捕蝇蕈、斑毒蕈、白帽蕈）等含有天然毒素，食用后会引起中毒。

（4）被农药、化肥等污染的食物。农药残留量大的蔬菜、水果，食用后会发生农药中毒。

Note

（5）无生产许可证、无保质期的食物。如无食品卫生生产许可证企业生产的熟食、点心、饮料等；超过食品保质期的食品；使用不符合国家卫生标准的食品添加剂、防腐剂的食品。

（二）食物储存卫生

托幼机构食堂的食物储存，指的是为防止食物腐败变质，延长食物可供食用的期限，对食物采取的各种加工措施。食物储存的处理措施主要有降低或增加温度、去除水分和添加防腐剂等。

1. 低温冷冻食物

低温可以降低或者停止食物中微生物的增殖速度，降低食物中酶的活性和化学反应速度。可以利用冰箱或冷柜冷冻冷藏食物。食物冷冻前应尽量保持清洁和新鲜，减少污染，以延长储存期限。冷冻时，各种食物应分别放在适宜的温度和湿度下储存，并在储存期限内食用。

2. 盐腌糖渍食物

盐腌糖渍可提高渗透压以杀灭或抑制食物中的微生物，防止食品腐败变质。盐腌只是一种抑制细菌的手段，腌制前，食物要新鲜，食盐要纯净，浓度要足够。糖渍时，糖的浓度必须达到60%～65%，这样才能达到防腐保藏的目的。

3. 在低温、通风、避光、干燥处储存食物

粮豆类食物在晒干冷却后放在低温、通风处储藏，并注意防霉、防虫和防鼠。蔬菜宜存放在低温、通风、避光处，但不宜存放过久。皮部较厚、多蜡质的蔬菜水果，如南瓜、冬瓜、洋葱、柚、枣等能较长期储存，而叶菜类和浆果类蔬菜水果不耐储藏，宜趁新鲜时食用。食用油宜放在通风干燥阴凉处。

目前市场上各类物质的供应都非常充沛，托幼机构膳食供应所需的粮食、肉类、禽蛋、蔬菜水果等都能随时采购到，因此除少数交通不便的托幼机构外，都应选购新鲜卫生的食品，减少储存量，缩短储存期，以保证婴幼儿膳食的质量。

（三）烹调制备卫生

托幼机构食堂在食品烹调制备时的卫生要求是：尽量保存食物中的营养素，使婴幼儿能从定量的食物中得到尽可能多的营养素；通过拣、洗、烧等烹调制备过程，改变食物的组织结构，杀菌去毒，增加色香味，有利于婴幼儿的消化吸收。

1. 尽量保存食物中的营养素

食物在烹调过程中，由于物理或化学作用，可能会造成一些营养素的破坏和损失，尤其是维生素。因此，在烹调时，应设法保留更多的营养素。

（1）淘米要用冷水，不要用力搓，淘洗次数要少。米经过淘洗维生素 B_1 的损失率可达到40%～60%，蛋白质、脂肪和无机盐也都有损失。用热水、流水洗，用力搓洗，损失会更多。但存放过久的米一定要淘洗干净。

（2）做饭、煮粥和制作面食时不要放碱，以免 B 族维生素受损。最好采用蒸饭或焖饭的方式做饭，不要捞米饭，以免维生素、无机盐及淀粉等从米汤中损失。煮粥要盖上锅盖，以免水溶性维生素随蒸汽跑掉；煮面条或水饺的面汤因含有维生素 B_1、维生素 B_2 等应设法饮用。

（3）蔬菜要吃新鲜的。新鲜蔬菜所含营养素比干菜、咸菜多，所以要尽量选用，一时吃不了要妥善保管，不要浸在水里或放在太阳下晒，或放在风大的地方吹。蔬菜要先洗后切，否则维生素 C 会大量流失，切后在水中浸洗时间越长，维生素 C 损失越多。蔬菜要切后就炒，急火快炒。煮菜要少放水，水沸后放菜，以缩短煮菜的时间。有些瓜果蔬菜，能带皮吃的尽量不去皮，若发现有农药污染，则要去皮。

（4）炒菜时加少量醋。这样可减少维生素 C 的流失，并可促进钙、磷、铁的吸收利用。烧排骨汤加点醋，可使骨中的钙溶解于汤中。烧鱼时加醋还可去除腥味，凉菜加点醋可以调味、杀菌。

（5）加工动物性食物要尽量切得细薄，用大火炒，可拌少量淀粉，使表面凝结，以减少维生素的损失。

（6）使用不同材料的炊具也会影响食物中营养素的保存。例如，用铝锅烹调食物，维生素 C 损失最少，为 $0\sim12\%$，用铁锅损失为 $0\sim30.7\%$，而用铜锅损失可达 $30\%\sim80\%$。

2. 避免有害物质的产生或去除有毒有害物质

托幼机构烹调制备食物要避免采用烘烤、烟熏的方法。这种方法会使食物中的蛋白质、脂肪和碳水化合物焦化，产生变性氨基酸，3，4-苯并芘和有毒的多环芳香烃等致癌物质。

生豆浆、生四季豆中含有皂素、抗胰蛋白质酶等有毒物质，一定要煮透烧熟才能食用。要避免用铁锅煮酸性食物，或用铁器盛醋、酸梅汤、山楂汁等食物，因为酸会溶解出大量的铁，食用后可导致呕吐、腹泻、腹痛等中毒症状。

3. 要使食品具有良好的感官性状，这样能增进食欲，促进胃肠对食物的消化吸收

幼儿进餐时有旺盛的食欲，才能使食物被充分地消化吸收。由于幼儿对食物的色香味形都比较敏感，因此要通过对食物的烹调加工，使食品具有良好的感官性状，充分调动起婴幼儿的食欲。

幼儿的口腔较小，口腔黏膜薄嫩，容易受损伤。因此，托幼机构给婴幼儿提供的食物不可过烫过硬。幼儿的胃容积较小，胃壁的肌肉层和弹性纤维发育还不完善，蠕动能力较差，胃液中的胃酸和酶的强度都较低，因此烹调制备的食品要细、软、碎、烂，不要让幼儿食用有浓烈调味和刺激性的食品。婴幼儿肝细胞发育还不成熟，分泌胆汁少，对脂肪消化的能力较弱，因此不宜让他们经常食用过分油腻的食品或油炸食品。

（四）进食过程卫生

托幼机构在组织婴幼儿进食时要注意进食卫生。

1. 良好的进餐环境

（1）良好的物理环境：用餐场所应整齐清洁，空气通畅，温度适宜，桌椅高低适合幼儿身材，餐具简单便于使用。进餐时，良好的物理环境有益于幼儿保持大脑皮层的兴奋和用餐时的愉快情绪。

（2）良好的心理环境：幼儿用餐时的心理环境与保教人员的态度有密切关系。托幼机构的保育员和教师在婴幼儿进餐时要给予关心和爱护，对独立进餐有困难的婴幼儿要给予帮助。不能在就餐

Note

时批评、训斥幼儿，以免造成幼儿情绪低落，大脑皮层受到抑制，食欲不振，即使吃下去的食物也不能得到很好的消化吸收。

2. 适当的进餐速度

幼儿进餐时，保教人员不能一味地要求孩子吃得快，或用"看谁得第一"等方法进行比赛以刺激幼儿提高进餐速度。进餐过快会造成咀嚼不充分，引起消化不良，或因呛噎造成气管异物等情况发生。进餐速度过慢会造成饭菜冰凉，特别是在冬季，会导致婴幼儿胃部不适，消化不良。要指导帮助进餐速度过慢的幼儿改进进餐技巧，提高进餐速度，和小朋友们一起把饭吃完。

3. 进餐时不谈笑打闹

进餐时说话、疯闹，容易发生食物被吸入气管的情况，非常危险，所以保教人员要注意提醒幼儿安静地进餐。

4. 不强迫幼儿进食

幼儿突然出现比往日进餐量骤减的情况，一般都是有原因的，要注意观察了解，加强与家长的联系，不要强迫幼儿进食，以免造成不良后果。

（五）厨房卫生

托幼机构食堂要接受当地卫生主管部门的卫生监督，申领《卫生许可证》。

（1）厨房应有符合卫生要求的工作面积，厨房各室的安排要适合工作程序。

（2）厨房应有排烟、排气、防尘、防蝇、防鼠、防蟑螂的设备。

（3）应有提供清洁水源和排除污水的设施。洗食具池、洗菜池要分别设置。

（4）生熟食品要分开存放，生熟刀具应严格分开。

（5）应有消毒的设备，食具每餐用后洗净消毒。煮沸消毒时水要浸没食具，水开后要煮5分钟。用流动蒸汽消毒，送蒸汽后应达到20分钟，温度达到95 ℃以上。消毒后的餐具要放在干净的容器或碗柜内备用。

（6）应有垃圾和污物处理的设施，能及时处理废物，防止害虫滋生和臭气产生。垃圾桶、垃圾箱要有严密的顶盖，至少每日清理一次。

（六）炊事人员的卫生

职前必须进行严格体检，接受卫生知识培训，凭卫生防疫部门颁发的合格证上岗。以后每年要进行1～2次体格检查。如发现炊事人员患有传染病（如肝炎、肺结核、皮肤病）应立即调离炊事员岗位，痊愈后经体检合格才能恢复工作。炊事人员家属中有人患传染病的，该炊事人员也应暂时离开厨房工作，直至检疫隔离期满才能上岗。

炊事人员工作时必须穿工作服，工作帽要能包住头发，戴好口罩。要注意保持个人卫生，勤洗头、勤换衣服和勤剪指甲。制备食品前，大小便、擤鼻涕、处理生肉蔬菜和垃圾以后都应洗手。擦手用的毛巾要每天消毒。如厕前要脱去工作服。在烧菜、分菜时不直接从食具中取食物尝味，也不对着食物咳嗽、打喷嚏或说话，不得用手直接拿熟食。

◇ 项目小结

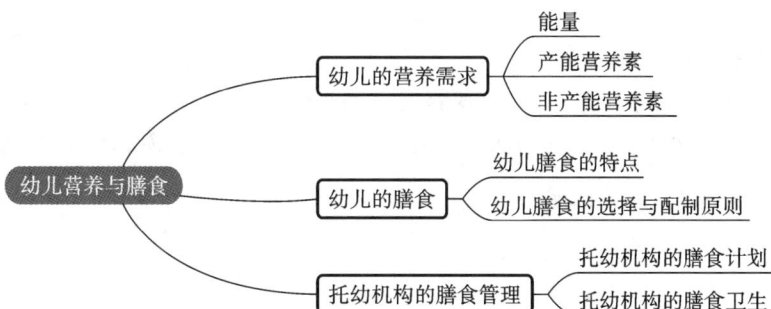

思考与练习

1. 引起坏血病的病因是缺乏（　　）。

A. 维生素 A　　　　　B. 维生素 B　　　　　C. 维生素 C　　　　　D. 维生素 D

2. 缺铁的儿童可以补充下列哪种食物？（　　）

A. 乳类食品　　　　　B. 西红柿　　　　　C. 猪肝　　　　　D. 胡萝卜

3. 谷类是人们一日三餐不可缺少的食物，它可提供的主要营养成分是（　　）。

A. 蛋白质　　　　　B. 脂肪　　　　　C. 碳水化合物　　　　　D. 维生素

4. 下列做法中符合营养科学要求的是（　　）。

A. 6 岁左右儿童每日进食 5 次

B. 在每餐食物中加入赖氨酸

C. 干稀搭配、粗细粮搭配

D. 菠菜和苋菜含钙量高，可用作儿童摄取钙的来源

5. 儿童生长发育必需的且容易缺乏的维生素有哪些？

6. 托幼机构应注意培养幼儿哪些良好的饮食习惯？

实践与实训

实训一：　幼儿园饮食卫生调查

目的：　了解幼儿园膳食卫生及存在的问题。

Note

要求： 在幼儿园保育见习中，观察并记录幼儿园厨房卫生情况及炊事人员卫生要求。

形式： 小组合作。

实训二： 幼儿园一周食谱分析

目的： 能够知道幼儿每天需要摄入的营养素，关心幼儿的饮食营养与健康发展。

要求： 运用所学幼儿膳食特点及配制原则的相关内容，选择当地一家幼儿园的一周食谱一份进行分析，指出问题并给予调整性建议。

形式： 小组合作。

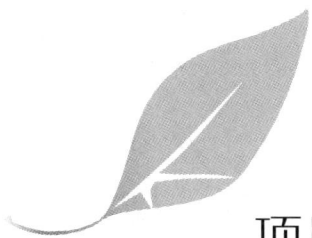

项目五　幼儿生理疾病的防护

◇**学习目标**

1. 了解传染病、常见疾病的基本知识。
2. 熟悉常见疾病的原因、症状及防护措施。
3. 熟悉常见疾病的护理技能。
4. 能在实际工作中保持卫生习惯并加强防范意识。

◇**情境导入**

阳阳是幼儿园中班的小朋友，近日，新冠疫情卷土重来，他所在的小区封闭了，妈妈说新型冠状病毒是怪兽，我们必须要战胜它才能出门。阳阳很好奇地想知道，这个怪兽是怎么回事？我们怎样才能打败它呢？妈妈说这个怪兽传染性很强，如果不戴口罩就可能被传染，我们全家不出门在家加强营养，增强抵抗力，按规定接种疫苗，小区做好消毒，我们就会战胜怪兽，然后就可以出门购物和游玩了！

任务一　传染病的基本知识

由于学前儿童免疫系统发育尚不完善，免疫功能较差，易受病原体感染而发生传染病。加之学前儿童在幼儿园集体生活，朝夕相处，接触频繁，故传染病发生后极易流行。所以，传染病的预防和管理是托幼机构的一项重要工作。本任务主要介绍传染病的理论基础和预防基础知识，介绍学前儿童常见传染病和寄生虫病的流行特点、症状、预防和护理知识，以帮助同学们今后在幼儿园中配合家庭顺利开展传染病的各项预防保健工作。

Note

微课视频
"传染病的常识"

拓展资源
"新型冠状病毒肺炎"简介

一 传染病的概念及其种类

（一）传染病的概念

传染病是由病原体侵入机体引起的，并能在人与人、人与动物或者动物与动物之间相互传播的一类疾病，具有传染性和流行性等特点。由于病原体均具有繁殖能力，可以在人群中从一个宿主通过一定途径传播到另一个宿主，使之产生同样的疾病。

某种传染病在人群中大量传播时称为瘟疫。传染病虽是疾病种类中的一小部分，但它传播快，波及面广，危害大。但只要加强预防，做好早期监测，便可收到理想的预防效果。

（二）传染病的种类

《中华人民共和国传染病防治法》将全国发病率高、流行面较大、危害严重的急性和慢性传染病列为法定管理的传染病，并根据其传播方式、速度及其危害程度，分为甲、乙、丙三类共 39 种（表 5-1）。

表 5-1　我国法定传染病的分类

分　类	疾 病 名 称
甲类（2 种）	鼠疫、霍乱
乙类（26 种）	甲型 H1N1 流感（新加）、传染性非典型肺炎、艾滋病、病毒性肝炎、脊髓灰质炎、人感染高致病性禽流感、麻疹、流行性出血热、狂犬病、流行性乙型脑炎、登革热、炭疽、细菌性和阿米巴痢疾、肺结核、伤寒和副伤寒、流行性脑脊髓膜炎、百日咳、白喉、新生儿破伤风、猩红热、布鲁氏菌病、淋病、梅毒、钩端螺旋体病、血吸虫病、疟疾
丙类（11 种）	流行性感冒、流行性腮腺炎、风疹、急性出血性结膜炎、麻风病、流行性和地方性斑疹伤寒、黑热病、包虫病、丝虫病、感染性腹泻病（除霍乱、细菌性和阿米巴痢疾、伤寒和副伤寒以外）、手足口病

乙类传染病中的传染性非典型肺炎、人感染高致病性禽流感、炭疽中的肺炭疽和新型冠状病毒肺炎，因传染性强、危害性大，应按甲类传染病的要求报告，并采取相应的预防控制措施。

二　传染病的特性

传染病与其他疾病有本质的区别，其基本特征如下：

（一）有病原体

病原体是指周围环境中能引起人和动物发病的微生物和寄生虫，故又称为"病原生物"。每种传染病都有其特异的病原体，如麻疹的病原体是麻疹病毒，肺结核的病原体是结核分枝杆菌等。多数传染病的病原体是病毒还有细菌，这个特征是传染病与非传染性疾病的根本区别。

（二）有传染性

病原体从宿主排出体外，通过一定的方式，到达新的易感染者体内，即为传染性，所有传染病都具有传染性。传染病的传染强度与病原体的种类、数量、毒力，易感者的免疫状态等有关。

（三）有免疫性

传染病痊愈后，人体对同一种传染病病原体有了抵抗力，称为免疫。不同的传染病，病后免疫状态有所不同，有的传染病患病一次后可终身免疫，如麻疹、水痘等；有的传染病免疫时间较短，痊愈后还会再次感染，重新发病，如流感等；还有的传染病在感染未愈的同时，如果再接触同样的病原体，可产生重复感染，加重病情，如血吸虫病等。

（四）有流行性、季节性、地方性

（1）流行性：传染病在人群中散在发生，或在局部地区人群中大量出现，甚至在许多地区大面积发生，称为传染病的流行。

按传染病流行过程的强度和广度可分为散发、流行、大流行和暴发。散发是指传染病在人群中散在发生。流行是指某一地区或单位，在某一时期内，某种传染病的发病率超过了历年同期的发病同期的发病水平。大流行是指某种传染病在短时期内迅速传播、蔓延，超过了一般的流行强度。暴发是指某一局部地区或单位，在短期内突然出现众多的同一种疾病的病人。

（2）季节性：是指传染病的发病率，在年度内有季节性升高。如呼吸道传染病多发于冬春季节，消化道传染病多发生于夏秋季节。通常与温度、湿度的改变有关。

（3）地方性：是指某些传染病或寄生虫病，其中间宿主，受地理条件、气温条件变化的影响，常局限于一定的地理范围内发生。例如虫媒传染病、自然疫源性疾病（如血吸虫病）。我国南方易发生钩虫病。

Note

三 传染病的临床分期

每一种传染病从发生、发展至恢复，都要经历几个阶段，医学上称为临床分期（也称为一般临床特点）。

（一）潜伏期

潜伏期是指从病原体侵入机体到出现症状的这段时间。

不同传染病的潜伏期长短不一，短至数小时，长至数月乃至数年；同一种传染病，不同病人的潜伏期长短也不尽相同。通常细菌性传染病潜伏期短于蠕虫病；细菌性食物中毒潜伏期短，短至数小时（如霍乱）；狂犬病、艾滋病的潜伏期可长达数年。多数传染病的潜伏期比较恒定，根据某种传染病的最长潜伏期可以确定这种传染病的检疫期限。如某幼儿园某班发现一名儿童患水痘，自患儿离园之日起，该班需隔离检疫 21 日（水痘的最长潜伏期）。

（二）前驱期

前驱期是指从潜伏期末期到典型症状出现之前的短暂时间。

这段时间病原体不断生长繁殖产生毒素，可引起患者头痛、发热、乏力等全身反应，这是起病缓慢的传染病所共有的一般性症状，一般 1~2 日。某些发病急骤的传染病，可不出现前驱期，前驱期患者已具有传染性。

（三）发病期（症状明显期）

发病期是指各传染病的特有症状和体征随病情发展陆续出现的时期。不同的传染病有不同的典型症状。如猩红热出现细密皮疹，乙型脑炎出现颈项强直等典型特征。多数传染病在发病过程中伴有发热，但不同传染病发热持续的时间长短不同。这一时期症状由轻而重，由少而多，逐渐或迅速达到高峰，随机体免疫力的产生与提高趋向恢复，因此这一阶段一般又可分为上升期、高峰期和缓解期三个时期。

（四）恢复期

恢复期是指传染病的主要症状逐渐消失，生理功能和组织损伤逐渐恢复的时期。机体免疫力增长到一定程度，病原体被完全或基本消灭，体内病理、生理变化终止，功能逐步恢复正常。多数以痊愈而终，少数可能留有后遗症。但在此期间，病情有时会恶化，甚至产生并发症。

四 传染病流行的三个基本环节

Note

传染病的病原体在一定的条件下，在人群中的广泛传播即为传染病的流行。传染病若要传播和流行，必须同时具备三个环节，缺少其中的任何一个环节，就不能形成流行。而当传染病流行时，只要切断其中任何一个环节，流行即可终止。

（一）传染源

传染源是指体内有病原体生长、繁殖并能排出病原体的人或动物。传染源分为以下三种。

（1）传染病患者（病人）：感染了病原体后，表现出一定症状和体征的人。他们体内有大量病原体，往往可伴随一些症状如咳嗽、腹泻等排出体外，污染外部环境，因此患者是主要的传染源。有些传染病，如麻疹、病毒性肝炎等，患者是唯一的传染源。患者排出病原体的整个时期叫作传染期。根据传染期的长短可以确定患者的隔离期限。

（2）病原携带者：简称携带者，是指无症状而能排出病原体的人或动物。可分为三种。

①健康携带者：是指过去无该病病史，当前无该病临床症状，但能排出病原体的人。病原体虽已侵入人体，但不出现任何症状（不发病），看起来就是健康的人，却能排出病原体。只能用实验室方法才能检出病原体。

②病后携带者：是指临床症状和体征消失后仍继续排出病原体的人，也称恢复期病原携带者。

③潜伏期携带者：是指病原体侵入机体后到开始出现症状前，即潜伏期末期就能排出病原体的人。

因携带者在人群中数量较多，而且可自由行动，故病原携带者在一些传染病中会成为重要的传染源。如猩红热、流行性脑脊髓膜炎、伤寒、痢疾、脊髓灰质炎等，携带者是它们的主要传染源。

（3）受感染的动物：由受感染的动物所传播的病称为人畜共患病，如狂犬病、流行性乙型脑炎（猪是重要传染源）。

（二）传播途径

传播途径是病原体离开传染源到达他人体内所经历的路径。病原体一般存在于传染源的呼吸道、消化道、血液或其他组织中，并通过传染源的排泄物或分泌物排出后，又经过一定的途径或方式，侵入他人体内。主要的传染途径有以下几种。

（1）空气飞沫传播：是呼吸道传染病的主要传播方式。病原体随着病人或携带者说话、咳嗽、打喷嚏等产生的飞沫散布到空气中，由呼吸道侵入易感者体内使其受到感染。如麻疹、流感、百日咳等传染病就是以这种方式传播的。因此，在传染病流行时，要少去公共场所，室内应注意通风换气，并提倡湿式打扫；必要时还可采用紫外线照射或乳酸蒸汽消毒。

（2）饮食传播：是消化道传染病的主要传播途径。病原体污染了食物或饮水，经口侵入易感者体内使之受到感染。如甲型肝炎、伤寒、细菌性痢疾、蛔虫病等主要以这种方式传播。食物在制作、储藏、运输和销售过程中被病原体污染；寄生虫卵和细菌等随人的粪便进入土壤，土壤污染了手，而饭前不洗手或饮用了被病原体污染的水等，都能造成"病从口入"。因此，要注意食品卫生；做到饭前便后洗手；保护水源，不喝生水，防止"病从口入"。

（3）接触传播：病原体污染了日常用品（如衣被、毛巾、餐具、玩具等），再通过人的手或其他方式传播给易感者（口鼻或皮肤），使之受到感染。如乙肝病人的唾液带有病毒，与这样的人共用牙刷、水杯、餐具等会被传染。皮肤接触被病原体污染的土壤、水也会造成感染。如土壤中的寄生虫幼虫，通过人体与土的接触，从人的皮肤钻入人体致病（如钩虫病）；又如因游泳、戏水等接触污染了的水，病原体经皮肤侵入人体（如血吸虫病）等。因此，托幼机构应严格执行消毒制度，工作人员应有良好的个人卫生习惯，家庭中也应提倡生活用品专人专用，以减少传播的机会。

（4）虫媒传播：病原体以昆虫为媒介（如蚊、蚤、虱、白蛉、蜱）直接或间接地传入易感者体内造成感染。经虫媒传播的疾病主要有：蚊——流行性乙型脑炎、疟疾；蚤——鼠疫；虱——斑疹伤寒；白蛉——白蛉热；蜱——森林脑炎。

（5）医源性传播：是由医务人员在检查、治疗和预防疾病时或实验室操作过程中，由于工作失误或操作不规范而造成的传播。如输血可传播乙型肝炎，药物或疫苗注射时不换针头、注射器也会传播乙肝。艾滋病等都可通过血液进行传播。

（6）母婴传播：病原体由母亲直接传给婴儿。主要通过胎盘、分娩损伤、哺乳和产后密切接触等途径将病原体传染给婴儿。如乙型肝炎、风疹、艾滋病等。

（三）易感者（人群）

易感者是指对某种传染病缺乏特异性免疫力，容易受感染的人，他们往往不能抵御某种病原体的入侵而染病。如未出过麻疹的儿童就是麻疹的易感人群。人群中对某种传染病的易感者越多，则发生该传染病流行的可能性越大。通过有计划的预防接种，可降低人群中感染传染病的易感率。

五 传染病的预防

学前儿童对疾病的抵抗力较低，在儿童集体机构中，传染病容易传播和蔓延。为了保护婴幼儿的身体健康，就必须坚持"预防为主"的方针，密切注意消灭和控制传染病的流行。预防传染病的关键在于针对传染病发生和流行的三个基本环节采取综合性措施。

（一）控制传染源

控制传染源是减少传染病传播的一项重要措施。对传染源的控制应做到"四早"——早发现、早报告、早隔离、早治疗。

1. 早发现病人

多数传染病在疾病早期传染性最强，早发现病人可有效控制传染病的传播。托幼机构应该做好：①幼儿入园前体检、工作人员进园前体检，体检合格者才可接收。凡属于传染病患者、病原体携带者及接触者暂不接收入园。②传染病流行期间不接收新生、新工作人员。③幼儿及全体工作人员都需要定期体检。④认真做好每日晨检和全日健康观察工作，特别是在传染病流行期间，检查更应全面细致。

2. 早报告、早隔离病人

若发现传染病人或疑似病人，应及时报告卫生防疫部门，以预防并控制传染病的流行。《中华人民共和国传染病防治法》第3章第31条规定："任何单位和个人发现传染病病人或者疑似传染病病人时，应当及时向附近的疾病预防控制机构或者医疗机构报告。"

病人是主要的传染源。病人和可疑病儿应早期得到单独隔离。各园所应根据自己的条件建立隔离室，一旦发现传染病患儿或疑似患儿，应立即隔离并进行个别照顾，避免与健康幼儿接触。对患儿所涉及的活动场所和使用过的物品要进行必要的消毒及预防措施，防止传染病的传播。

3. 早治疗

早期治疗可减轻症状，有效促进传染病愈合，减少并发症。将传染病患儿或疑似患儿立即送至医院，及早诊断，确定病情并积极治疗，使患儿早日康复。

4. 对接触者进行检疫

对与传染病患儿接触过的儿童，要实行检疫，进行观察。在幼儿园，传染病的接触者一般指与传染病患儿同班的幼儿或一同居住的人。检疫的目的是尽可能缩小传染的范围，并尽早发现病人。检疫期限根据该传染病的最长潜伏期而定。检疫期间，受检幼儿不得与健康儿童接触，但每日活动照常进行，要根据受检疫传染病的种类和特征（表5-2）密切观察幼儿是否出现异常情况。

表 5-2 常见急性传染病的潜伏期、隔离期和检疫期限（供参考）

病名	潜伏期			病人隔离期限	接触者检疫期限
	一般	最短	最长		
麻疹	10~14 日	6 日	21 日	出疹后 5 日解除隔离，合并肺炎延长 5 日	21 日，经人工被动免疫者 28 日
水痘	13~17 日	11 日	24 日	全部皮疹干燥结痂	21 日
流行性感冒	1~2 日	数小时	4 日	症状消失	3 日
猩红热	2~5 日	1 日	12 日	治疗起不少于 7 日	7 日
百日咳	7~14 日	2 日	21 日	发病 40 日后或痉咳 30 日后	21 日
流行性脑脊髓膜炎	2~4 日	1 日	10 日	症状消失	7 日
痢疾	1~4 日	半天	7 日	症状消失后 1 周	7 日
甲型传染性肝炎	3~4 周	2 周	8 周	发病后 40 日	42 日
流行性乙型脑炎	7~14 日	4 日	21 日	体温正常	不检疫
流行性腮腺炎	18 日	4 日	21 日	腮腺消肿后 1 周	21 日
伤寒、副伤寒	10~14 日	3 日	30 日	体温正常后 2 周	25 日

（二）切断传播途径

传染病是经一定途径传播的，如果能采取一定的措施，切断其传播途径，就可预防传染病的传播。

（1）经常性预防措施：①做好环境卫生：许多呼吸道传染病的病原体在流通的空气中会很快死亡，如麻疹病毒、水痘病毒等。因此，室内要经常定时开窗通风，保持空气新鲜；房间应进行湿式打扫，避免尘土飞扬。随地吐痰可造成肺结核病的传播，要制止这种不文明行为。总之，要做到环境清洁，空气清新。②讲究饮食卫生：托幼机构应管理好幼儿的饮食，让幼儿用自己的水杯饮水，采用分餐制，注意炊事用具及餐具的消毒。③注意个人卫生：教育幼儿养成良好的个人卫生习惯，饭前便后洗手，不吃不干净的食物；用自己的专用毛巾，不用手揉眼睛；要勤洗澡、勤换衣服，保持皮肤清洁等。④做好日常消毒工作：这是切断传播途径的重要措施。儿童所用物品要经常进行消毒。

Note

（2）传染病发生后采取的措施：对患儿所接触过的环境和日用品进行彻底消毒。呼吸道传染病，应彻底通风换气；肠道传染病和皮肤类传染病，病人使用和接触过的物品要进行彻底消毒。

（三）保护易感者

幼儿免疫功能不够完善，属易感人群，要采取必要的保护措施，来提高他们对传染病的抵抗力。

（1）非特异性保护措施：组织幼儿进行适当的体育锻炼和户外活动；为儿童提供合理营养；培养儿童养成良好的卫生习惯；为幼儿创设良好的生活环境，增强儿童体质，提高其非特异性免疫力。

（2）特异性保护措施：进行有计划、有系统的预防接种是保护易感者的主要措施。预防接种又称为人工免疫，是将疫苗通过适当的途径接种到人体内，使人体产生对该传染病的抵抗力，从而达到预防传染病的目的。例如，接种麻疹疫苗，可以预防麻疹；口服小儿麻痹糖丸可以预防脊髓灰质炎。

任务二　幼儿常见传染病的护理与预防

一　病毒性传染病

微课视频
"病毒性传染病1"

（一）水痘

水痘是由水痘—带状疱疹病毒所引起的急性呼吸道传染病。病毒存在于患者鼻咽分泌物和水痘的浆液内以及血液中，病毒经口鼻进入人体，首先在呼吸道黏膜细胞内繁殖，然后进入血液产生病毒血症，侵袭皮肤及内脏，引起发病。病毒在体外生存能力很弱，能被乙醇灭活。一次患病后可获得终身免疫。

1. 流行特点

（1）传染源：患者为主要传染源，出疹前1～2日至出疹后5日都有传染性。传染性极强，易感者在接触后约90％发病。儿童与带状疱疹患者接触也可发生水痘。

（2）传播途径：病初主要经飞沫传染，皮肤疱疹破溃后，也可经衣物、用具等间接传染。

（3）易感人群：人群普遍易感。多为6个月以上儿童，6个月～3岁幼儿发病率最高。

（4）流行特征：多在冬春季节发病并流行。

冬冬午睡起床老师帮他穿衣时，发现他的头面部、颈部以及躯干部位都有皮疹，以前胸和后背部居多，有些皮疹在皮肤表面突起，有的已经形成了水疱，冬冬说身上痒，不停地抓挠，感到烦躁不安。老师马上带冬冬到医务室检查。检查后保健医生估计冬冬得的是传染病，让老师立即打电话通知家长把孩子送到医院，幼儿园进行了上报并对园区进行了全面的消毒。

2. 症状

（1）潜伏期：10～21 日，一般为 14 日左右。

（2）前驱期：病初可有低热，年长幼儿常有高热，可高达 39～40 ℃，常伴有全身不适、食欲不振、低热、流涕、咳嗽等。

（3）发病期：在起病当日或第二日出现，皮疹先见于头皮、面部，逐渐延及躯干和四肢，皮疹分布以躯干为多，呈向心性分布，而且沿斑疹→丘疹→水疱→结痂顺序发展。最初是红色斑疹或斑丘疹，1 天左右变成水疱，水疱稍呈椭圆形，大小不一，表浅，似浮在表面，常伴瘙痒感使患儿烦躁不安。

（4）恢复期：3～4 日后，水疱疹从中心开始干缩、结痂。干痂脱落后，皮肤上不留疤痕。由于皮疹分批出现，故在病体中可见各期皮疹同时存在，此起彼伏，参差不齐。皮疹数量不一，少则数十个，多可达数百个。黏膜水痘疹可发生于口腔、眼结膜、外阴部等处，破溃后可成浅溃疡，能迅速愈合。

成人患水痘后，其症状较儿童严重，表现为高热持续不退，全身症状严重，皮疹融合成片，并发症易见如肝炎、肺炎等，应加以注意。

3. 护理

（1）发热期患儿应卧床休息，室内保持空气清新；给予高热量易消化的饮食和充足的水分。

（2）修剪患儿指甲，防止抓破水疱，引起感染。勤换衣服、床单，保持皮肤清洁卫生。

（3）也可用炉甘石擦剂止痒。水疱上可涂龙胆紫使之尽快干燥结痂。

4. 预防

（1）重点在于管理传染源，要隔离患儿至全部皮疹结痂为止。对水痘患儿的用具等要暴晒或煮沸消毒。病人停留过的房间要通风 3 小时。

（2）对易感者，需严密观察 3 周，并可口服板蓝根冲剂予以预防。尽量避免易感儿接触水痘患儿，可接种水痘减毒活疫苗，在接触水痘患者后 3 日内接种仍然有效。免疫力低下的易感儿，可在其接触后尽早肌注水痘—带状疱疹免疫球蛋白 2～5 ml，可降低发病率与减轻病情。

（3）接触者应检疫 21 日。

（二）麻疹

麻疹是由麻疹病毒引起的急性呼吸道传染病。患过一次麻疹后，可获得终身免疫。病毒存在于

Note

患儿的口鼻及眼的分泌物和血液及大小便中。病毒由呼吸道黏膜或眼结膜侵入或直接被吸入气管、支气管，在局部上皮细胞及附近淋巴组织繁殖，1～2日后扩散入血，形成第一次病毒血症。病毒进入血液中的淋巴细胞后被送到全身的淋巴组织、肝、脾中，在这些组织和器官里广泛增殖后再次进入血液，导致第二次病毒血症，引起广泛病变，全身皮肤和黏膜的毛细血管内皮细胞也被麻疹病毒感染。不过麻疹病毒离开人体后，生存能力不强，在流通的空气中或日光下半小时即可被杀灭。紫外线、过氧乙酸、甲醛、乳酸和乙醚等对麻疹病毒均有杀灭作用。

1. 流行特点

（1）传染源：麻疹患者是唯一的传染源，一般认为出疹前后5日均有传染性。该病传染性强，易感者直接接触后90%以上可得病。隐性感染者的传染源作用不大。

（2）传播途径：主要通过飞沫传播。患者咳嗽、打喷嚏时，病毒随飞沫排出，直接到达易感者的呼吸道或眼结膜而致感染。直接接触病人的分泌物，也可传染。

（3）易感人群：未患过麻疹，也未接种过麻疹疫苗者均为易感者。病后有较持久的免疫力。通常6个月至5岁幼儿发病率最高，6个月以下的婴儿具有母婴免疫力，极少发病。麻疹活疫苗预防接种后可获得有效免疫力，但抗体水平可逐年下降，因此如再接触传染源还可发病。据报道，20世纪60年代以后广泛预防接种，发病年龄有增大趋势，隐性感染者也普遍存在，且产生的免疫力较疫苗免疫强10倍之多。

（4）流行特征：本病目前多为散发，但如果传染源进入易感者居住集中的地区，则可导致暴发流行。四季均可发病，以冬春季节最多。在未普及麻疹疫苗接种地区，往往每2～3年发生一次流行。当城市易感者超过40%，农村易感者达60%～80%时即有发生流行的可能。

2. 症状

（1）潜伏期为10～12日。应用血清被动免疫后，有的可延长至3周。

（2）前驱期2～4日，可有发热、咳嗽、流涕、畏光、流泪、结膜充血等症状，并伴全身不适。2～3日后可在口腔两侧近臼齿处的颊黏膜上出现针尖大小的蓝白色斑点，周围有红晕，称为"科氏斑"或"麻疹黏膜斑"（这是麻疹所特有的症状，是早期诊断麻疹的重要依据）。初起仅数个，很快会增多且可融合，扩散至整个黏膜以及唇内、牙龈等处，一般维持2～3日，在发疹后的第二天消退。

（3）发病期为3～5日，在发热后3～4日开始出皮疹，初见于耳后、发际、颜面，而后迅速蔓延到颈部、上肢、躯干及下肢，最后到手心、脚底，经2～3日，遍及全身。皮疹为玫红色斑丘疹，大小形状不一，压之褪色，稍高出皮面。皮疹盛时可互相融合，颜色渐转暗。皮疹在2～5日内出齐，出疹高峰时中毒症状加重，体温高达40℃，神情倦怠，昏睡终日，或烦躁不安甚至惊厥。颈淋巴结、肝、脾均肿大。成人麻疹患者的中毒症状常比幼儿为重，皮疹多密集。

（4）皮疹按出疹顺序消退，疹退后留有褐色的色素斑，伴糠麸样脱屑。随皮疹消退，体温逐渐恢复正常，全身症状减轻。整个病程10～14日。

3. 护理

（1）应卧床休息，单间隔离；居室空气清新流畅，保持适当的温度和湿度，衣被不宜过多，避免让风直吹患儿或阳光直接照射患儿的眼睛。

（2）保持眼、鼻、口腔及皮肤的清洁卫生，及时清除眼睛、鼻腔分泌物及其干痂，经常清洗口腔，防止口腔炎症、溃疡和鹅口疮的发生。

（3）饮食应富于营养且易消化。发热时，可吃流质食物，热退后饮食仍须清淡，但不必吃素，因为该病病程长，体内营养物质的消耗较多，所以不必过于忌荤和忌油，特别是蛋白质和各种维生素，否则会导致维生素缺乏症，而且疾病也不易痊愈。

（4）发热时要多饮水，高烧持续不退可吃些退烧药。

（5）注意发生并发症。若皮疹尚未出齐却突然隐退（疹子内陷），疹子颜色淡白或发紫，出疹中出现高热、气急、口唇发青、面色不好、四肢发冷，或嗜睡、烦躁、抽筋等，均应警惕有并发症（如肺炎、心肌炎）发生的可能，需立即送医院诊治。在出疹期间可喝芦根水，以帮助患者把疹子出透。

4. 预防

（1）做好隔离消毒。麻疹病儿应隔离至出疹后 5 日，并发肺炎时，延长至出疹后 10 日。麻疹病人停留过的房间，应开窗通风 3 小时，患儿用过的玩具、衣物等要进行暴晒或消毒处理。

（2）对 6 个月以上的易感儿童，应接种麻疹减毒活疫苗。

（3）2 岁以下或有慢性病的幼儿，接触麻疹病人后，可进行人工被动免疫。在 5 日内注射胎盘球蛋白或丙种球蛋白可预防发病。在 5～9 日内注射可减轻症状。

（4）接触者检疫 21 日。

案例导入

　　教学活动结束后，老师让小朋友自主选择玩具进行活动，老师却发现欢欢趴在桌子上，小脸红红的，老师问："欢欢，你怎么不去选玩具呢？""老师，我头不舒服，想睡觉。"欢欢说。老师立马给欢欢测量了体温，一看39.3 ℃，属于高烧。老师给欢欢妈妈打电话让她接孩子回去看医生。医生看了欢欢的嘴巴后，诊断为疱疹性咽峡炎。老师得知后，马上上报幼儿园并把活动室进行了全面消毒。

（三）流行性感冒（流感）

流感是由流感病毒引起的急性呼吸道传染病。流感病毒可分为甲、乙、丙三种类型，同型病毒又可分为若干个亚型。甲型病毒易发生变异，常引起流行；乙型病毒变型缓慢，流行比较局限；丙型病毒很少变异，多呈散发，各型之间不能交叉免疫。

1. 流行特点

（1）传染源：流感患者是主要的传染源。自潜伏期即有传染性，发病 3 日内传染性最强。轻型患者在传播上有重要意义。隐性感染者排出病毒的数量较少而且时间短，故传染意义不大。

（2）传播途径：经飞沫直接传播。当病人咳嗽、打喷嚏及大声说话时，病毒随飞沫喷到周围空气中，侵入正常人的鼻黏膜而传染。也可通过尘埃、手、用具等间接传染。

（3）易感人群：人群对流感普遍易感，病后免疫时间短，不超过 2 年。儿童及少年患此病较多，5～20 岁发病率最高。新亚型引起流行，各年龄组发病率相仿。

（4）流行特征：本病常突然发生，传播迅速，发病率高，流行时间短，常沿交通线迅速蔓延，

Note

先集体后散居，先城市后农村，在几个月内，可遍及世界各地，造成全球性的大流行。本病一年四季均有发生，但以冬春季节多发。

2. 症状

(1) 潜伏期 1～3 日，短则数小时。

(2) 起病急、寒战、高热（达 39～40 ℃），伴有头痛、倦怠乏力、关节肌肉酸痛、眼结膜充血、咽痒、咽痛等。流感的全身症状明显，而呼吸症状较轻。儿童患流感容易并发肺炎。

(3) 以胃肠道症状为主者，可有恶心、呕吐、腹痛、腹泻等症状；以肺炎症状为主者，发病1～2日后即出现咳嗽、气促、气喘、发绀等症状；部分病儿有明显的精神症状，如嗜睡、惊厥等；婴幼儿常并发中耳炎。

(4) 发热与临床症状可在 1～2 日达到高峰，3～5 日内退热，症状随之消失。乏力与咳嗽可持续 1～2 周。

3. 护理

(1) 高热时应卧床休息，适当降温，婴幼儿多采用物理降温，退热后不要急于活动。还可予以吸氧、输液等处理。患儿高热时切忌捂得太紧，以防体温继续上升而引起惊厥。

(2) 病儿居室要有阳光、空气流通。

(3) 多饮白开水，饮食易消化有营养。

(4) 口鼻腔分泌物及污染物应及时处理。严密观察体温、脉搏、呼吸及咳嗽等情况，发现问题，及时处理。可选用板蓝根、紫草、金银花、黄连、连翘、黄芩等药物治疗。

(5) 护理者要戴口罩，护理患儿后要洗手。

4. 预防

(1) 让幼儿多晒太阳、多参加户外活动，加强体格锻炼，增强机体的抵抗力。加强营养，预防佝偻病与营养不良。

(2) 保持居室温度恒定，空气流通，熏蒸消毒。

(3) 衣着要适宜，注意随天气变化增减衣服。

(4) 流感流行时少到公共场所（或戴口罩）。

(5) 接种流感活疫苗或减毒活疫苗。口服野菊花、贯众、板蓝根等，也可预防流感。

（四）流行性腮腺炎

流行性腮腺炎也叫"痄腮""蛤蟆瘟"，俗称"大嘴巴"，是由腮腺炎病毒引起的急性呼吸道传染病。病毒存在于患者唾液、血液、尿液及脑脊液中，传染性较强。病毒由呼吸道侵入人体，引起腮腺或颌下腺肿胀。此病毒耐低温，对热、紫外线照射、70％酒精等耐受性低。患者可获得终身免疫。

1. 流行特点

(1) 传染源：腮腺炎患者和隐性感染者。

(2) 传播途径：主要通过飞沫和直接接触传染，少数通过用具间接传染。

(3) 易感人群：多见于 2 岁以上婴幼儿，2 岁以下婴幼儿较少得病，成人偶可得病。

(4) 流行特征：一年四季均可发生，多流行于冬春季节。在儿童集体机构易发生暴发流行。一般一生只患一次。

2．症状

（1）本病潜伏期 14～21 日。

（2）大多数起病较急，可有发热、畏寒、头痛、食欲不振等症状。

（3）1～2 日后腮腺肿大。以耳垂为中心，边缘界限不清，表面发热，有轻度压痛。张口或咀嚼时腮腺部位感到胀痛，吃硬或酸的东西时疼痛加剧。少数病人有时可有颌下腺和舌下腺肿胀疼痛。

（4）一般先一侧腮腺肿大，2～3 日后另一侧也肿大，经 4～5 日消肿。不典型的病例可始终无腮腺肿胀，而以单纯脑膜炎、睾丸炎等症状出现，少数女青年可并发卵巢炎。

3．护理

（1）急性期患儿应卧床休息，以减少并发症发生。若并发睾丸炎更需要卧床，可用吊带托起阴囊，以减轻坠痛。

（2）多用淡盐水漱口，以保持口腔的清洁，防止继发性感染。对于不会漱口的婴儿需做口腔护理或勤喂白开水。

（3）要多喝白开水，以利于退热及毒素的排出，要吃富有营养且易消化的流质、半流质食物或软食，以减轻咀嚼时产生的疼痛。避免酸辣、硬食物（因为酸、硬食物会使唾液分泌增加，从而刺激红肿的腮腺管口，加重疼痛）。

（4）当体温太高（超过 39 ℃时），可给予适量退热药或采用头部冷敷、酒精擦浴等进行物理降温。

（5）可服用板蓝根治疗，腮腺肿痛时，可用湿毛巾冷敷，用新鲜仙人掌去皮捣烂涂敷于肿痛部位能消肿止痛。一旦有并发症的表现，应及时与医生联系。

4．预防

（1）隔离患儿至腮腺完全消肿为止。

（2）在流行期间，不要去人群集中的公共场所，避免接触传染源。

（3）冬春季节加强孩子的营养、保暖及耐寒锻炼。可服用板蓝根冲剂预防（3 日），可注射腮腺炎减毒活疫苗。

（五）手足口病

微课视频
"手足口病"

手足口病是由多种肠道病毒引起的常见传染病，以发热和手、足、口腔等部位的皮疹或疱疹为主要特征。少数患者可并发无菌性脑膜炎、脑炎、急性弛缓性麻痹、呼吸道感染和心肌炎，个别重症患儿病情进展快，易发生死亡。引发手足口病的肠道病毒有 20 多种（型），柯萨奇病毒 A 组的 16 型、4 型、5 型、9 型、10 型，B 组的 2 型、5 型，以及肠道病毒 71 型均为手足口病较常见的病原体，其中以柯萨奇病毒 A16 型（CoxA16）和肠道病毒 71 型（EV71）最为常见。对同一型病毒感染以后的免疫力可以持续终身，但是对不同型的病毒缺乏交叉保护力，因此儿童会反复感染发病。病毒在56 ℃以上高温下会失去活性；对紫外线及干燥敏感；各种氧化剂（如高锰酸钾、漂白粉等）、甲醛、碘酒都能使其灭活。

1. 流行特点

（1）传染源：患者、隐性感染者和无症状带毒者为主要传染源。患者的咽部分泌物、唾液及粪便中均含有病毒。

（2）传播途径：儿童通过接触被病毒污染的手、毛巾、手绢、牙杯、玩具、食具、奶具以及床上用品、内衣等引起传播；患儿咽喉分泌物及唾液中的病毒可通过空气飞沫传播；饮用或食入被病毒污染的水、食物等也可造成传播；门诊交叉感染和口腔器械消毒不严也可造成传播。

（3）易感人群：多发生于 5 岁以下的婴幼儿，2～3 岁居多。

（4）流行特征：一年四季都可发生，常见于 4—9 月。

2. 症状

（1）潜伏期为 2～7 日，没有明显的前驱症状。

（2）发病初期出现类似感冒的症状，发烧（体温多为37.5～38.5 ℃，很少超过 39 ℃，持续2～3日）、咳嗽、流涕，同时伴有恶心、呕吐、腹泻等消化道症状。

（3）很快在口腔黏膜、齿龈、舌和腭部出现斑丘疹或水疱，周围有红晕，继而破溃形成小溃疡，状如口疮，有明显灼痛。1～2 日后，手足远端出现芝麻或米粒大小、灰白色不透明、圆形小水疱，数量达数个或数十个，呈离心性分布，不疼、不痒或有轻度痒感，皮疹分布在手掌、足底、臀部、腋下等处。

（4）3～5 日后，水疱液体吸收萎缩，干燥脱皮。并发症并不常见，在罕见的情况下，此病才引发病毒性脑膜炎。

3. 护理

（1）居室内应空气新鲜，温度适宜，定期开窗通风，每日进行空气消毒。居室内应避免人员过多，禁止吸烟，防止空气污浊，继发感染。

（2）一周内应卧床休息，多饮温开水。患儿因发热、口腔疱疹、胃口较差而不愿进食。饮食宜清淡、可口、易消化，口腔有糜烂时可以吃一些流质食物。禁食冰冷、辛辣、咸等刺激性食物。

（3）应保持口腔清洁，预防细菌继发感染，每次餐后用温开水漱口。口腔有糜烂时可涂金霉素、鱼肝油以减轻疼痛，促使糜烂早日愈合。

（4）患儿衣服、被褥要清洁。床铺应平整干燥。衣着应宽大、柔软，经常更换。剪短患儿指甲，必要时包裹患儿双手，防止抓破皮疹。

（5）臀部有皮疹的婴儿，应随时清理患儿的大小便，保持臀部清洁干燥。

（6）疱疹破裂者，局部可涂擦0.5%的碘附或抗生素软膏。

手足口病一般为低热或中等热，无须特殊处理，可让患儿多饮水。如体温超过38.5 ℃，可在医生指导下服用退热剂。

4. 预防

（1）隔离病儿，直至发热及红疹消退及所有水疱结痂。

（2）儿童的玩具或其他用品应经常彻底清洗、消毒。

（3）减少到人多拥挤的地方，特别是尽量避免与其他有发热、出疹性疾病的儿童接触，减少被感染的机会。

（4）注意孩子营养、休息，避免阳光暴晒，防止过度疲劳而降低抵抗力。

（5）养成幼儿良好的卫生习惯和饮食习惯，如饭前便后外出后洗手、勤洗澡等，不喝生水，不吃生冷食物，剩饭剩菜要完全加热后再食用。看护人接触儿童前、替幼童更换尿布、处理粪便后均要洗手，并妥善处理污物。

（6）托幼机构要做好晨检，发现疑似病人，应及时隔离治疗。

拓展资源
"预防手足口病儿歌"

（六）流行性乙型脑炎（乙脑）

流行性乙型脑炎简称乙脑，又称为日本 B 型脑炎，是由乙脑病毒引起的急性中枢神经系统传染病。

微课视频
"病毒性传染病 2"

1. 流行特点

（1）传染源：受乙脑病毒感染的人和动物是传染源。最重要的传染源是猪（主要是幼猪，国内观察新生仔猪经过一个夏季，几乎 100％被感染）。此外，马、牛、羊、驴、狗、猫、鸡、鸭、鹅也可作为本病的储存宿主和传染源。蚊子是乙脑病毒的传播媒介，乙脑病毒在蚊子体内可经蚊卵传代，所以蚊子也是乙脑的储存宿主。

（2）传播途径：蚊子是传播此病的主要媒介。病毒通过蚊子的叮刺侵入人体后，在网状内皮系统中增殖，若停止在此阶段，即是隐性感染。若进入血液循环形成病毒血症，即是轻型感染。若通过血脑屏障侵入中枢神经系统，则可发生脑炎。隐性感染与显性感染的比例约为 25∶1。主要病理改变在中枢神经系统，以大脑皮质、基底核、间脑、脑为主，其次为小脑、延髓和脑桥；有血管充血或出血神经细胞变性和坏死、软化灶形成胶质细胞增生等。

（3）易感人群：人对乙脑病毒普遍易感，但绝大多数是无症状的隐性感染者，极少数人发病。少年儿童是主要发病人群，尤其是 10 岁以下的儿童最为易感。但由于近年来对儿童广泛接种乙脑疫苗，所以成人发病相对增多。

（4）流行特征：流行于夏秋季节。属中医学的"暑温""暑风""暑厥"范畴。

Note

2. 症状

人感染乙脑病毒后潜伏期为 5～15 日，最长可达 21 日，症状轻重不一。轻型病例的症状是低热、头痛和疲倦，持续几日后可自愈。典型乙脑的病程一般可分为三个阶段。

（1）初期：起病急，主要表现为全身不适、头痛、发烧，常伴有寒战，体温 38～39 ℃。头痛常较剧烈，伴有恶心、呕吐（呈喷射状），此期持续时间一般为 1～6 日。

（2）急性脑炎期：最突出的症状是持续高烧，体温高达 40 ℃以上，几天后中枢神经感染加重，出现意识障碍（如神志不清、昏睡和昏迷、惊厥或抽搐）、肢体强直或瘫痪等症状。严重的病例可因高烧不退、抽搐不止、脑水肿、呼吸或循环衰竭而死亡（1 个月内）。暴发型乙脑甚至可以在 1～2 日内使患者因呼吸衰竭而死亡。

（3）恢复期：大多数病人在 7～10 日内热度渐退，体温和脉搏等逐渐恢复正常，其他症状也随之消失（患者逐渐清醒）。少数（7%～15%）严重病人可因惊厥、昏迷持续较久，恢复后常留有时间长短不一的精神不正常、智力减退、失语、肢体瘫痪等后遗症。

乙脑在发病初期，很像上呼吸道感染，病人有些发热、头痛、全身不适。这些症状如果出现在乙脑流行季节，应引起重视，及早将患者送医院检查。体检时可发现部分幼儿前囟膨隆、腹壁反射消失、巴宾斯基反射阳性、四肢肌张力增高等体征。

3. 护理

（1）注意饮食和营养，食用易消化的食物，供应足够的水分。昏迷患者应采取鼻饲（对不能由口进食的患者，可通过鼻导管至胃部供给营养丰富的流质，保证蛋白质与热量的摄入）或静脉注射葡萄糖盐水。

（2）注意病人鼻腔及皮肤卫生。

（3）经常翻身，以防发生肺炎和褥疮。瘫痪病人应经常做肢体被动运动，以防肌肉萎缩。

4. 预防

（1）灭蚊、防蚊是预防乙脑及控制其流行的关键。城市家庭不宜饲养鸡鸭，农村应做好禽畜圈舍的卫生和灭蚊工作。

（2）病人应当早发现、早隔离、早治疗，以控制传染源。

（3）对易感人群或儿童（6 个月～10 岁），应预防注射乙脑疫苗，除春夏季节接种外，每年应加强复种一次。

（4）流行期间可用大青叶、板蓝根各 15 g 煎服，每日一剂，分三次服用，连服 7 日预防。

（七）病毒性肝炎

病毒性肝炎是由多种肝炎病毒引起的，是流行较广的一组常见传染病。病毒主要侵犯肝脏，造成肝细胞变性、坏死等病理变化。肝炎病毒可分为甲、乙、丙、丁、戊五种类型，以甲型、乙型最为常见。肝炎病毒对外界的抵抗力较强，一般浓度的消毒剂对它无杀灭作用。100 ℃的水煮沸 10 分钟、紫外线照射 1 小时、环氧乙烷1.6 g/L 或0.5%过氧乙酸7.5分钟以上可灭活。

1. 流行特点

（1）传染源：甲肝的传染源是急性患者。甲肝病人的粪便自潜伏期末至发病后 2～3 周均有传染性，发病前后 4～6 日传染性最强。乙肝的传染源是乙肝患者和携带者。携带者包括无症状携带者和感染后携带者，前者是最危险的传染源。

（2）传播途径：甲肝病毒存在于患者的粪便中。病毒污染了食物、饮用水，经口造成传染。病毒污染的水源可引起暴发流行。乙肝病毒存在于患者的血液中，患者的唾液、鼻涕、精液、乳汁等也带有病毒。可通过输血、注射血制品、共用注射器等途径传播。由于患者的唾液和鼻咽分泌物中也含有病毒，所以日常生活密切接触，如共用牙刷、水杯、餐具，也可造成传染。哺乳期母亲哺乳可通过乳汁传染给婴儿。在乙肝病人及病毒携带者的血液中，"肝炎抗原"（或称澳抗）阳性，可借此与甲肝进行区别。

（3）易感人群：人群普遍易感，病后可产生持久免疫力。甲肝主要发生于儿童及青少年，学龄前儿童较多。乙肝的发病率以城市青壮年较高，乙肝患者有家庭内聚集的倾向。

（4）流行特征：传染性强、传播途径复杂、流行面广泛、发病率较高。病毒性肝炎在四季均可发生，甲肝春季高发，乙肝以冬春季节发病为主。

2．症状

感染了甲肝病毒，约经过 1 个月的潜伏期发病，有黄疸型与无黄疸型两种类型，大多为黄疸型。感染了乙肝病毒，经过 2～6 个月的潜伏期发病，多为无黄疸型，黄疸型较少。无黄疸型病人症状和黄疸型病人相同，但比较轻。

1）黄疸型肝炎

病初：类似感冒，继而出现食欲减退、恶心、呕吐等，尤其厌食油腻。中度发热，精神不振、嗜睡、全身乏力。上腹及心窝部胀痛或不适。年长幼儿可诉头痛或头晕，大便多秘结。婴儿偶有腹泻。

黄疸期：1 周左右，巩膜、皮肤、黏膜黄染，尿色加深（浓茶色），皮肤可有瘙痒，此时患者胃肠道症状加重，大便呈灰白色，肝脾均可肿大，肝区叩痛明显，肝功能异常。此期持续 1～2 周，重症延至 1 个月以上。

恢复期：出现黄疸后 2～6 周，黄疸逐渐消退，食欲、精神好转，肝脾肿大也逐渐消退，肝功能恢复正常，病程 1～2 个月。

2）无黄疸型肝炎

病情较黄疸型轻。一般有发热、乏力、恶心、呕吐、头晕等症状。关节酸痛多见于乙肝患者。部分病人可无任何症状，只在普查或查血时偶被发现 GPT 升高，或有肝脏肿大。

3．护理

（1）急性期病人必须卧床休息，症状显著好转后可逐渐增加活动量，但以不引起疲劳为度。要给患儿制定每天的作息制度，使生活有规律。

（2）患儿饮食以低脂、高碳水化合物为宜，多吃水果、蔬菜。

（3）忌酒、油腻和刺激性食物，重症肝炎病人应限制蛋白质的摄入。忌用对肝脏有损害的药物。

（4）护理患儿后，要用肥皂把手洗干净。

4．预防

（1）早发现、早隔离病人。病人的衣服、用具以及排泄物要随时消毒。幼儿园要对病儿所在班级的家具、玩具、被褥、衣服、餐具、毛巾、便盆等进行彻底消毒。

（2）讲究饮食卫生和个人卫生。不喝生水，饭前要用流动的水和肥皂洗手，食具和日用品（如

Note

水杯、牙刷、毛巾、浴巾、剃刀等）要专人专用。对确定有乙肝病毒携带的人，则要注意个人卫生，防止其通过自身血液、唾液、用具等传染他人。

（3）做好日常的消毒工作。食具、水杯要经常煮沸消毒。

（4）工作人员要定期体检。幼儿园的保教人员、炊事员要定期进行健康检查，发现疑似患者，应调离原工作岗位。

（5）医疗用品及器械要严格消毒。注射时应使用一次性注射器，非必要时不输血及使用血制品。避免母婴传播。如果母亲为乙肝病人或乙肝病毒携带者，可使胎儿感染，或通过产道感染，或出生后在抚养的过程中受感染。认真做好产前检查，必要时及时为新生儿注射乙肝疫苗，患乙肝的母亲要慎重对待母乳喂养。易感者需接种甲肝减毒活疫苗和乙肝疫苗（国内已有血源疫苗分 3 次接种）。对与急性期的甲肝病人接触的易感人群，可注射丙种球蛋白进行被动免疫。

二　细菌性传染病

微课视频
"细菌性传染病"

（一）百日咳

百日咳是由百日咳嗜血杆菌引起的急性呼吸道传染病，俗称鸡咳、鸬鹚咳，为幼儿常见的传染病。以阵发性、痉挛性的鸡鸣样吸气吼声为特征。因病程可长达 2～3 个月之久，故名"百日咳"。百日咳的传染性很强，被认为是儿童最严重的疾病。新生儿及婴幼儿患者易发生窒息而危及生命。

1. 流行特点

（1）传染源：患者和无症状带菌者，潜伏期到第 6 周都有传染性，第 1 周传染性最强。但病菌对外界抵抗力弱，在 56 ℃环境中 30 分钟或干燥数小时即死亡，对紫外线和一般消毒剂敏感。

（2）传播途径：主要通过飞沫传播。细菌大多来自咳嗽、打喷嚏或接触被污染的床单或衣服等。百日咳嗜血杆菌侵入易感者呼吸道后，黏附于呼吸道上皮细胞纤毛上，繁殖并产生毒素而致病。

（3）易感人群：人群普遍易感，婴幼儿（从母体得到的特异性抗体极少）最为易感，尤其是 6 个月以下的婴儿发病率最高。患过本病后可获得持久免疫力，一生中得两次者少见。

（4）流行特征：本病遍及世界各地，一般呈散发状。全年均可发病，以冬春季节为多，可延至春末夏初，甚至高峰在 6 月、7 月、8 月三个月份。在儿童集体机构中可发生流行。自普遍接种百白破疫苗以来仍有散在发生。

2. 症状

（1）潜伏期：2～23 日。

（2）传染期：约一个半月。

Note

（3）前驱期（卡他期）：从起病至阵发性痉咳的出现，7～10日。患儿出现咳嗽、流涕、打喷嚏、低热、乏力等上感症状，2～3日后热退，但咳嗽日益加重，夜间更甚。

（4）痉咳期：病期2～4周或更长。2周后出现痉挛性咳嗽，即突发几十声急促的咳嗽（成串的、紧接不断的咳嗽，咳时脸憋红，眼鼓出，鼻涕眼泪流出）。咳至最后有一深长的吸气并发出高音调鸡鸣样吼声（太小的婴儿因太虚弱而不会出现吼叫声。可因痰堵住下呼吸道，而出现一阵阵憋气，面色青紫），咳出大量黏液痰或将食物呕出。每日数次至数十次，日轻夜重。痉咳常因冷空气刺激、进食、烟熏或情绪波动而诱发。痉咳频繁者出现颜面浮肿、球结膜下出血、舌系带溃疡等百日咳面容。少数患儿可并发支气管肺炎、肺不张。

（5）恢复期：痉咳逐渐减轻至停止、咳嗽消失。此期2～3周，有并发症者迁延数周。

3．护理

（1）病儿居室要保持空气新鲜，温湿度适宜。衣被要勤洗晒，保持清洁。发病后，病儿要注意休息，保证睡眠，对夜间咳嗽频繁影响睡眠的孩子，可酌情给予镇静药。

（2）白天多安排室内或户外活动，分散注意力，保证患儿心情舒畅。

（3）避免各种诱发痉咳的刺激，如风、烟、劳累、精神紧张等。

（4）注意饮食调节，要保证每天热量、液体量、维生素等营养素的供给。可给予营养丰富、易消化、无刺激性、黏稠的食物，如面条、米粥、蒸蛋等。食物品种要多样化，以增进食欲。做到少食多餐，随时补充。进食容易引起呕吐，在痉咳后进食为宜。忌食生冷、辛辣、肥甘等食品。

（5）及时排痰，防止呼吸暂停。痉咳发作时，可协助病儿侧卧、坐起或抱起，轻拍背部，助痰排出，及时擦拭口鼻分泌物。可以给予一些能稀释痰液的药物，以便痰液咳出，但咳嗽反应重的小婴儿不宜使用，严重的痰涎阻塞，要用吸痰器将分泌物吸出。发生呼吸暂停、青紫缺氧、惊厥时，要给予人工呼吸（有条件的可使用呼吸机）、氧气吸入、吸痰，惊厥时要用止惊药。

4．预防

（1）流行季节应注意隔离病儿。发现百日咳病儿，要及时隔离4～6周。在集体儿童单位发现病儿，应将居室消毒通风。在家中最好让孩子单独居住一个房间或一个角落。

（2）易感者接种百白破三联疫苗，对于婴幼儿及体弱的接触者，可给予百日咳多价免疫球蛋白做被动免疫，还可用红霉素做药物预防。

（3）接触者检疫，隔离观察3周。

（二）猩红热

猩红热是由乙型A组溶血性链球菌引起的急性呼吸道传染病，中医称它为"烂喉痧"。以发热、咽峡炎、全身弥漫性猩红色皮疹及脱屑为特征。后期少数病例可发生心肾并发症。

1．流行特点

（1）传染源：主要是猩红热患者及带菌者。猩红热的传染性非常强，病人在发病前一天至出疹期传染性最强。乙型B组溶血性链球菌引起的其他感染病人也可视为传染源。

（2）传播途径：主要通过空气飞沫直接传播，偶可由被污染的食物、用具、衣物间接传播。

（3）易感人群：人群普遍易感，多见于2～8岁儿童。由于红疹毒素有5种血清型，无交叉免疫，故猩红热可再次感染。多见于幼儿，尤以2～8岁居多。

（4）流行特征：本病全年均可发病，但以冬春季节发病为多。

2．症状

（1）潜伏期为 2～5 日，也可少至 1 日，多至 7 日。

（2）起病急骤，有发热（体温一般为 38～39 ℃，重者可达 40 ℃以上）、寒战、咽痛、头痛、呕吐等症状，患儿全身不适，食欲减退，咽喉及扁桃体充血红肿，也可见脓性渗出物（易误诊为急性扁桃体炎）。婴幼儿起病时可能产生惊厥或谵妄。

（3）1～2 日后出现皮疹，从耳后、颈部、胸部开始，1 日内迅速蔓延至全身。皮疹呈鲜红色，针头大小，触之如粗砂纸样，有些像"鸡皮疙瘩"。疹间皮肤潮红，用手压可暂时转白，经十余秒钟后，皮肤又恢复成猩红色，这种现象叫"掌印"。在肘弯、腋窝、腹股沟等皮肤有皱褶处，皮疹密集，色深红，其间有针尖大小的出血点，形成一条条红线状疹，称为帕氏征。面部充血潮红无皮疹，而口周及鼻尖处皮肤苍白，称为"口周苍白圈"。出疹后 3～4 日，舌苔剥脱，舌乳头红肿，舌面呈生牛肉色，很像鲜红的杨梅，故称它为"杨梅舌"，这些都是猩红热的特殊症状。

（4）3～5 日后，皮疹按顺序先后消退，一般在 2～4 日退尽，病情严重者 1 周左右才能退尽。1周左右皮肤开始出现片状脱屑。颜面和颈部脱屑为糠屑状，躯干处脱屑为鳞片状，手掌和脚底脱屑则呈现手套或袜套状。脱屑程度与皮疹轻重有关，一般 2～4 周脱净，不留任何疤痕和色素沉着。

大多数患儿随着皮疹消退，体温逐渐恢复正常。极少数病儿症状严重，表现为高热、抽风、昏迷，甚至休克，治疗不及时可导致死亡。有时可并发心肌炎、肾炎、风湿热、中耳炎、肺炎等疾病。

3．护理

（1）患儿应卧床休息，减少身体的消耗和心脏的负担，防止发生并发症。

（2）皮肤保持清洁，可用炉甘石洗剂止痒。不要撕、剥脱皮，以免感染。

（3）多饮开水，常用盐水漱口保持口腔清洁。饮食以流质、半流质为宜，要清淡、易消化。

（4）对于高热患儿，应给予适量退热药物。用抗生素彻底治疗，用法遵医嘱。病后 2～3 周查尿，看是否并发急性肾炎。

4．预防

（1）病人隔离 6～7 日。对可疑猩红热、咽峡炎患者及带菌者，都应给予隔离治疗。病人停留过的房间，可用食醋熏蒸消毒。

（2）流行期间，少带幼儿去公共场所，不要让幼儿与猩红热患者接触。如已接触过，可用淡盐水漱口，并用抗生素 2～3 日。卧室要经常通风，保持空气新鲜。

（3）集体托幼机构可酌情采用药物预防。

（4）接触者检疫 7 日。

（三）细菌性痢疾

细菌性痢疾简称菌痢，是由痢疾杆菌引起的以腹泻为主要症状的肠道传染病。以结肠化脓性炎症为主要病变，是幼儿最常见的肠道传染病之一。痢疾杆菌容易在食物、饮料、水果、蔬菜中繁殖，导致痢疾流行。

1．流行特点

（1）传染源：急、慢性患者和带菌者都是传染源。健康带菌者是主要的传染源，特别是炊事员和保育员中的带菌者，危险性更大。

（2）传播途径：病菌随患者或带菌者的粪便排出，通过食物、水、日常生活接触传播。痢疾杆菌在蔬菜、瓜果、腌菜中能生存1～2周，并可繁殖，食用生冷食物及不洁净瓜果可引起菌痢发生，带菌厨师和痢疾杆菌污染食品常可引起菌痢暴发；痢疾杆菌污染水源可引起暴发流行；污染的手是非流行季节中散发病例的主要传播途径。桌椅、玩具、门把手、公共汽车扶手等均可被污染，若用手接触后马上拿食品或小孩吮吸手指均会致病；苍蝇与菌痢传播有密切关系，极易造成食物污染。

（3）易感人群：人群对痢疾普遍易感，尤其是学龄前儿童感染机会更多。儿童患病多与不良卫生习惯有关，成人患病则与机体抵抗力降低、接触感染机会多有关。病后免疫力不持久，且各菌型间缺乏交叉免疫，故容易再次感染。

（4）流行特征：本病全年均可发生，但夏秋季节最多，并可引起流行。痢疾杆菌最适宜的生长温度为37 ℃。

2．症状

潜伏期为数小时～7日，一般为1～3日。症状与感染菌型、菌量及机体状况有关。

急性细菌性痢疾又分为典型、非典型及中毒型三种。

（1）急性典型：起病急，发热（多为38～39 ℃以上）、腹痛、腹泻、里急后重、脓血便，并有中度全身中毒症状。腹泻一日十余次或更多，但量不多。重症患者伴有惊厥、头痛、全身肌肉酸痛，也可引起脱水和电解质紊乱。

（2）急性非典型：以婴儿多见。多无全身中毒症状，不发热或低热。腹痛较轻，腹泻3～5次/日。粪便呈水样或稀糊状，含少量黏液，但无脓血，左下腹可有压痛，食欲减退，并有恶心、呕吐症状。

（3）急性中毒型：起病急、发展快，突然高热，体温可达40 ℃以上。小儿患者早期出现烦躁、惶恐、谵妄和惊厥等。少数患儿可表现为抑郁，如嗜睡、精神萎靡、昏迷或半昏迷等，数小时内可发生休克或呼吸衰竭。小儿主要表现为高热、惊厥，发病初期肠道症状不明显。成人患者主要表现为脓血便频繁，循环系统症状明显。

慢性细菌性痢疾可为急性细菌性痢疾治疗不彻底，或迁延未愈，或开始症状较轻而逐渐发展起来，且病情迁延达两个月以上者。

3．护理

（1）发热时卧床休息。

（2）饮食以流质或半流质为主，忌食多渣、油腻或有刺激性的食物。病情好转后可逐步恢复正常饮食，并注意加强营养。

（3）每次排便后用温水洗屁股，为防止臀红，肛门及臀部皮肤可涂5%的鞣酸软膏。不要让病儿长时间坐在便盆上，以防脱肛。

（4）应遵医嘱按时服药。治疗须彻底，以免转成慢性痢疾。

4．预防

（1）早发现、早隔离病人和带菌者，杜绝交叉感染，应对病儿的便盆、粪便进行消毒。对托幼机构、饮食业及自来水厂工作人员应定期进行检查，及时发现带菌者，将其调离工作岗位并予以治疗。

（2）做好饮食卫生、水源及粪便管理，保持生活学习环境的干净整洁，做好防蝇、灭蝇工作。

（3）培养幼儿良好的卫生习惯，做到饭前便后要洗手、不喝生水、不吃变质食物，生吃果菜要洗净，纠正幼儿吮吸手指的不良习惯，把住"病从口入"关。

（4）夏秋季节可就地取材，采用集体服药预防的方法，如马齿苋煎剂有一定的预防效果。

（四）流行性脑脊髓膜炎（流脑）

流脑是由脑膜炎双球菌引起的急性呼吸道传染病。致病菌由鼻咽部侵入血循环，形成败血症，最后局限于脑膜及脊髓膜，形成化脓性脑脊髓膜病变。

1. 流行特点

（1）传染源：患者和带菌者。病人从潜伏期末开始至发病 10 日内具有传染性。在流行期间，一家有两人以上发病者占 2%～4%，但人群中鼻咽部带菌率常显著增高，有时高达 50% 以上，人群带菌率超过 20% 时提示有发生流行的可能，所以带菌者作为传染源的意义更大。

（2）传播途径：病原菌存在于患者或带菌者的鼻咽分泌物中，借咳嗽、喷嚏、说话等由飞沫直接从空气中传播。因病原菌在体外生存能力极弱，故通过日常用品间接传播的机会极少。密切接触如同睡、怀抱、喂乳、接吻等对 2 岁以下婴儿传播本病有重要影响。

（3）易感人群：任何年龄均可发病，从 2～3 个月开始，6 个月至 2 岁发病率最高，以后随着年龄的增长逐渐下降。新生儿有来自母体的杀菌抗体，故发病少见。

（4）流行特征：本病多在冬春季节流行。发病从前一年 11 月开始，次年三四月达到高峰，5 月开始下降。其他季节有少数散发病例发生。由于人群免疫力下降，易感者的积累，以往通常每 3～5 年出现一次小流行，8～10 年出现一次大流行。流行因素与室内活动多、空气不流通、阳光缺少、居住拥挤、患上呼吸道病毒感染等有关。

2. 症状

潜伏期为 1～7 日，一般为 2～3 日。其病情复杂多变，轻重不一，一般可表现为三个临床类型，即普通型（约占 90%）、暴发型（少数病人起病急骤，病情凶险，如不及时抢救，常于 24 小时甚至 6 小时内危及生命，此型病死率达 50%，婴幼儿可达 80%）和慢性败血症型（多发生于成人）。普通型分为三个阶段：

（1）上呼吸道感染期：1～2 日，多数病人无症状，部分病人有咽喉疼痛、鼻咽部黏膜充血及分泌物增多的症状。

（2）败血症期：患者突然出现高热、畏寒、头痛、全身乏力、肌肉酸痛、食欲减退及神志淡漠等毒血症症状。幼儿则有啼哭吵闹、烦躁不安、皮肤感觉过敏及惊厥等症状。少数病人有关节痛或关节炎。70% 的病人全身皮肤及黏膜有瘀点（或瘀斑），用手指压迫后红色不褪。病情严重者瘀点、瘀斑可迅速扩大，其中央因血栓形成而发生皮肤大片坏死。少数病人有脾肿大。

（3）脑膜炎期：多数病人于 1～2 日内发展为脑膜炎。此期持续高热、（病人因颅内压增高）头痛剧烈、呕吐频繁，呈喷射状。皮肤感觉过敏、怕光、狂躁及惊厥，颈后疼痛、颈项强直、角弓反张（脑膜刺激征）、神志恍惚、嗜睡、昏迷。

婴儿发作多不典型，除高热、拒食、烦躁及啼哭不安外，惊厥、腹泻及咳嗽较成人为多见，而脑膜刺激征可能缺如，前囟未闭者大多突出，对诊断极有帮助，但有时因频繁呕吐、失水反可出现前囟下陷。

3. 预防

（1）及早发现病人，就地进行隔离和治疗，做好疫情报告工作。在冬春季节，如果发现感冒病人有剧烈头痛、频繁呕吐、精神很差、皮肤有出血点等症状时应迅速送医。

（2）接触者检疫，可服磺胺嘧啶预防。对上感、鼻咽炎、皮肤黏膜出现瘀点的疑似病人均应给予足量的磺胺嘧啶治疗，疗程为 5 日。

（3）易感者接种流脑菌苗。

（4）流行期间要做好卫生宣传工作，搞好个人及环境卫生，减少大型集会和大的集体活动，居室开窗通风，个人应勤晒衣服，多晒太阳，避免到拥挤的公共场所。

（5）冬春季节尽量不组织儿童去公共场所。

任务三　幼儿常见病的防护

了解幼儿常见疾病的症状和预防知识，可早期、有效地诊断和治疗疾病，将疾病对幼儿的危害降至最低。因此，了解幼儿常见疾病的发病原因、主要表现以及预防和护理的相关知识，是每位幼儿教师的必备素质。本课主要为同学们讲解幼儿各种常见病的病因、症状和护理预防知识，为同学们今后在幼儿园熟练开展该方面的工作奠定理论基础。

一　营养性疾病

（一）佝偻病

佝偻病又称"软骨病"，是 3 岁以下婴幼儿常见的营养缺乏症。由于机体缺乏维生素 D，使全身钙、磷代谢失常和骨骼改变，严重者可导致骨骼畸形。佝偻病患儿发育缓慢、抵抗力低，易患肺炎、上呼吸道感染等疾病。近年来，我国重度的佝偻病已明显减少，但是轻度和中度的佝偻病仍很常见，影响着儿童的健康和生长发育。该病也被我国列为儿童保健重点防治的"小儿四病"（佝偻病、缺铁性贫血、肺炎、腹泻）之一。

1. 病因

1）维生素 D 缺乏

（1）人体所需要的维生素 D，主要通过皮肤接受紫外线照射后产生。日光照射不足，使皮肤内的胆固醇不能转化为维生素 D，造成内源性维生素 D 缺乏。经常进行户外活动，即可获得足够的紫外线量。但日光中的紫外线经常被粉尘、烟雾、衣服及普通玻璃遮挡或吸收，影响了日光中紫外线的作用。地理环境和季节、气候、雨雾量对紫外线的照射量影响也很大。在北方，寒冷季节长，日照时间短，儿童户外活动少，紫外线量明显不足，尤其是每年的 10 月以后，第二年的三四月之前，发病率明显增高。

Note

（2）摄入含有维生素 D 的食物或药物不足，造成外源性维生素 D 缺乏。维生素 D 是一种脂溶性维生素，易溶于脂肪，若摄入方式不合理，就会造成吸收障碍。

2）其他因素

（1）生长过速，需求过多。骨骼的生长速度与维生素 D 和钙的需要量成正比，婴儿生长速度快，对维生素 D 的需求量大，佝偻病的发生率也高。特别是早产儿、双胎儿，先天储存在体内的钙量少，出生后生长速度快，更易患上本病。

（2）食物中钙、磷含量不足或比例不适宜。如牛乳中钙、磷含量虽高但比例不适宜，且不利于吸收，所以牛乳喂养比母乳喂养的婴儿更易患本病。

（3）食物中植酸、草酸和脂肪酸过多。植酸和草酸与钙结合为不溶性钙盐，脂肪酸与钙结合为钙皂，影响钙的吸收。

（4）疾病的影响。慢性呼吸道感染、胃肠道（如长期慢性腹泻）及肝胆疾病等都会影响对维生素 D 和钙、磷的吸收与利用，从而导致佝偻病。

案例导入

苗苗的妈妈发现快 2 岁的孩子牙齿还没有出齐，长出来的几颗也是七零八落，排列不规则。季节已是冬天，苗苗晚上睡觉还是不停地出汗，而且睡觉不踏实，白天走路腿发软，步态不稳。苗苗到底得了什么病呢？

2. 症状

（1）早期症状：以神经系统表现为主，幼儿多表现为易激怒、烦躁不安、夜惊、夜哭、多汗，由于头皮受汗液刺激而在枕头上来回蹭痒，形成枕秃。

（2）中晚期症状：以骨骼表现为主，运动功能和智力发育也受到不同程度的影响。

①头部。囟门闭合延迟：1 岁半尚未闭合。颅骨软化：多发生于 3～6 个月的患儿。颅骨钙化不好，变薄，用手指按压顶骨或枕骨中部有弹性感，俗称"乒乓球头"。出牙延迟，出牙顺序颠倒：因牙齿钙化受影响，牙釉质发育不全，牙齿萌出较晚（10 个月还未出）。方颅：多见于 8 个月以上的患儿，由于两侧的额骨、顶骨和枕骨向外隆起，颅骨呈方形，显得头大脸小。

②胸部。鸡胸：胸廓骨骼软化，使胸骨向前突出，形如"鸡胸"；漏斗胸：胸骨剑突内陷呈漏斗状。使胸廓变窄，影响呼吸功能；出现肋骨串珠：肋骨与肋软骨相连处（骨样组织增生）膨大似小球状，成串排列，似串珠；肋骨外翻：胸廓下缘外翻；肋软骨沟：肋骨软化受膈肌牵拉向胸壁内陷形成"郝氏沟"。

③脊柱。幼儿会坐后，因脊柱无支撑能力，加上肌肉韧带松弛，可使脊柱后凸或侧弯。

④四肢。佝偻病手镯或脚镯：学爬行时，患儿的手腕、脚踝部因骺软骨钙化受阻，膨大变形，呈手镯或脚镯状。下肢弯曲：由于骨质缺钙软化，幼儿会站、会走以后，下肢因负重而弯曲，出现"O"形腿或"X"形腿，影响步态。

⑤运动功能：动作发育迟缓，明显落后于正常同龄幼儿。由于全身肌肉韧带松弛，使患儿坐、站、走路均较正常孩子迟缓。

⑥智力：发育落后。由于缺钙，患儿大脑皮层兴奋性降低，条件反射形成缓慢，故说话较晚，记忆力、理解力也较差，对周围环境中的事物缺乏兴趣。

3. 护理

（1）病儿体弱、多汗，应注意冷暖，随时为其增减衣服。预防上呼吸道感染及传染病。

（2）按医嘱补充维生素 D 及钙剂。不可滥用，以免过量中毒。

（3）不要勉强患儿站或走，以防止下肢畸形。

4. 预防

（1）多让幼儿在户外活动，接受阳光中紫外线的直接照射。孕妇也要多晒太阳，同时要吃含钙丰富的食物，以防先天性佝偻病（胎儿出生前的 3 个月，要从母体摄取大量的钙质供骨骼钙化）。

（2）提倡母乳喂养，并及时添加蛋类、肝脏类等辅食，适当补充维生素 D 和钙。北方冬季出生的婴儿满月后可适量服用鱼肝油或维生素 D 制剂，用量需遵医嘱，不可滥用。

（3）积极预防和治疗呼吸道、胃肠道及肝胆疾病，以促进机体对维生素 D 和钙、磷的吸收和利用。

（二）缺铁性贫血

贫血是指单位容积血液中红细胞数目和血红蛋白浓度都比正常值显著减少，或两者之一有显著减少。对于幼儿来说，最常见的是营养缺乏性贫血，尤其以铁的缺乏最为显著，因此，我们着重介绍缺铁性贫血。缺铁性贫血是因为体内缺乏铁元素，致使血红蛋白合成减少所致。3 岁以下儿童发病率较高。

1. 病因

（1）先天性储铁不足。胎儿于出生前的 3 个月，需从母体获得较多的铁，储存在体内，以供出生后最初几个月造血之需。早产儿、双胎儿，先天储存的铁少，出生后又发育迅速，可较早将储存的铁用尽而出现贫血。

（2）饮食缺铁。乳儿以乳类为主食，而乳类含铁量甚微，特别是牛奶，如不按时添加含铁丰富的辅食，可致贫血。幼儿可因偏食、挑食等造成铁的摄入量不足。

（3）生长发育过快。随着体重的增加，血液量也不断增加，因为铁是合成血红蛋白的原料，因此生长发育过快会过早地将体内储存的铁用尽，若不及时补充，必然会造成缺铁性贫血。

（4）吸收不良。植物性食物中铁以非血红素铁为主，需在维生素 C 等促进铁吸收的物质的帮助下才能吸收。若缺少动物性食物，或是患有慢性胃肠道疾病，都会影响铁的吸收。

（5）慢性疾病。长期、反复患感染性疾病，如肺炎、气管炎，可因消耗增多而引起贫血。患有钩虫病，因长期少量失血，机体丢失铁量过多，也会造成贫血。

2. 症状

贫血时，全身各部分组织都会缺氧，随着活动量增加，缺氧症状加剧。

（1）一般表现：患儿的皮肤和黏膜苍白或苍黄，面部、耳轮、手掌、口腔黏膜、眼结膜和甲床等处最为明显。病程长者可出现疲倦无力、生长发育迟缓和营养低下、毛发干燥。

（2）各系统表现。

①神经系统：由于脑组织供氧不足，患儿常有精神不振、嗜睡、烦躁不安、易激动；头晕、眼花、耳鸣；对周围环境的刺激不感兴趣，注意力不集中，反应速度慢、理解能力降低、智力减退等。

②呼吸和循环系统：因为缺氧，患儿的呼吸、脉搏频率加快，活动后感觉心慌、气促。

③消化系统：因为胃肠道缺氧，患儿的消化功能减退、食欲不振。重者会出现恶心、呕吐、腹胀等，少数会出现异食癖（喜食泥土、煤球、生米、墙皮等）。

④免疫系统：肝、脾、淋巴结会有不同程度的肿大，免疫功能下降，经常生病。

案例导入

8个多月的孩子，就诊时体重已达11.5 kg，相对于1岁孩子的标准体重9.5 kg而言，已超标了。皮肤很白，跟别的孩子比也不怎么活泼，查血色素显示血红蛋白才65 g/L，属于中度贫血，接近重度贫血的程度。

3. 预防

（1）妊娠后期，孕妇需增加含铁丰富的食物，或服用补铁药物。

（2）婴儿应坚持母乳喂养：乳儿自出生后4个月左右可逐渐添加含铁丰富的辅食，如肝泥、菜泥、豆腐、肉末等。也可选用含铁的强化食品，尤其是早产儿、双胎儿更应及早补充铁。

（3）合理调配幼儿膳食：2岁以后的幼儿膳食，应多选用含铁多的食物，如肝脏、动物血、瘦肉、木耳、海带、芝麻等，并注意提供富含维生素C的食物，如水果、蔬菜等（维生素C可以使三价铁还原成二价铁，使铁易溶于水，便于吸收）。提倡用铁制炊具烹调食物；注意纠正幼儿挑食、偏食的习惯。

（4）及时治疗胃肠道疾病和慢性失血性疾病，有钩虫病，也要进行驱虫治疗。

（三）肥胖症

肥胖症是一种热能代谢障碍，摄入的热量超过消耗的热量，引起体内脂肪积累过多造成。一般将体重超过同性别、同身高正常儿童均值的20％以上称为肥胖。超过标准体重的20％～30％为轻度肥胖；超过30％～50％为中度肥胖；超过50％为重度肥胖。近年来，我国幼儿肥胖的发病率有增加的趋势。

案例导入

据JS省人民医院普外科主任医师梁主任介绍，就诊的东东才4岁，因为太贪吃，身高108厘米的他，体重已经长到了100斤（正常5周岁儿童的体重应该在33～42斤）。

1．病因

（1）多食、少动：进食多、运动少造成的肥胖称为单纯性肥胖。幼儿因为进食过多，特别是甜食和多脂肪的食物摄取太多，摄入了过多的热量。幼儿户外活动少，缺乏适宜运动，由于运动量少而小，摄入的热量多而不能及时消耗，剩余的热量就转化为脂肪存在皮下组织处。肥胖的幼儿大都不喜欢运动，从而更加超重。

（2）内分泌失调：因内分泌功能异常所致的肥胖，常伴有生殖器发育迟缓、体脂分布特殊等表现，属于继发性肥胖，可与单纯性肥胖区分开来。

（3）遗传因素：父母体重超重，子女也往往肥胖。

（4）精神因素：幼儿因受精神创伤或因心理异常，可导致食欲亢进，从而发生肥胖病。

2．症状（单纯性肥胖）

食欲奇佳，食量大，偏食（喜欢淀粉类、油脂类食品）。体格发育较正常幼儿迅速，体重明显超过同年龄、同身高儿童。智力正常，性发育正常。体脂聚集以乳房、腹部、臀部、肩部处尤为显著。因肥胖而行动不便，懒动、喜卧、贪睡、怕热、多汗、易疲劳、呼吸浅快。

拓展资源
"都是肥胖惹的祸"

3．危害

（1）肥胖患儿除行动笨拙，体型不美观以外，还会影响身心健康。肥胖儿童参加体育性游戏不受小朋友欢迎，且常被嘲笑，容易产生自卑、孤独等心理障碍。

（2）由于腹部脂肪堆积，横膈上升，使呼吸不畅，容易疲劳。

（3）儿童期肥胖易导致扁平足。

（4）儿时肥胖会增加心血管的负担，为成年后形成高血压、冠心病、糖尿病、高血脂等埋下隐患，因此要及早预防。

4．防治（单纯性肥胖）

（1）控制饮食：改变饮食习惯，少吃或不吃高糖、高脂食物，多吃含纤维素多、较清淡的食物；每日饮食应少食多餐，细嚼慢咽，不致因为进食过快没有饱腹感而吃得太多；少吃零食，尤其是高热量的甜食（如糖果、饼干、蛋糕、甜饮料）。应逐渐减少进食量，直至正常饮食。控制食量时要照顾幼儿的基本营养需要，蛋白质供给量每日每千克体重不宜少于 $1\sim2$ g。维生素及无机盐的供给量要充分，还要设法满足幼儿食欲。饥饿时可让他们多吃蔬菜水果，必要时可在两餐之间供给热量较低的点心。控制饮食须坚持一段时期，直到恢复正常体重。

（2）增加运动量：多运动是促进肥胖儿体内脂肪消耗的有效途径。运动要多样化，以跳绳、慢跑、游泳、打乒乓球等不剧烈的活动为宜。避免因剧烈运动致使食欲大增；每日运动时间应逐渐增加，从 15 分钟左右到 1 小时左右；要注意提高幼儿对运动的兴趣，使之成为习惯，坚持锻炼。

Note

二 呼吸道疾病

拓展资源
"预防幼儿呼吸系统疾病的几点妙招"

（一）上呼吸道感染

上呼吸道感染简称上感，即一般的感冒，是由细菌或病毒引起的鼻咽喉部的炎症，是幼儿中最常见的疾病。幼儿由于免疫力低下，发生率高于成人。体弱儿常反复发生。

1. 病因

气候突变，幼儿受凉、受热；空气污浊，过于疲倦，贪食油腻、味道厚重的食物；缺乏锻炼或过敏等，都可造成机体抵抗力下降，诱发此病。

2. 症状

轻症开始时出现鼻塞、流涕、打喷嚏、微咳、咽痛、低烧、头痛等，患儿多于3～4日内自愈。如果病变范围较广，这些症状更明显，并伴有发烧、头痛，病程可延长至1周以上。重症者在起病时突发高热，3岁以下婴幼儿可因高热出现抽风。患儿全身无力，食欲不振，睡眠不安，咳嗽加剧，咽部充血。如果患儿高烧持续不退、咳嗽有增无减、出现喘憋等症状，应考虑并发肺炎，需要及时诊治。

3. 护理

（1）发热时，脉搏增快，心脏负担加重，应卧床休息。因出汗增多、呼吸加快，使机体失水量增加，应多喝白开水。

（2）高热时可服退热药，药量及服药次数、间隔时间应遵医嘱，不可急于退热而加大药量或缩短服药间隔。用药过量可使病儿体温骤降，大汗淋漓，甚至可发生休克。也可用物理降温法。无论用何种降温措施，一般使病儿体温降至38 ℃左右即可。

（3）感冒时，孩子的胃肠功能减弱，而机体却消耗了较多的营养物质，因此饮食要富于营养、清淡易消化。婴儿因鼻塞影响吸奶和睡眠时，可于喂奶前、入睡前滴0.5％的麻黄素液，每个鼻孔1～2滴，但不可久用。

4. 预防

（1）加强儿童体格锻炼，增强体质，提高对环境冷热变化的适应能力，增强对疾病的抵抗力。多带孩子到户外活动，多晒太阳。早晨坚持用凉水洗脸。组织幼儿户外活动时，穿戴不宜过暖。有句俗话"若要小儿安，常带三分饥与寒"，这里讲的寒，指的是平时不要给小儿穿得过于臃肿，养成少穿衣的习惯。但要注意腹部保暖，避免足部受凉。

（2）季节变换之时，应注意幼儿的冷热，随时增减衣服，有汗及时擦干。体弱儿、佝偻病患儿易患上呼吸道感染，应加强锻炼和护理。

Note

（3）合理安排饮食，保证幼儿的营养需要，但不宜饮食过饱或过于油腻，以免消化不良，使幼儿抵抗力下降。

（4）幼儿活动室及卧室应经常通风，保持空气新鲜。温暖季节可开窗睡眠，冬季要有合理的通风措施。

（5）冬春季节，少去拥挤的公共场所，出门戴口罩。不去病人家串门。工作人员患上呼吸道感染要避免与幼儿接触。

（二）扁桃体炎

1. 病因

急性扁桃体炎常为病毒和细菌共同侵犯。通常幼儿易患病毒性扁桃体炎，较大的孩子和成人易患细菌性扁桃体炎。病毒感染可能导致继发性细菌感染。许多感染上呼吸道的病毒（如流感病毒、副流感病毒、鼻病毒）也常导致病毒性扁桃体炎。最常见的细菌感染是溶血性链球菌、肺炎球菌及葡萄球菌等。

2. 症状

（1）急性扁桃体炎：幼儿在受凉、疲劳或感冒后，抵抗力下降，侵入扁桃体隐窝内的溶血性链球菌大量繁殖，从而引起急性扁桃体炎。该病起病急，高热，婴儿可能因高热而发生惊厥，咽痛致吞咽困难，头痛，全身不适。

（2）慢性扁桃体炎：急性扁桃体炎反复发作，可导致慢性扁桃体炎。因扁桃体隐窝内的细菌不断放出毒素，可使幼儿经常头痛、疲劳，常有低热，咽部不适、发干、发痒、疼痛。易引起风湿热、急性肾炎等变态反应性疾病。

3. 护理

（1）患急性扁桃体炎，应卧床休息，多喝白开水。及时退热，预防高温惊厥。需要彻底消除扁桃体炎症后，方可停药。

（2）饮食要富有营养，以流质、半流质为主，饭前饭后用温淡盐水漱口。

（3）因扁桃体属于免疫器官，对慢性扁桃体炎一般情况下不建议切除。若反复发作，炎症消退后，请医生判断是否将扁桃体切除。

4. 预防

同上呼吸道感染。

（三）肺炎

肺炎是幼儿特别是3岁以下婴幼儿冬春季节的常见病、多发病，四季均可发生，但以冬春季节及气候骤变时多发。

1. 病因

肺炎是由病毒或细菌感染引起的肺部炎症，它可由支气管炎向下蔓延所致，或由于致病病原体侵入肺部所致。患有佝偻病的幼儿或感染麻疹、百日咳以后，易发生肺炎。

2. 症状

发病前有上呼吸道感染和气管炎症状，如发热、咳嗽、气喘等。发生肺炎后，症状加重，如咳嗽加重有痰、气急、呼吸浅快、高烧可达到 39~40 ℃。严重者可见鼻翼扇动、鼻唇发青、面色发灰（缺氧所致），昏沉入睡，胸部出现吸气性凹陷。还可伴有呕吐、腹泻。患儿烦躁不安、精神萎靡，肺部听诊有细湿啰音。

3. 护理

（1）室内空气要保持新鲜，通风时要关门，避免对流风。温湿度适宜。冬天室温最好维持在 18~22 ℃，要有充足的日照。

（2）饮食宜清淡、有营养、易消化，以流食、半流食为主。

（3）穿衣盖被不宜太厚，常变换卧床姿势，以减少肺部瘀血，防止痰液积存。如有气喘，可用枕头将背部垫高，取半坐姿势，以利于呼吸。

（4）勤拍背，多喝水，最好进行雾化吸入以稀释黏液，促进痰液排出。

（5）给婴儿喂奶时，取坐位，并减慢奶汁排出，以免引起呛咳。勤喂水，可给果汁、菜水等，同时补充维生素 C。

4. 预防

（1）同上呼吸道感染。

（2）防治佝偻病。

（3）预防麻疹、百日咳等传染病。患上述传染病后应加强护理。

三　消化道疾病

（一）腹泻

腹泻是婴幼儿时期的常见病，也是许多其他疾病的并发症，多见于 5 岁以下的儿童。婴幼儿时期需要较多的营养物质，但幼儿消化系统不完善，所以胃肠负担较重，加上婴幼儿免疫功能也不完善，因此容易发生腹泻。对于发育迅速的婴幼儿来说，腹泻严重影响了机体对营养的吸收；严重腹泻时，由于机体脱水，可影响到生命。其病死率达到 1%~2%，对儿童健康和生命的威胁仅次于婴幼儿肺炎，被我国列为儿童保健重点防治的"小儿四病"之一。

1. 病因

婴幼儿腹泻可分为感染性与非感染性两大类。急性感染性腹泻即急性肠炎，在婴幼儿腹泻中占重要位置。

（1）非感染性腹泻：称为消化不良。多由喂养不当所引起，如进食量过多、食物不易消化等。腹部受凉，或吃冷食冷饮过多，致使肠蠕动加快，也可导致腹泻。此外，个别婴儿对牛奶过敏等也可导致腹泻。

（2）感染性腹泻：由于食物或食具等被病菌或病毒污染，引起胃肠炎（属肠道感染），多发生在夏秋季节。秋季，因病毒感染所致的腹泻，称为秋季腹泻，容易在托儿所的婴儿中流行。

（3）症状性腹泻：肠道外感染，如感冒、中耳炎、肺炎等（引起消化功能紊乱）也可导致腹泻。

2．症状

（1）轻者一日腹泻数次，大便呈稀糊或蛋花汤样，体温正常或低热，不影响食欲。

（2）重者一日腹泻十余次或几十次，呈黄色水样，有黏液，尿量减少或无尿，食欲减退，伴有频繁呕吐。因机体丢失大量水分和无机盐而发生脱水、酸中毒。表现为眼窝凹陷、口唇干裂，精神萎靡。严重时出现高热、呼吸障碍、嗜睡和昏迷，甚至发生惊厥，危及生命。

3．护理

（1）注意调节饮食。腹泻不仅影响营养物质的吸收，还可消耗体内原有的物质。烹调宜软、碎、烂，应少食多餐。

（2）注意腹部保暖，每次便后用温水洗净臀部。

（3）如果已有脱水，那么无论程度轻重，均应立即送医院治疗，及时补液。

4．预防

（1）提倡合理喂养。提倡母乳喂养，合理添加辅食（给婴儿加辅食要由少到多，每次只添加一种新食品），合理断奶（严寒、酷暑不宜给乳儿断奶），夏季要勤喂水，不可将乳儿口渴误当成饥饿，而喂过量乳汁。

（2）要悉心照料婴幼儿，避免腹部着凉。

（3）注意饮食卫生。保证食品的新鲜，生熟食品要分开；注意饮水的消毒和保洁，对食具、毛巾、玩具、便盆等经常消毒。保教人员和食堂工作人员要严格执行消毒常规。

（4）隔离消毒。当发现腹泻患儿时，应进行隔离治疗，患儿所用的毛巾、尿布、便盆等要彻底消毒，以免交叉感染，造成流行。

（二）肠套叠

肠套叠是指一段肠管套入与其相连的肠腔内，并导致肠内容物通过障碍。多发生于6个月到2岁的婴幼儿，以男孩、胖孩居多。

1．病因

（1）饮食性质的改变：出生后4～10个月，正是添加辅食和增加乳量的时期，也是肠套叠发病的高峰期。因为婴儿的肠系膜发育不完善，固定性较差，肠蠕动的节律容易变化。添加辅食使食物的性质发生了改变，而小儿肠道不能立即适应所改变食物的刺激，导致肠蠕动紊乱（节律失调）而发生肠套叠。

（2）幼儿的上呼吸道或胃肠道感染，常合并肠系膜淋巴结的肿大，也可能影响肠管的正常蠕动而导致肠套叠。

2．症状

急性肠套叠的典型表现是腹痛、呕吐、果酱样血便和腹部包块。

3．防治

（1）注意科学喂养，不要过饥或过饱，不能随意更换食品，添加辅助食品要循序渐进，不要操之过急。

（2）应避免腹泻，尤其是秋季腹泻，家长应高度警惕此病的发生。

（3）要注意气候的变化，随时增减衣服，避免各种容易诱发肠蠕动紊乱的不良因素。

Note

（4）如果一个健康的婴幼儿突然出现不明原因的阵发性哭闹、面色苍白、出冷汗、呕吐、大便带血、精神不振时，应想到是否有可能会是肠套叠。争取早期诊断的同时予以早期空气或钡剂灌肠。

四　五官疾病

（一）龋齿

龋齿俗称"虫牙""蛀牙"，是牙釉质逐渐被破坏的一种慢性疾病，是儿童最常见的牙科疾病。残留在口腔中的食物残渣，在细菌的作用下，发酵产酸，腐蚀牙釉质，形成龋齿。

龋齿是人类广泛流行的慢性疾病，流行面广、发病率高、危害大。所以，世界卫生组织已将其列为仅次于癌症和心血管疾病的第三大非传染性疾病，是世界范围内重点防治的疾病。我国儿童龋齿的发病率呈逐年递增趋势，我国政府对牙病的预防工作也十分重视，1989 年，由卫生部、国家教委等部委联合签署，确定每年的 9 月 20 日为"全国爱牙日"。

1. 病因

龋齿的发生受多种因素的影响，而细菌、糖类和机体的抵抗能力的联合作用是最主要的致病因素。

（1）牙齿结构缺陷：①牙釉质发育不良。牙釉质的发育需要的钙、磷、氟等矿物质与维生素 D 的供给有关。如果这些营养物质供应不足，牙齿的钙化受到阻碍，牙齿钙化不良，抗腐蚀能力差，容易患龋齿。②牙齿排列不齐。因牙齿排列不齐，不易刷净，使食物残渣和细菌容易存留。

（2）食物残渣的存在：残留在口腔中的食物残渣，尤其是糖果、糕点、饮料等甜食，为细菌的发酵提供了温床。

（3）细菌的发酵作用：口腔中的变形链球菌和乳酸杆菌，使残留食物发酵产酸，进而腐蚀牙釉质，使牙釉质表面脱钙，溶解，形成龋洞。

2. 发展过程

龋齿的病变过程比较缓慢，其发生发展一般可分为以下六个阶段：

（1）浅龋：又称牙釉质龋，牙表面仅出现白色或黄褐色的斑点，有些粗糙感或缺损，牙齿基本没有感觉。

（2）中龋：牙齿损害发展到牙本质浅层，检查时可见有龋洞形成。一般无自觉症状，有时对冷热、酸甜较敏感，但除去刺激，症状即消失。

（3）深龋：牙齿损害发展到牙本质深层，龋洞较深。对冷热、酸甜刺激极为敏感，食物嵌入龋洞中也会发生疼痛，但除去刺激疼痛即刻消失，但无自发性疼痛。

（4）牙髓炎：深龋进一步发展，牙齿损害已穿透坚硬的牙体组织而到达牙髓，一般牙齿会自发性剧烈疼痛，有时放射到整个脸颊部和引起头痛。慢性牙髓炎的整个过程是轻微疼痛不适。

（5）根尖炎、根尖脓肿：牙髓炎进一步发展，牙髓坏死，则感染累及根尖处软硬组织，导致牙槽骨吸收，急性炎症时，患牙剧痛，有浮出感，不敢咬合，牙龈红肿，甚至面部肿胀。慢性炎症时，患者无明显症状，仅在拍摄 X 线片时发现，也可出现牙龈瘘管。

（6）残根、脱落：细菌已通过髓腔进入根尖周组织，导致牙槽骨吸收，患牙松动，最终脱落缺失。甚至可以导致根尖周囊肿、间隙感染、骨髓炎、颌骨坏死等严重后果。

3．防治

乳牙因牙釉质较薄、牙本质较松脆，容易患龋齿。乳牙患龋，进展较快，不仅影响咀嚼功能，还可影响恒牙的正常发育，所以要及早预防和治疗小儿龋齿。

（1）合理营养，多晒太阳：孕妇要注意钙、磷的摄入量，为婴幼儿提供的膳食中要有足量的钙、磷等物质，维生素D和氟等微量元素，使牙齿能得到正常发育。多吃粗纤维的食物，增强牙齿的咀嚼力量；多增加户外活动，让孩子多晒太阳，以保证牙齿正常钙化，提高牙齿的抗酸能力。

（2）注意口腔卫生，及时刷牙漱口：要培养幼儿饭后、睡前刷牙的卫生习惯，及时清除口腔中的食物残渣和细菌；纠正幼儿睡前吃糖果、点心或喝其他饮料的习惯。教给幼儿正确的刷牙方法，即顺着牙缝直刷，要面面俱到，尤其是乳牙、磨牙的咬合面。

（3）预防牙齿排列不齐：用奶瓶喂奶，不要让瓶口压迫乳儿牙龈；不让婴儿吸吮干橡皮奶头；纠正幼儿吮吸手指、咬铅笔等不良习惯，以免影响颌骨的正常发育。若颌骨发育不正常，会导致牙齿排列不齐。在换牙期间，若恒牙已萌出，乳牙滞留，则形成"双排牙"，应及时拔去滞留的乳牙，使恒牙的位置正常。

（4）定期进行口腔检查，及时发现并治疗龋齿：定期进行口腔检查可及早发现龋齿，早期进行治疗。

（二）弱视

弱视是指眼球没有器质性病变，但视力低下且经矫正后仍不能达到正常状态的一种眼疾，是儿童视觉发育障碍性疾病。

1．病因

（1）斜视性弱视：斜视是指双眼向前平视时，两眼的黑眼珠位置不匀称，一只眼的黑眼珠在正中，另一只眼的黑眼珠向外、向内、向上、向下偏斜。由于斜视，大脑皮层视觉中枢难以形成正常的视觉形象，出现复视（视物成双），这种视觉紊乱使患儿极不舒服。为排除这种视觉紊乱现象，大脑就会抑制来自偏斜眼的视觉冲动，时间久了斜眼逐渐形成弱视。

（2）屈光参差（不正）性弱视：两眼的屈光状态在性质或程度上有显著差异，称为屈光参差。就性质而言，可以一只眼为近视，另一只眼为远视或散光。就程度而言，两眼有显著差别，一只眼屈光不正的度数高，另一只眼度数低。这样两眼所形成的物像的大小和清晰度差别较大，不能被融合为单一的物像，视觉中枢就抑制屈光不正较严重的那只眼传入的视觉冲动，日久该眼形成弱视。

（3）形觉剥夺性斜视：婴幼儿时期正值视觉功能迅速发育的阶段，由于种种原因如先天性白内障、上眼皮下垂或角膜浑浊等，不适当地遮盖了某只眼睛，使光线不能充分进入眼内，该眼因缺少光刺激，导致视觉发育停顿，形成弱视。

（4）先天性弱视：其发病机制目前尚不十分清楚，可能与新生儿视网膜发育不良有关。

2．危害

正常的视功能包括立体视觉，即物体虽然在两眼视网膜上单独成像，但大脑能将其融合成一个有立体感的物像，称为双眼单视功能。患弱视的儿童，因不能建立完善的双眼单视功能，难以形成立体视觉。缺乏立体视觉则不能很好地分辨物体的远近、深浅等，难以完成精细的动作，给生活、学习和将来的工作带来诸多不便。

Note

3. 防治

治疗弱视的关键期在 6 岁以前。年龄越小治愈率越高，随着年龄的增长，治愈的可能性逐渐减小。年龄大于 7 岁，治愈率明显下降。因此，早发现、早治疗弱视和斜视，就成为恢复患儿正常视觉功能的关键因素。

（1）幼儿园应定期检查幼儿的视力（幼儿入园后，至少每年普查一次视力），视力不正常者应去医院进一步检查原因。

（2）在生活中悉心观察幼儿的行为，发现有视觉障碍的表现，如经常偏着头视物，或有斜视时，应及时通知家长，尽早带孩子去医院眼科检查诊治。

（三）急性化脓性中耳炎

急性化脓性中耳炎是化脓性细菌侵入中耳所致的炎症。细菌入侵中耳以咽鼓管为主要途径。婴幼儿的咽鼓管较短粗，呈水平位，鼻咽部的细菌易进入中耳，诱发本病。

1. 病因

（1）患上呼吸道感染时，细菌易通过咽鼓管侵入中耳，引起中耳炎。

（2）用力擤鼻涕时，鼻腔内压力大，促使鼻咽部细菌进入中耳。

（3）乳儿于卧位吃奶，易发生呛咳，从而使带菌的乳汁及鼻腔分泌物呛入咽鼓管，使中耳感染。

（4）鼓膜外伤穿孔，细菌直接侵入中耳。

（5）幼儿患麻疹、猩红热等传染病可并发中耳炎。致病菌经血液循环进入中耳。

2. 症状

（1）病初为感冒的症状，继之高热、耳内剧痛（搏动性）、耳鸣。婴儿因无表达能力，可表现为不明原因的烦躁哭闹、睡眠不安、拒绝吃奶、摇头或揉耳。

（2）鼓膜穿孔，脓液流出，耳痛顿减，哭闹停止。鼓膜穿孔可有暂时性听力下降，经及时治疗，炎症消退后，鼓膜穿孔愈合，听力可恢复正常。

（3）急性化脓性中耳炎若治疗不彻底，可转为慢性化脓性中耳炎，主要表现为耳道持续或时断时续地流脓，鼓膜穿孔加大，中耳听小骨遭到破坏，听力可有不同程度的下降。还有可能发生危及生命的并发症，如脑膜炎、脑脓肿。

3. 防治

（1）预防并尽早治疗上呼吸道感染和急性传染病。

（2）教会幼儿用正确的方法擤鼻涕。

（3）取坐位喂哺避免呛奶。

（4）注意不要损伤外耳道和鼓膜。

任务四 常用的护理技术

常言道"三分治，七分养"，对于幼儿来说，由于年龄尚小，各方面能力较差，不会自己照顾自己，生病后的护理就显得更为重要。精心的护理可减少各种疾病对儿童健康的危害，保证儿童的病后康复。因此，掌握一些常见的护理技术，是做好护理工作的必要条件，也是幼教工作者的职责。

一　测体温

工具：玻璃水银体温计（口表、腋表和肛表）。

除玻璃水银体温计外，现在还有电子体温计、多功能红外体温计、耳温枪等。用体温表测腋下体温，既安全又卫生，一般常用这种方法测量小儿的体温。体温表由玻璃制成，里边装有水银柱。水银遇热上升的刻度就是体温的度数。

方法：

测量之前，首先要查看一下体温表的度数，看看是否在 35 ℃以下。查看度数时，用手拿没有水银球的那一端，置于眼前（使体温表与眼睛平行），来回转动几次，就能看清楚水银表的度数。如果超过 35 ℃，可向下向外轻轻甩几下，使水银线降到 35 ℃以下。其次要检查体温表有无破损、水银柱有无断裂，确保测量的正确与安全。测量时先擦去腋窝的汗，将水银球一端放入腋窝，注意别把表头伸到腋窝外。夹好后，让小儿屈臂，大人扶着他的胳膊夹紧体温表，以免体温表位置移动量不准或折了表。一般测 5 分钟即可，时间太短、太长都会影响所测体温的准确性。

幼儿的体温比成人略高，正常儿童腋下体温为 36～37.4 ℃，一昼夜之间，有生理性波动，波动的幅度约为 1 ℃。孩子吃奶、吃饭、哭闹、衣被过暖或室温过高，都会使体温略高。所以，测量体温最好在进食半小时以后，安静状态下进行。

体温的判断：36～37.4 ℃为正常体温，37.5～37.9 ℃为低热，38～38.9 ℃为中度发热，39～39.9 ℃为高热，40 ℃以上为超高热。

二　物理降温

当患儿体温升至 39 ℃以上，就应立即采取降温措施。因为高热使人感觉很不舒服，还会使体内的热量消耗增加，心率加快，使消化功能减弱。因为婴幼儿的神经系统还未发育成熟，高热会引起惊厥。

常用的降温措施有药物降温和物理降温两种。药物降温就是吃退烧药，打退烧针；物理降温是用吹风、冷敷、温水或酒精擦浴等方法降温。对于幼儿，尤其是 6 个月以下婴儿应多采用物理降温的方法，这样做更安全，能减少药物对婴幼儿的机体伤害。下面介绍几种常用的物理降温方法。

案例导入

中班的强强从小体质较差，春季气温变化大，最近班上很多孩子得了上呼吸道感染，强强午睡起床后精神较差，呼吸急促，脸色发红，不停地咳嗽，老师见状立即给强强测量体温，测量的结果为39.8 ℃，随后立即通知其父母，并准备盆子和毛巾给强强头部冷敷。

Note

（1）头部冷敷：头部冷敷适合幼儿的一般发热。将毛巾用凉水浸湿，拧成半干（不滴水）敷在患儿的前额部（也可以敷腋窝、肘窝、腘窝、大腿根等处），每5～10分钟换一次；也可将水袋中灌上凉水或碎冰块，做成冰枕，枕在脑下。若有条件可缝制一个帽状的冰袋，将凉水或碎冰块装入戴在头上。在冰敷的过程中，一旦发现患儿发抖、面色发灰，应立即停止。还要注意局部皮肤不要冻伤。

（2）酒精擦浴：酒精擦浴适合于发热较高的患儿。酒精易于挥发，能较快地带走体内的热量。方法是取一定量的医用酒精或高度白酒加水一倍稀释，用小毛巾浸湿后擦拭患儿颈部、四肢、后背、手心等部位。尤其重点擦拭腋下、肘窝、腘窝、腹股沟等血管丰富的部位。在擦浴过程中，要注意避风，不要让患儿着凉。注意对麻疹等出疹性疾病不宜采用酒精擦浴。

（3）温水擦浴：温水擦浴适合于高热患儿的降温。方法是用32～36 ℃的温水擦拭患儿的全身皮肤，使皮肤血管扩张，血流量增加，体内的热量可通过传导方式散发而达到散热目的。在腋窝、腹股沟、肘窝等血管丰富的部位擦拭时间可稍长一些。胸部、腹部等部位对冷刺激敏感，最好不要擦拭。擦拭一遍后可稍等一会儿待皮肤上的水分蒸发完再接着擦第二遍，直至体温有明显下降。擦拭结束后一定要将皮肤上的水分擦干，然后盖一条薄被子，防止受凉。出疹的孩子发热不要用温水擦浴降温。

（4）温水洗澡：给发热的孩子洗澡，也能起到降温的效果。水温应在38～40 ℃，时间控制在3分钟左右。

（5）冷盐水灌肠：冷盐水灌肠的降温效果显著，但不适合家庭中操作。体温高达40 ℃的患儿可采用此法。方法是取生理盐水200～300 ml，温度以4～6 ℃为宜，将肛管用甘油等润滑油擦拭后插入肛门，再将准备好的盐水用注射器注入或灌入，灌入后需用手将患儿肛门夹紧10分钟左右，以防盐水排出。

在高温季节，在进行物理降温时，对环境也要降温，如在地面泼凉水，用凉水拖地板，加强通风换气，使空气温度下降，也可利用空调降温。

三 热敷

热敷是利用温热刺激皮下毛细血管扩张的机制，达到局部消炎、消肿的目的。热敷一般用于扭伤所致的局部肿胀在24小时后、皮肤感染疖肿初起时、眼结膜炎等。

（1）准备40～50 ℃的温热水，将毛巾浸湿，折叠后置于患处。待热量部分散发后更换，重复多次，每次持续20～30分钟。

（2）也可将热水灌入热水袋至2/3左右，慢慢放平热水袋，使水流至袋口将气体排出，拧紧盖子，倒提热水袋检查是否漏水，然后将热水袋表面擦干，试试温度适宜，然后用毛巾包裹好，放在需要热敷的部位。

四　喂药

成人生病可自己吃药，但对于年龄较小的儿童，则需要成人喂药。

（1）较小的婴儿，已有较灵敏的辨别味道的能力，可将药片研成粉末，溶在糖水或果汁等香甜可口的液体中喂服，可用奶瓶像喂奶那样喂，也可用小勺直接喂。

（2）1岁左右的婴儿，对吃药已似懂非懂，常常以哭闹拒绝吃药，此时可采取灌药的方式。具体方法是将药片研磨成粉末，放在小勺中，用糖水调成半流状。固定患儿头部，使头歪向一侧，左手捏住下巴，右手持勺将勺尖紧贴患儿的口角轻轻灌入，等其将药完全咽下去后，松开左手，再让患儿喝几口糖水，以去除口中苦味。

（3）2岁以上的幼儿，慢慢懂事了，就不能采用强迫灌药的方法，应讲明道理，鼓励他自己吃药。要注意将大的药片掰开，以防卡在喉部，难以下咽。通常甜药先吃，苦药后吃，必须在老师、家长的陪伴下把药吃下。

五　滴药水

幼儿的眼、鼻、耳等器官患病，有时要通过滴药水来治疗。滴药前操作者必须做到两点：一是查看药名和日期，千万不能拿错药；二是把手洗干净。

（一）滴眼药水

用软的清洁毛巾、棉球擦去眼内分泌物，令幼儿头向后仰向上看。操作者用左手食指、拇指轻轻分开上下眼皮，右手拿滴眼瓶，离眼2 cm高，将药水滴入下眼皮内（注意不要碰着睫毛，不要将药水直接滴在角膜上），每次1～2滴。然后松开左手，让幼儿轻轻闭上眼睛，然后操作者轻提其上眼皮，让幼儿转动眼球，使药液均匀地布满眼内。如果两眼都患病，则先滴病情轻的一侧，后滴病情重的一侧；如果要用两种药水时，必须间隔15分钟以上使用。

眼药膏宜在睡前涂用，可直接将其挤在下眼皮内，闭上眼睛并轻轻按摩眼球，使药膏分布均匀。

（二）滴鼻药

为了避免药液通过鼻咽部流到口腔，或只滴到鼻孔外口，要让幼儿仰卧，肩下垫上枕头，使头后仰，鼻孔向上；或坐在椅子上，背靠椅背，头部尽量后仰。滴药时，左手食指轻推鼻尖部，使鼻孔充分暴露。右手拿药瓶，在距鼻孔2～3 cm处将药液滴入鼻孔，每侧2～3滴，轻轻按压鼻翼，使药液均匀接触鼻腔黏膜，进入鼻道，以发挥药效。滴药后保持原姿势3～5分钟。

（三）滴耳药

让幼儿侧卧，患耳向上。若外耳道有分泌物（脓液），就用干净的棉签将其轻轻擦净。滴药时用左手稍向后下方牵拉耳垂，使外耳道变直。右手持药瓶将药水由外耳道后壁滴入 2～3 滴，轻轻压揉耳屏，使药水充分流入耳道深部。滴药后保持原姿势 5～10 分钟。也可在外耳道塞一块卫生棉球，防止药液流出弄脏衣服。若是刚从冰箱内取出滴耳药，要在室温下放一会儿再用，否则会引起不适，甚至发生眩晕。

六　通便

如果幼儿长时间不能排便，大量的粪便会堆积在直肠内，因水分被吸收而变得干硬，更不易排出，此时应用简单的通便法，帮助幼儿排便。

（1）肥皂通便法：将普通肥皂削成底部直径 1 cm、长 3～4 cm 的圆锥形，蘸少量温水，将其尖端在前慢慢塞入肛门，利用肥皂的机械刺激引起排便。

（2）开塞露通便法：开塞露内装甘油，使用前将管端封口处平行剪开，挤出少许液体将管口润滑，然后缓慢插入肛门，用力挤压塑料壳的后端，使液体射入肛门内。让幼儿尽量憋一会儿再排便。

（3）手抠大便法：如果用上述两种方法都不起作用时，可采用手抠大便法。具体步骤为：首先，将手纸叠成方形中间穿一小圆孔，盖在肛门处，然后用塑料薄膜裹上食指，用油润滑后，轻轻插入肛门，抠出积存于直肠中的硬粪块。此时动作一定要轻，以防损伤肛门皮肤黏膜或撑裂肛门。

七　止鼻血

幼儿出鼻血的常见原因有：鼻部外伤，如碰伤鼻子，或挖鼻孔损伤了鼻黏膜；发热、上火导致鼻黏膜充血肿胀，血管脆性增加；鼻腔异物等。

止鼻血要注意：

（1）安慰孩子不要紧张，安静坐着，不要平躺，头略向下低，张口呼吸（不能仰头或平躺，否则鼻血会流到鼻腔后方、口腔、气管甚至肺部）。

（2）捏住鼻翼一般压迫 10 分钟可止血。用湿毛巾冷敷鼻部或前额；出血较多时，可用脱脂棉卷塞入鼻腔，填塞满才能止血；若有麻黄素滴鼻液，可把药洒在上面，止血效果更好。

（3）止血后，叮嘱学前儿童安静坐好，2～3 小时内禁止做剧烈运动。提醒学前儿童不要擤鼻涕、打喷嚏、咳嗽等，以防再次出血。

若经上述处理，仍无法止血，应到医院处理。若从鼻孔出的血已不多，但病儿有频繁的吞咽动作，一定让他把"口水"吐出来。若吐出的为鲜血，说明仍在出血，病儿将流入咽部的血咽下，此时要送医院处理。因鼻后部出血难用一般的止血方法止住，若大量失血，则十分危险。

如果经常发生鼻出血，而且皮肤上常有瘀斑，小伤口出血也不易止住，应去医院做全面检查。因为鼻出血可能是全身疾病的一种表现。这种有"出血倾向"的病儿，发生鼻出血难以止住，应尽早去医院治疗。

◇ 项目小结

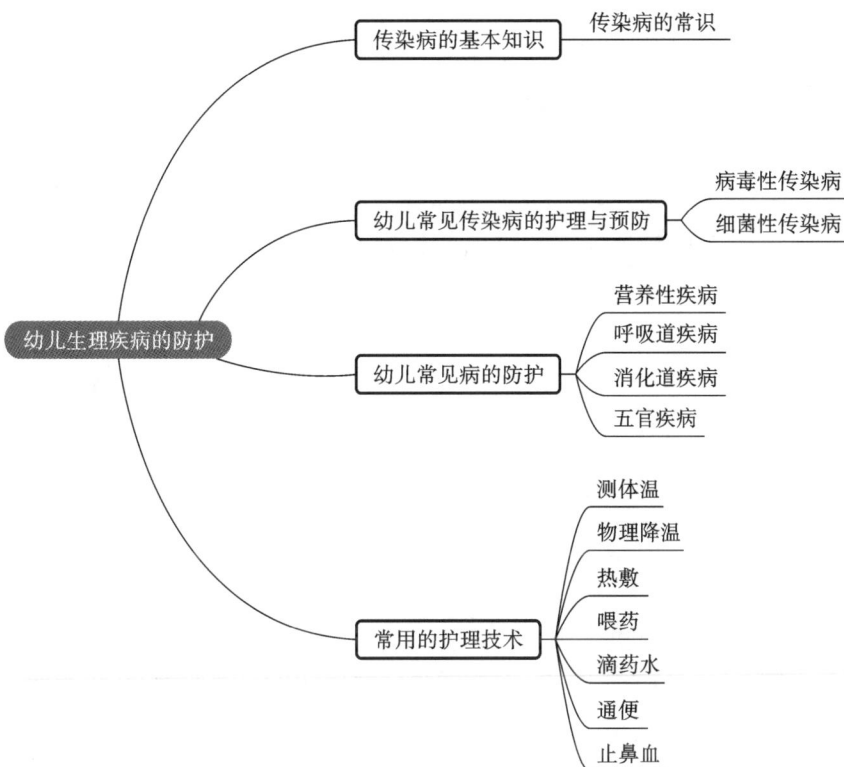

思考与练习

1. **下列哪些不是引起幼儿便秘的原因?** (   )

A. 摄入的食物及水分不足   B. 经常吃蔬菜

C. 排便习惯不良   D. 饮食成分不恰当

2. **某患儿有以下皮疹特点：面部→躯干→四肢，一天内出齐，手掌、足底多无疹。2~4日消退无疹痕。该患儿属于**(   )。

A. 麻疹   B. 风疹   C. 猩红热   D. 水痘

3. **腮腺炎的主要传播途径是**(   )。

A. 空气   B. 饮食   C. 土壤   D. 水源

4. **为预防幼儿发生手足口病，幼儿园应采取哪些措施?**

5. **幼儿缺铁性贫血该如何预防?**

6. 如何预防幼儿佝偻病？

7. **案例分析**。

某幼儿园在晨检时发现一名小班幼儿的面部有几颗红色的小皮疹，问其妈妈，说孩子前一天就有了，保健老师也没多问，就让他到班上去了。午睡起床时，保育员帮孩子穿衣服，发现该幼儿的头上、身上都有皮疹，有些皮疹已经鼓起来，有的已经变成了水疱，孩子说身上痒，不停地抓挠，感到烦躁不安。保育员立刻告诉了带班老师，老师马上带孩子到医务室检查。检查后保健医生神色紧张，说这孩子得的是传染性很强的传染病，让老师立即打电话通知家长把孩子接回去。

分析：

请问该幼儿患的是什么传染病？该患儿所在的班级应该采取哪些措施预防此病的传播？

实践与实训

实训一： 物理降温

目的： 掌握给幼儿物理降温的保育技能。

要求： 能根据既定的幼儿发热情境，选择合适的降温方法，并准备好所需物品。

形式： 小组合作。

实训二： 测量体温

目的： 掌握给幼儿测量体温的正确方法，并能准确读出度数。

要求： 能在实训场地给仿真娃娃模拟测量体温。

形式： 小组合作。

Note

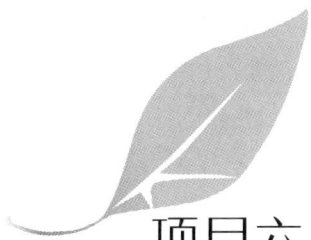

项目六　幼儿发生意外事故的急救处理

◇**学习目标**

1. 了解托幼机构的安全管理措施。
2. 了解急救的基本原则。
3. 熟悉幼儿常见意外事故的类型、原因和急救方法。
4. 加强自身安全意识，在工作中对幼儿安全保持较高的警惕性。

◇**情境导入**

　　某幼儿园大班午睡前，老师在活动室督促幼儿收拾整理游戏材料，先进去的果果在过道里玩，一不小心摔倒在地上，其他幼儿赶紧告诉当班老师，老师立即检查，发现果果没有外伤，两只胳膊也能动，她自己也没有异常反应，便安抚其入睡；下午果果起床时，老师发现她穿衣服时抬不起胳膊，翻开衣服发现果果右肩处红肿，随即将她送到医务室，保健医生检查后，建议马上到附近医院拍片检查，检查结果显示其锁骨骨折。老师马上通知家长，家长将果果领回后，于第二日向幼儿园提出孩子要住院治疗的要求。

任务一　托幼机构安全管理

　　如何杜绝和减少意外事故的发生，是托幼机构的一项重要工作。《幼儿园教育指导纲要（试行）》指出："幼儿园必须把保护幼儿的生命和促进幼儿的健康放在工作的首位。"为了避免幼儿发生各种意外伤害或者把意外伤害的发生率降到最低，幼儿园必须建立完善的安全管理制度，保教人员也要有较高的安全意识和对潜在事故的预见性，要提高警惕，关注幼儿生活的每个细小环节，若发现危险苗头，应及时加以制止，并能掌握初步的处理措施。同时，教师还应对婴幼儿进行必要的安全教育，帮助他们了解什么是危险、怎样避开危险及如何自救的知识，逐步培养他们自我保护的意识和能力。幼儿园的安全管理工作重点应从以下几个方面展开。

微课视频
"托幼机构的安全管理"

一 增强保教人员的安全责任意识

（一）进行职业道德教育，学习安全法规

托幼机构的管理者要重视保教人员的职业道德教育，通过职业道德教育让保教人员清楚幼教工作者的职业道德规范，提高职业责任感。还要定期组织教师学习和讨论有关儿童安全的法律法规文件，明确教育者在保障儿童生命安全方面的责任和义务，牢固树立"以人为本，安全第一，预防为主"的理念，切实把保护幼儿的生命、安全放在工作首位，突出幼儿一日生活中各环节的保育与安全工作。

（二）建立规章制度，明确岗位职责，加强检查监督

通过建立各项规章制度加强保教人员的责任心与安全防范意识，落实安全工作责任制，规范管理，责任到人。还要进一步加大安全检查力度，确保幼儿在园安全。

案例导入

一天中午，某幼儿园中班的大部分幼儿都睡着了，这时，值班教师便到别的班去倒开水，并聊了一会儿天，待她回班后，发现一名幼儿头部红肿，问其原因，他说是在床上玩耍，不小心摔伤的，教师赶忙帮幼儿揉了揉，便安慰他睡觉了，下午当家长接孩子时看到幼儿伤情，非常生气，要求领导解决处理。

二 消除幼儿园内的各种安全隐患

（一）经常对园内、班内的设备进行检查、维修

应委派专人定期、不定期地检查园内的房屋、场地、运动器械、家具、玩具、生活用品等，发现问题要及时维修，防患未然。保教人员应在每日的工作中仔细观察玻璃是否完整，门窗的插销是

Note

否起作用；木制的桌椅和器械是否糟朽；铁制的运动器械是否生锈、边角有无卷起、焊接处有无脱离、螺扣是否脱落；秋千的绳索是否结实耐用；场地是否平坦，有无碎石、碎玻璃；下班前检查本班的电器、电源的开关是否关闭，门窗是否上锁等。一旦发现不安全因素，要随时报告或采取措施加以解决。

（二）建立药品和危险物品的保管制度

1. 保健人员负责检查幼儿用药的准确性

家长送疾病恢复期的孩子入园时，最好将药物亲自交到保健人员的手中，由保健人员检查，核准孩子所服药物是否对症，并登记用药幼儿的姓名、性别、班级、药名、用量、服药的时间及次数，然后再分送到各班，转交给带班老师，同时做好用药情况的说明。

2. 妥善保管幼儿的药物

保健人员及保教人员应将幼儿的药物妥善保存，内服药、外用药要标示清楚，分开放置，放在幼儿拿不到的地方，以防错拿或误服。钙片、糖浆等有甜味的药品也要放好，防止幼儿自己拿着吃。

3. 教师要按时、准确地给幼儿服药

给儿童服药前要仔细核对姓名、药名、剂量、用法，并监督幼儿服药，认真记录幼儿服药情况。防止幼儿不肯服药、乱服药或重复服药。对有药物过敏史的孩子要有记载。

4. 危险用品应由专人保管

幼儿园的危险用品多是指有腐蚀性的、有剧毒的、易燃易爆的物品或药品。它们通常是用于厕所清洁的化学药品，用于装修、维修的油漆、涂料，用于消毒的药品和杀虫剂等。这些物品要贴上标签，由专人保管，平时应上锁保存，使用时要有记录，用完的瓶罐统一收回处理。盛过有毒物品的容器也要妥善处理，绝不能让儿童拿着玩。

（三）及时发现和果断处理一日生活中的危险因素

1. 防止幼儿随身携带小刀、石子、珠子等危险物品

这些物品不仅会伤害到幼儿自己，还可能伤及别的小朋友，所以保教人员在检查过程中如果发现有这类物品应及时收缴保存，待幼儿离园时交回给家长并告知其危害。

2. 活动过程中防止摔伤、跌伤和磕伤

当幼儿进行户外自由活动及有组织的活动时，由于各种原因可能会引起跌伤，因此要求教师在组织幼儿进行户外活动前，应检查器械和活动场地。看看器具有无损坏，清除活动场地上的砖头、石块、碎玻璃、树枝等，然后检查幼儿的衣服是否符合活动时的要求，如挽起过长的裤腿，裤腿过宽可用皮筋扎住，提醒幼儿提裤子、系紧鞋带。摔伤、跌伤和磕伤在室内也时有发生。活动区游戏中常因拥挤发生绊倒跌伤，争抢玩具发生摔伤，甚至幼儿坐在椅子上，向后仰或向前倾也会发生摔伤后脑勺或摔伤下巴、嘴唇的事故。因此，教师应使活动区尽量宽敞，清除掉障碍物，如果发现危险的苗头时，应及时制止。此外，在盥洗室内也应注意幼儿的安全，防止幼儿跌倒、滑倒，造成事故。

Note

3. 进食、饮水和盥洗过程中防止烫伤

给幼儿的水、汤和饭都必须降温后端进室内。开水瓶、暖壶、热水器应放在幼儿够不到的地方。寄宿制幼儿园在给幼儿进行盥洗时，应注意水温和热水的加入方式，以免不慎烫伤幼儿。

4. 及时发现睡眠异常并予以纠正

幼儿蒙头睡觉或在被子里玩弄物品，有时也会发生危险，因此保教人员发现幼儿有这种情况应及时予以纠正。

拓展资源
"园长的苦恼"

三 建立和完善安全制度

（一）加强对门卫的严格管理

幼儿园应选择做事仔细、有责任心的门卫，负责管理园所的大门。园所的大门只在接送时间对外开放，其余时间一律关上，防止幼儿溜出园外。非接送时间来接幼儿的家长，应出示证件，进行登记。到幼儿园来办事的外来人员应先登记，在传达室等候，不得随便入内。

（二）建立并严格执行幼儿接送制度

为了幼儿的安全，幼儿园应建立严格的接送幼儿制度。要求幼儿的接送者必须是幼儿的父母、祖父母或固定的接送人，并建立接送卡片。如果临时改变接送人，应提前与教师打招呼，并带接送人与教师相认。除此以外的一切外人，都不得接走幼儿。

（三）建立班级的交接班制度

各班应建立严格的交接班制度，保教人员在工作时间内不得擅自离开幼儿，教师在带领幼儿进行室外活动前以及活动之后都要清点幼儿人数，防止幼儿独自离开集体。

四 加强对幼儿的安全教育

幼儿不可能生活在没有任何危险的环境中，但由于他们缺乏知识和生活经验，对什么是危险认识不足，面临危险后不知所措。为了避免意外事故的发生，教师和家长要利用一切机会，经常对儿童进行安全教育。对幼儿进行安全教育，主要是能够让幼儿在日常生活中学习怎样注意安全，保护自己，避免受伤害，让幼儿的身心能够健康地发展。

Note

（一）创造良好环境，增强幼儿体能

工作中我们经常发现这样的情况：一些体弱、受保护过度的幼儿，在活动中经常磕磕碰碰，而平时活泼好动、身体健壮的幼儿意外受伤率却很低。究其原因不难看出，由于体弱幼儿不爱活动，造成动作不协调、平衡能力差，遇到情况反应慢，所以容易受到意外伤害；而那些活泼健壮的幼儿，由于好动、灵活、反应快，遇到情况能采取应对措施，因此受意外伤害较少。由此可见，增强幼儿体能是提高幼儿自护能力的重要途径。

（二）学习意外自护常识，培养自护能力

意外的自护常识是人们在历经灾难后，对灾难缘由的规律性认识及所采取的必要防护措施。这对以形象思维为主、抽象思维刚刚萌芽的幼儿来说，是难以掌握的。因此，在灾害中，幼儿往往受害最大。那些恶性的犯罪活动，如绑架、拐骗、侵犯等黑手往往最先伸向幼儿。所以，向幼儿普及意外自护常识是形势所迫。意外伤害是偶然发生的，它又往往是不可预料的。因此，幼儿只有掌握了意外自护的初步常识，才能更好地抵御灾害，避免受到伤害。

1. 教给幼儿一些自护的知识和方法

幼儿学习自护常识，有利于自护能力的提高，教师应结合各科教学教给幼儿一些自护知识和方法。如认识夏季时，告诉幼儿如何避免雷击的伤害；认识电时，教给幼儿正确地使用电器的方法；把各种信号、标志、符号，编进故事中讲给幼儿听，使他们掌握必备的自护常识，提高应变和自护能力。

2. 教育幼儿敢于求助，提高幼儿的自护能力

幼儿体力小，生活经验不足，适应环境能力差，遇到险情时身心难以应付，所以求助是幼儿自护的最好方法。许多幼儿遇到困难时只会哭泣、发脾气，遇到陌生人时就惊慌失措，连呼喊求助的胆量都没有，又因受语言能力的限制，幼儿在遇到困难需要帮助时，往往说不清楚事情的经过，所以教师和家长传授幼儿求助的技能要从"敢"字入手，教给幼儿用语言表达自己的意愿。平时要求幼儿讲清楚一件事的内容、地点、时间，讲清请别人帮什么忙等。在电话已经普及的当今社会中，利用电话求助是获得帮助的有效办法。应要求中班以上的幼儿学会拨通自己家及父母工作单位的电话，并且知道"110""119""120"等呼救电话的含义。

3. 通过直觉体验、情境类推，培养幼儿的自护能力

幼儿有受伤的体验，对自身痛苦的记忆是最深刻的，所以当见到别的小朋友摔伤跌破时，能把自己的痛苦记忆类推到他人身上。这种直觉体验有助于幼儿理解自护的意义，也有利于教师在情境中对幼儿进行随机的自护教育。还可以利用电教媒体创设情境，让幼儿讨论学习自护方法，以弥补随机教育的不足。如房间着火了怎么办、躲在哪里最安全等情境活动，通过老师的正确引导，增加幼儿的自护经验，如怎样灭火、怎样防地震、怎样防煤气泄漏等，从而有效地提高幼儿的自护能力。

（三）增强危险意识，做小小"社会人"

1. 教育幼儿不做有危险的事

保教人员应该关注幼儿生活的每一个细小环节，同时要对他们进行必要的安全教育，帮助他们

了解什么是危险，如何避开危险，如教育幼儿不爬墙、不爬树；不采食花、草、种子，不随便吃药；不随便碰电器，不玩火，不在河边、池塘边玩水；不戏弄小动物；不把小物品如花生、玉米等放入口中吮吸，或放入耳、鼻中，以免引起意外事故发生。

2. 教育幼儿遵守日常生活中的安全制度

在幼儿园里，幼儿不能随便离开自己所在的班级，有什么事要先告诉教师，得到允许才可以离开。在幼儿园出入各室、上下楼梯时不能打闹、拥挤。遵守交通规则，同时可以利用图片、故事等形式向幼儿宣讲一些因缺乏安全意识而酿成灾祸的实例，以加强幼儿遵守安全制度的意识。

意外事件，轻则容易造成幼儿受伤，重则危及幼儿的生命安全，因此要教育幼儿提高警觉，学会保护自己，并采取一切有利于幼儿安全活动的措施。对幼儿进行的安全教育是一项长期的工作，所以要持之以恒。安全教育强调正面教法，要注意兼顾幼儿身体上和心理上的健康安全，在强化幼儿安全意识的同时，要注意培养幼儿积极的生活态度，不能因为负面教育给幼儿带来对生活、对未来的恐惧感。总之，培养幼儿的自我保护意识和能力，不是一朝一夕的事，需要父母和老师持之以恒，使他们获得一个更高层次、更大意义上的保护——自我保护。

任务二　急救的基本常识

急救是指当人们突然发生急病或意外伤害时，为抢救病人的生命、改善病况和预防并发症所采取的紧急救护措施，并为医院的进一步救治奠定基础。当意外伤害发生后，是否需要急救，如何实施急救，这要根据病情的轻重而定。

微课视频
"急救的基本常识"

一　病情轻重的判断

意外事故有大有小，伤势有轻有重。一般情况下，意外事故发生得太突然，幼儿的病情变化又快，吉凶莫测。因此，意外事故发生后，在最初的几分钟里，必须迅速判断出伤者病情的轻重，以决定应采取什么措施进行救护。

（一）依据发生意外的原因来判断

迅速危及生命的，如溺水、触电、外伤大出血、气管异物、中毒、车祸等，这类意外伤害发生后，必须在现场争分夺秒地进行正确而有效的抢救，以防止可能出现的死亡。虽不会立即致命但十分严重的，如烧伤、烫伤、骨折等，如果不及时抢救或处理不当，也可导致死亡或终生残疾。上述意外事故发生后，都要实施急救。轻微的意外伤害，如擦破皮肤、挤伤、扭伤、烫起小水疱等，可以进行简单处理。

（二）依据伤者的生命体征来判断

当人体突然受到外界强大的刺激，或疾病发展恶化至最后阶段，重要的生命机能已经紊乱、衰竭，身体里的新陈代谢降到最低的水平，呼吸、心跳等都会发生改变。因此，根据伤者的呼吸、脉搏也可知道病情的轻重。

（1）呼吸的变化：先看病儿的呼吸是否均匀。垂危病儿的呼吸已由正常节律变得不规则，时快时慢、时深时浅，即出气不均匀了。再看看鼻翼或胸廓。如果鼻翼扇动，胸廓在吸气时反而下陷，这都说明呼吸已十分困难。呼吸已停，应立即抢救。

（2）脉搏的变化：可触摸桡动脉、颈动脉来检查。垂危病儿的脉搏，由规则节律的跳动变得细快而弱，或节律不齐，说明心脏功能和血液循环出现了严重障碍。一旦心跳停止，应立即急救。

（3）瞳孔的变化：正常幼儿的瞳孔遇到光线后能迅速收缩。垂危病儿，眼睛无神，瞳孔已不能随光线的增强而迅速缩小。最后，瞳孔会渐渐散大，对光线完全失去反应能力。

二　急救的基本原则

儿童发生意外事故后，在医生还未赶到现场时，需要采取一些急救措施，为医生的救治争取时间。而实施急救必须遵循三个基本原则。

（一）挽救生命

儿童遭遇意外伤害，特别是一些情况严重的事故，抢救生命是急救的第一原则。

案例导入

一天中午，笑笑老师和往常一样开始了午间值班工作，孩子们大多进入了梦乡，教室里看到的只有笑笑老师忙碌的身影，给这个孩子盖盖被子，给那个孩子调整调整睡姿。这时，有一个孩子在被窝里稍稍动了一下，笑笑老师急忙走上前去，他发现这个孩子身体开始蜷缩，牙关紧咬，眼睛上翻，鼻子周围发青……笑笑老师顿觉不好！孩子生病了！笑笑老师急忙一只手按压孩子的人中，另一只手给值班的行政人员打电话。1分钟内，园长和主任还有班主任同时到达了现场，经体测发现孩子体温正常，排除了高热惊厥的可能性。于是园长迅速抱起孩子用手撬开了孩子紧闭的嘴巴，瞬间孩子长出一口气，哭出了声音，与此同时，主任和班主任分别拨打了"120"和孩子家长的电话。

如果患儿的呼吸、心跳已经发生严重障碍（快要停止或刚刚停止），还不及时施救，只是机械地等待医生来了再救，或者送到医院再救，往往会造成不可挽回的后果。在常温下，呼吸、心跳都

Note

停止 4 分钟以上，生命就岌岌可危；超过 10 分钟，就很难起死回生了。一旦失去挽救病儿的有利时机，就是再高明的医生和再先进的仪器，也只能回天乏术了。因此，不管发生何种意外，也不管出现何种情况，一旦病儿的呼吸、心跳停止，当务之急就是要立即实施人工呼吸、心外按压等急救措施，抓住最初的几分钟、十来分钟的时间，帮助病儿被动呼吸、心跳，以期恢复病儿的自主呼吸及维持其血液循环。如果是中毒，应及时将患儿撤离高危现场；如果是外伤大出血，则应立即设法止血，因为失血过量也会危及生命。

（二）防止残疾

在施行急救，挽救患儿生命的同时，还要尽量防止并发症和可能发生的后遗症，避免因抢救不当或延误抢救时机而造成的终身残疾。如儿童严重摔伤或脊椎骨折，应严禁患儿活动（包括体位挪动），转运时不能用绳索、帆布等软担架抬送，也不能抱或背患儿，这样会损伤其脊髓，造成终身残疾（截瘫）。这样的急救，虽说可挽救奄奄一息的生命，但会造成病儿终生的不幸，而这种不幸是完全可以通过采用恰当的急救措施避免的。如发生上述摔伤时，一定要用门板之类的木板担架转运病儿。如遇到各类化学烧伤，伤及眼睛、食道、皮肤时，在现场应用大量清水冲洗，以免组织受到严重的腐蚀烧伤，导致眼睛失明或食道瘢痕等残疾。

（三）减少痛苦

意外伤害造成的损伤往往是很严重的，对幼小的儿童会造成强烈的恐惧和剧烈的疼痛，若抢救不及时，会加重病情，引起休克或精神损伤。因此，在抢救过程中要尽量减轻幼儿的痛苦，包扎、固定、搬运时动作要轻柔，位置要适当，语言要温和，注意疏导、缓解患儿的紧张心理和恐惧感，必要时可用镇痛、镇静药物。不要认为救命要紧，对其他都不管不顾，这样会加重患儿的病情。

三　常用的急救方法

（一）止血

很多意外伤害会引起不同程度的出血。婴幼儿的血液量较少，如在短时间内失血过多，就可危及生命。因此，对于出血，特别是大动脉出血，首先要采取有效的止血措施，然后再做其他处理。一般出血先用生理盐水冲洗局部，涂抹碘酊消毒，盖上消毒纱布块，用绷带较紧地包扎伤处，以不出血为度。

1. 加压包扎止血法

静脉或小动脉损伤的出血，可用消毒纱布或干净毛巾（布）等，折成比伤口稍大的垫子盖住伤口，再用绷带或三角巾扎紧，并将伤部抬高。这是最常见的止血方法。

2. 指压止血法

就是用手指（多用拇指）将出血的血管的近心端用力压向相邻的骨骼，以阻断血流。此法适用于头部、颈部和四肢外伤出血，但它只能在短时间内达到控制出血的目的，不宜久用。

常见的动脉压迫点及其功能如下所述：

头部出血时，头顶、前额、颞部出血，按压耳屏前的颞浅动脉；头后部出血，按压耳后的枕动脉。

面部出血时，压迫下颌角处的面动脉。

颈部出血时，压迫颈根部气管外侧的颈总动脉；头面部的大出血，如压迫其他部位无效，也可按压此处。

肩部、上臂出血时，压迫锁骨凹处后下方的锁骨下动脉。

前臂出血时，压迫上臂肱二头肌内侧的肱动脉。

手部出血时，压迫腕关节内侧的桡动脉及外侧的尺动脉；手指出血时，压迫手指两侧的指动脉，也可将手指屈入掌内，呈握拳状。

大腿出血时，稍屈大腿，双手拇指（或手掌、拳头）压迫腹股沟中点下方的股动脉。

小腿出血时，压迫腘窝处的腘动脉。

足部出血时，压迫足背动脉和跟腱与内踝之间的胫后动脉。

3. 止血带止血法

适用于大血管破裂出血，尤其是动脉出血，常在使用加压包扎止血法无效时使用。要准备的器械有止血带、绷带、三角巾等。

具体操作如下：

第一，上止血带前，先抬高伤肢，以帮助静脉回流。

第二，找准出血点，在止血带与皮肤之间垫上垫子，将止血带扎在伤口的近心端接近伤口处，但禁止缚在上臂的中间 1/3 段，以防损伤桡神经。

第三，止血带捆扎的松紧应适度，以摸不到远端脉搏为宜。

第四，扎上止血带后，每 15～20 分钟放松一次，每次 30 秒至 1 分钟，若出血停止，不必再结扎。

另外注意，止血带止血的病人大多出血很多，故在止血的同时，应速送医院抢救。

（二）心肺复苏

心肺复苏：实施 CPR，婴儿和儿童的 CPR 程序为 C-A-B：①胸外心脏按压（circulation，C）：将患儿放置于硬板上，对于儿童采用单手或双手按压胸骨下半部（图 6-1、图 6-2），而婴儿胸外心脏按压可采用双指按压法（两手指置于乳头连线下方按压胸骨）或双手环抱拇指按压法（两手掌及四手指托住两侧背部，双手大拇指按压胸骨下 1/3 处）（图 6-3、图 6-4）。按压深度至少为胸廓前后径的 1/3（婴儿约 4 cm，儿童约 5 cm、不超过 6 cm），按压频率为 100～120 次/分。每次按压后使胸廓充分回弹，保持按压连续性（中断时间限制在 10 秒钟以内）。②开放气道（airway，A）：首先清除口、咽、鼻分泌物，异物或呕吐物。开放气道多采取仰头抬颏法，用一只手的小鱼际（手掌外侧缘）置于患儿前额，另一只手的食指和中指置于下颏将下颌骨上提，使下颌角与耳垂的连线和地面垂直（图 6-5）。③建立呼吸（breathing，B）：口对口人工呼吸适合于现场急救，婴儿采用口对口鼻，儿童采用口对口。单人复苏婴儿和儿童时胸外心脏按压与人工呼吸比例为 30：2，呼吸频率为 8～10 次/分。心肺复苏的有效指征包括扪及大动脉搏动、口唇及甲床颜色转红、出现自主呼吸、扩大的瞳孔缩小及对光反射恢复、肌张力恢复。

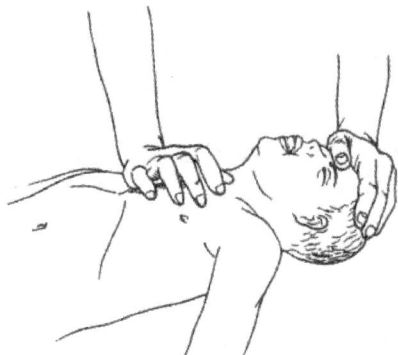

图 6-1 单手按压法（用于儿童）

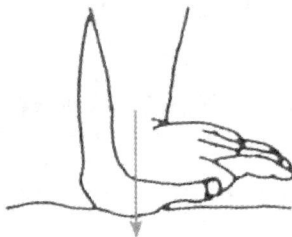

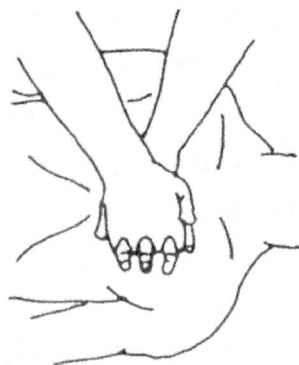

图 6-2 双手按压法（用于儿童和成人）

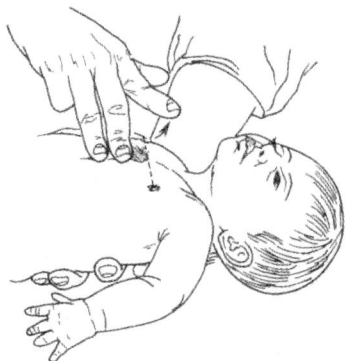

图 6-3 双指按压法（用于
新生儿和小婴儿）

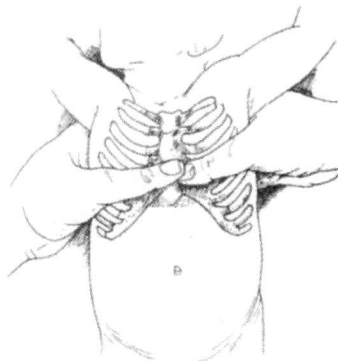

图 6-4 双手环抱拇指按压法
（用于新生儿和小婴儿）

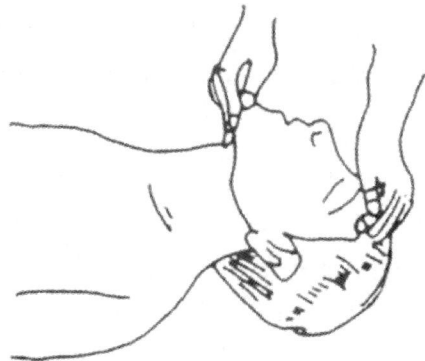

图 6-5 仰头抬颌法开放气道

微课视频
"常用的婴幼儿急救技术"

任务三　幼儿意外事故的原因和急救

意外事故有大有小，伤势有轻有重。如何对这些常见的意外事故做出合理的处置，是将意外事故造成的伤害降低至最小限度的关键。

微课视频
"幼儿发生意外事故的原因"

一　幼儿发生意外事故的原因

幼儿在幼儿园发生意外事故的原因很多，其中有幼儿自身发展因素，也有幼儿园、环境等多种因素的影响。归纳起来有以下几方面。

（一）儿童自身因素

1. 运动系统发育不成熟，运动机能不完善

婴幼儿运动系统发育不成熟，运动机能不完善，动作能力较低，走、跑、跳等动作都不够熟练，平衡性较差，活动时往往把握不好平衡，动作的协调性差、反应慢，不灵活，相撞时躲闪能力差。从婴儿学会独自走路时起，意外伤害事故便相伴而生。

1岁时，婴儿学会了走路，但动作生硬、笨拙，头占身体的比例大而且重，身体重心不稳，常使婴儿摔倒。跌倒时四肢不会做出相应的调整，头面部便首当其冲成为跌打的对象。随着幼儿年龄的增长、动作能力的提高，受伤的部位扩展到了四肢。2～3岁的幼儿已行走自如，但对跑步不熟练，由于幼儿反应速度缓慢、平衡能力较差、注意范围狭窄，因而常常在跌跌撞撞的小跑中摔伤身体。3岁后，幼儿的动作能力有了明显的提高，但相对来说水平仍然较低，有时还会出现意外事故。

2. 神经系统发育不完善，对危险因素缺乏认识

婴幼儿大脑发育不完善，认识水平较低，对生活环境缺乏认识，对外界事物缺乏准确的理解和判断，更不会对事物之间的因果关系进行合理推理。因此，婴幼儿经常由于茫然无知的行为引来意外伤害事故。在家庭及幼儿园中，由于幼儿缺乏对危险事物的认识而发生的意外伤害事故比比皆是。如有的孩子用手指去抠电源插座的小孔，就可能造成触电；有的孩子见到东西就往嘴里送，就可能误食药物、变质食品和异物等有毒有害的物品，导致中毒或体内异物的发生；有的孩子对着人打弹弓、从高处往下跳等。在幼儿园常常会看到这样的情形：在玩跷跷板的过程中，不顾跷跷板另一端的小朋友自己突然跳下；玩滑梯时，自己急着想滑，就猛推前面的小朋友等。

3. 具有强烈的好奇心，活泼好动，容易冲动

幼儿具有强烈的好奇心，又活泼好动，缺乏对事物的完整认识，有时还会情绪激动和冲动，缺乏理智和判断能力。在他们的眼里，纷繁的世界令好奇的他们着迷，他们很想看一看、摸一摸。在有些情况下，幼儿的动机是非常强烈的，使他们忽略了周围的环境因素，丧失了理智和判断能力，从而出现各种事故。例如，想看看窗台上的东西或窗外的情景，于是就站在小椅子上不慎摔倒；当与其他孩子争抢玩具时，拿起玩具向对方头上扔去或去推对方等。这些事故都与婴幼儿好奇、好动、易冲动有直接关系，尤其是那些欲求强烈、不知克制、冲动型的孩子发生意外的机会要更多些。

4. 习惯不良，行为不当

目前，许多父母只重视孩子的智力发展，往往忽视对孩子生活习惯和自我服务能力的培养，这就造成有些幼儿任性、执拗，集体意识差，谦让、友善不够，在游戏和户外活动时，规则、秩序的概念较为淡薄，玩兴大发时，容易一拥而上，发生争抢、拥挤等现象，这些不良的生活行为习惯正是发生意外事故的隐患。

5. 缺乏自我保护意识，自救自护的能力差

在各种自然灾害（如地震）和灾难（如火灾、车祸）中，受伤害最多的往往是老人和孩子，这和他们自我保护能力差是分不开的。幼儿自我保护意识不强，自我保护能力差，一方面是因为孩子年龄小，能力有限；另一方面也与家长、教师没有有意识地对孩子进行教育和训练有关。我国传统的儿童保教观是"保护""养育"，儿童在成人的全方位保护下成长起来，他们在意外事故中，往往不知所措，缺乏一定的自我保护的意识、经验和能力，从而导致了意外伤害事故的频频发生。

（二）幼儿园因素

1. 幼儿园物质环境中存在诸多不安全因素

儿童意外事故不仅来自危险的行为，而且来自危险的生活、活动环境。客观环境中的一些因素常会导致在幼儿园发生意外事故。例如，幼儿园活动场地狭小，玩具和大型体育器械数量少，使游戏中的婴幼儿经常发生拥挤、争抢等情况，为意外事故的发生埋下隐患；家具用品放置不当；药品和危险物品没有妥善保管；地面不平整，家具、墙角、玩具棱角锐利；玩具上的细小零件、附加绳索没有去掉；游戏设备、运动器械陈旧、老化，没有及时维修保养等。

2. 师幼比例悬殊，人手不足

在幼儿园这个集体环境中，幼儿人数较多，教师人数较少，也容易引起事故的发生。有的班额大，教师配备比例失调，如有的班有三十个幼儿，却只有两名教师，这样一来，教学和保育工作繁忙，难免有时候教师会忽略对幼儿的关注，容易发生意外事故。

3. 各项安全规章制度不完善，且执行力度不够

一方面，目前幼儿园大多制定了门卫制度、饮食卫生制度、幼儿接送制度等安全规章制度，但尚不完善。事实上，托幼机构的安全规章制度不仅应包括意外伤害发生前的预防制度，还应包括意外伤害发生后的处理制度。另一方面，安全规章制度的执行缺乏力度。例如，幼儿园普遍都有严格的门卫制度，但是在执行时往往比较随意，这是导致近年来几次重大恶性伤害事件在幼儿园发生的主要原因。类似问题也存在于接送制度，现在很多幼儿园要求家长凭卡接送孩子，但事实上接送卡并没有起到太大的作用，很多教师和家长都认为只要相互认识就没必要用卡。

案例导入

2018年5月24日，WH市JX区某幼儿园一名幼儿，被幼儿园的司机遗忘在车内，老师也未能及时发现，导致该幼儿被锁在车内7小时后死亡，幼儿园园长和司机目前已双双被刑拘。26日，记者从该区教育局获悉，该局启动应急措施，接管涉事幼儿园，并加强对全区幼儿园和中小学校的安全隐患排查。

Note

（三）保教人员因素

幼儿园内儿童意外伤害的发生与保教人员的安全意识、责任心和敬业精神、工作能力等有直接关系。

1. 缺乏安全意识、责任心和敬业精神

教师安全意识淡薄，缺乏对危险事物的警觉性和应变能力，麻痹大意，一时疏忽和放任，就会导致意外伤害的发生。例如，有的教师在幼儿活动时远离活动区域，疏于照顾，造成幼儿摔伤、骨折等事故；有的保育员将盛满滚烫菜汤的汤桶送到仍在进行游戏的活动室后一走了之，造成幼儿烫伤。

2. 工作经验或能力不足

有的教师的教学经验少，组织活动的能力差，对课程的设计不当，高估了幼儿的能力发展，该提示的没提示，导致幼儿发生碰撞摔伤、挤伤、砸伤、切割伤等事故。

二　幼儿常见意外事故的急救

（一）小外伤

1. 擦伤

小儿在奔跑、跳跃，上下楼梯，追逐打闹时很容易跌倒蹭破皮肤，造成皮肤擦伤，尤其在夏季更为常见。

处理：应先观察幼儿伤口的深浅和污染程度。如果伤口小而浅或仅擦伤表皮，没有出血，将伤口处的泥沙清洗干净即可。若伤口较深，有出血，应用生理盐水或凉开水清洁伤口，再用碘酊自伤口内向外消毒，处理后如不再出血，则不用包扎，要避免沾水，让其自然干燥；若出血多，伤情较重，加压包扎后应送往医院治疗。

2. 割伤

幼儿在使用剪刀、小刀等文具时，或者触摸纸边、草叶和打碎的玻璃器具、陶器时，都有可能发生手或皮肤被划破出血的事故。

处理：用干净的纱布按压伤口止血；止血后，在伤口周围用碘酊或75％的酒精由内向外消毒，然后敷上消毒纱布，用绷带包扎。若是碎玻璃扎伤，应先用生理盐水清洗伤口，然后用镊子清除玻璃碎片，消毒后加压包扎。深的伤口应送医院处理。

3. 刺伤

有些花草、木棍、竹棍带有刺或碎屑，幼儿摸或玩时就会扎入皮肤。扎刺后，有刺痛感，应立即取出。

处理：可先将伤口清洗干净，绷紧皮肤，用消毒过的针或镊子顺着刺的方向挑或拔出刺，并挤出淤血，随后用酒精消毒。如果刺扎在了指甲里或难以拔除，应送医院处理。

4. 挫伤

幼儿被重物击中，或身体撞击在坚硬圆滑的物体上，皮肤未破，但伤处肿痛肤色青紫，出现内部出血，造成钝挫伤。

处理：不宜揉搓伤处，宜局部冷敷止血。一天后改为热敷，以改善伤处血液循环，促进局部淤血吸收，减轻表面肿胀；或用七厘散或活血止痛散调敷伤处。受伤部位限制活动；头、胸、腹部钝挫伤，可依伤者神志、面色、表情判断病情轻重。疑有颅脑和内脏损伤的，应立即送医院治疗。

5. 挤伤

幼儿的手指被门、抽屉等挤伤，严重时，还可出现指甲脱落的现象，应及时发现并处理。

处理：若无破损，可用冷敷，以便止血和减轻痛苦，不需消毒；疼痛难忍时，可将受伤的手指高举过心脏，缓解痛苦；若有出血，应消毒、包扎、冷敷；若指甲掀开或脱落，应立即去医院治疗。

6. 扭伤

扭伤多发生在四肢关节处，如踝关节、腕关节。患处疼痛，运动时疼痛加剧，可出现肿胀或青紫色淤血。

处理：不能按摩，以防加重损伤，因为按摩只能加重出血，甚至形成血肿。可用冷水敷或浸泡患处，可止血、止痛。限制伤肢活动，一天后再热敷或按摩，舒筋活血。

（二）异物入体

1. 眼内异物

幼儿活动时，沙子、煤屑、小飞虫、植物飞絮等可能会进入眼睛，引起眼内疼痛、流泪、畏光。异物进入眼后，有的粘在球结膜的表面，有的进入睑结膜囊内，有的则嵌在角膜上。对于不同的情况，可采用不同的方法处理。

处理：让幼儿轻轻闭上眼睛，切不可揉搓眼睛，以免损伤角膜。教师清洁双手后，方可为幼儿处理。若异物粘在眼球表面，可用干净柔软的手绢或棉签轻轻地擦去；若异物嵌入睑结膜囊内，则需翻开眼皮再擦去。翻上眼皮的方法：让幼儿向下看，用拇指和食指捏住他的上眼皮，轻向上翻即可。上述两种情况，也可用滴管吸水用力冲洗眼睛。若异物嵌入角膜组织内，或用上述方法对角膜表面异物也无济于事，则应迅速送医院处理。因为大多数角膜异物需要良好的聚集照明和放大镜才能看清楚，且需在严密无菌条件下除去异物。若自己用锐物挑出，可能会损伤角膜，引起感染，进而影响视力。

平时应注意培养幼儿形成爱护眼睛的意识；教育幼儿不要用脏手揉眼睛，不玩尖锐的物品，不互相扔沙子，眼睛不舒服要立即告诉成人。

2. 耳道异物

一般分为两种：一种是非生物异物，如幼儿玩耍时塞入的小石子、纽扣、豆粒、小珠子、草棍等。另一种是生物异物，如幼儿在睡眠时爬入或飞入耳道的小虫子。外耳道异物常常引起耳鸣、耳痛、听力障碍。如植物性异物遇水膨胀后，可继发感染引起炎症；动物性异物如苍蝇、蚂蚁等在耳内爬来爬去，可引起剧痛；较大的异物可引起听力障碍及反射性咳嗽。所以，要及时将异物取出。

处理：非生物异物和水，可让小儿头偏向异物侧，单脚跳，促使异物从耳中掉出来；昆虫类异物，可用灯光照外耳道，或吹入香烟的烟雾将小虫子引出来；还可将半茶匙稍加热后的食用油、甘油、酒精倒入耳内，再让患儿病耳朝下控 5～10 分钟，被淹死的昆虫可随液体一道流出。难于排出的异物，应去医院处理。切不可用小棍捅、用镊子夹，否则会损伤外耳道皮肤或鼓膜，甚至将异物推向中耳，造成严重后果。

3. 鼻腔异物

幼儿出于好奇，有时会将一些较小的物品如豆子、珠子、纸团、果核、花生米、纽扣等塞入鼻孔，这不仅会影响呼吸，还会引起鼻腔炎症，甚至引起咽喉、气管异物。因此，保教人员应仔细观察，及时发现并取出异物。

处理：让幼儿深吸一口气，用手按住无异物的鼻孔，用力擤鼻；或用羽毛、纸捻等刺激鼻黏膜，引起幼儿打喷嚏。如果上述方法无效，应到医院处理。若异物未取出，千万不要用镊子去夹，尤其是圆滑的异物，很难夹住，越捅越往深处走，有可能使异物落入气管，危及生命。而医生用药物和取异物的工具可手到病除。

4. 咽部异物

咽部异物以鱼刺、骨头渣、瓜子壳、枣核等多见。异物大多扎在扁桃体上或其周围，引起疼痛，吞咽时疼痛加剧。

处理：一旦发现咽部异物，最好用镊子取出。切不可采用大口吞饭的方法，否则会使异物越扎越深，若扎破大血管，则十分危险。若无法取出，应立即上医院处理。

案例导入

　　午餐时，4 岁的轩轩吃了一大口饭菜在口腔里还没有咽下去，旁边有小朋友说话把轩轩逗乐了，食物不慎误入气管，轩轩不一会儿便出现面色青紫、神志不清、四肢厥冷等症状，幼儿园老师急忙送轩轩到当地街道卫生服务中心。医生们争分夺秒立即实施海姆立克急救措施，并予面罩给氧，及时清除口鼻腔异物及分泌物，喉镜探查取出异物等处理抢救后，患儿生命体征逐渐平稳，由"120"转入上级医院进一步治疗。

---

5. 气管异物

气管、支气管异物多见于 5 岁以下的幼儿。当幼儿口含食物或小物件，突然大哭、大笑或跑、跳、跌倒时，口中之物易误吸入气管，形成气管异物。异物以西瓜子、花生米、豆粒、糖豆等圆滑的食物最为多见。气管是呼吸的通道，当异物进入气管，会引起剧烈的咳嗽，借此来赶走"不速之客"。但幼儿气管发育不完善，驱赶力较弱，很难将异物赶走，造成异物在气管内停留。当异物将气管完全堵住时，幼儿会出现吸气性呼吸困难，憋气、面色青紫。较小的异物还会继续下滑，常常滑入右侧支气管，导致右侧的肺不能工作，也会出现呼吸困难、肺气肿。继发感染后，可出现发热、全身不适等症状。气管异物十分危险，应立即加以处理。

处理：一旦发现气管异物，要立即进行急救，可根据幼儿年龄和异物的深浅分别采取不同的急救方法。

（1）靠近喉部的气管异物可采取拍背法急救，如图 6-6 所示。

（2）较深的气管异物采用推腹法（海姆立克法）急救，如图 6-7 所示。

Note

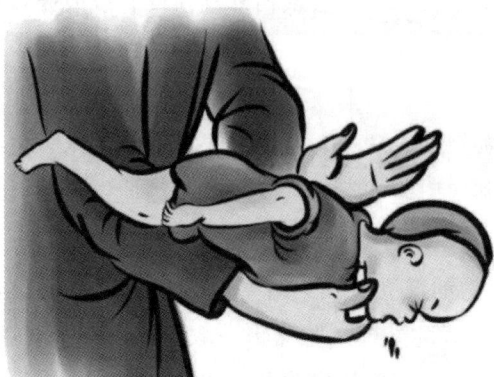

图 6-6　倒立拍背法　　　　　　图 6-7　海姆立克法

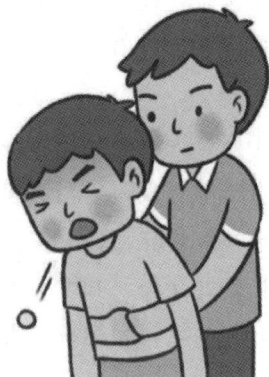

如果采取上述方法后，仍不能排出异物，就要立即送医院急救。

为了防止气管异物事故的出现，要让幼儿养成良好的习惯：不要捡食东西；不要躺在床上吃东西；当幼儿嘴中含有豆粒、花生米等食物时，成人不能一惊一乍，也不能吓唬他，而要同他讲道理，让他吐出来；孩子哭闹时，不要用吃的东西来哄。

（三）中毒

发生中毒的途径有三条：一是通过消化吸收的中毒；二是通过呼吸道吸入的中毒；三是通过皮肤、黏膜沾染的中毒。发生中毒后，首先要排出毒物，尽量争取时间，而不能等到送医院后采取排毒措施，因为早一分钟脱离毒物，就可使病儿少吸收一些毒物，对病儿的生命和治疗效果有极大的好处；若贪图省事，当时不做处理，就有可能造成严重的危害甚至丧失生命。

1. 煤气中毒

1）原因

冬季室内采用煤炉取暖，若室内通风不良、烟筒漏烟、风倒灌等都可使室内空气中一氧化碳过量而导致煤气中毒。烧火炕跑烟漏气也是造成中毒的原因。

2）症状

轻度：感到头晕、耳鸣、眼花、恶心、胸闷、四肢无力。移至新鲜空气处，症状可很快消失。

中度：出现呕吐、晕眩、呼吸脉搏加快、神志不清、肌肉无力，皮肤黏膜呈樱红色等。经抢救后可恢复健康。

重度：出现昏迷、血压和体温下降，呼吸不规则，循环衰竭，直至窒息死亡等。经抢救后可留下严重的后遗症。

3）急救方法

（1）立即打开门窗，将患儿移到通风口或户外，松开衣襟，使其呼吸到新鲜空气。

（2）注意保暖，防止受凉而发生感冒、肺炎。

（3）若呼吸心跳已停止，要立即进行心肺复苏，并护送入医院。

（4）不可让患儿受冻，或给其灌醋、酸菜汤。

2. 误服毒物

1）原因

幼儿缺乏生活经验，好奇、好动，常会误服毒物。婴儿往往拿到东西就会放入口中，幼儿常将一些彩色药片误当糖丸吞服，从而导致中毒。在农村，有些家庭药品管理混乱，会出现将农药当成止咳糖浆给孩子喂服的现象。

2）急救方法

在弄清孩子服下的是什么毒物、服了多长时间、服了多少之后，应立即进行急救。

（1）催吐、洗胃，尽量减少有毒物质的吸收。催吐是排除胃内毒物的简便而有效的方法。误服毒物后，越早催吐越好。应立即用手指或筷子、匙柄刺激舌根，引起呕吐，然后再喝大量清水、茶水、肥皂水等反复呕吐洗胃。直到呕出来的水与喝进去的水一样为止。若发生地在医院旁边或距离很近，可将患儿送到医院进行洗胃。

（2）保护食道和胃黏膜。当遇到一些腐蚀性较强的毒物时，为保护食道和胃黏膜，可服用米汤、面糊、豆浆、蛋清、牛奶、植物油等洗胃，以达到保护胃黏膜的目的。如碘酒类，发现后要分秒必争，马上喝米汤、面汤等洗胃。汤中的淀粉与碘发生化学反应，可达到解毒目的。若是来苏水消毒液，可喝蛋清、牛奶、面糊；若为强酸类，可服用石灰水、肥皂水、牛奶等；若为强碱类，可服用食醋、橘汁、柠檬汁等来中和毒物，然后送医院治疗。

（3）在采取急救措施后，可取绿豆 100 g、甘草 20 g，煎煮 30 分钟后服汤以解余毒。

（4）若不清楚是何毒物，那么在急救的同时，要注意收集患儿吃剩下的东西和呕吐物，供医生了解毒物性质，为进一步治疗、解毒提供帮助。

（5）若误服毒物时间较长，如超过 4 小时，毒物已进入肠道被吸收，应速送医院，对症解毒。

（四）烫（烧）伤

幼儿接触热油、热粥、热汤、开水、蒸汽、生石灰、化学药品、火焰等，均可造成烫（烧）伤。小儿皮肤娇嫩，角质层薄，保护能力差，因此烫（烧）伤发生的机会较多，后果也比成人严重。

1. 烫（烧）伤分度

根据烫伤的深浅，可将其分为三度。一度：仅表皮受损，创面极小，局部发红、灼痛，但无水疱。二度：损伤深及真皮，创面较大，局部红肿有水疱，疼痛剧烈。三度：受伤面积大，涉及面广，损伤皮肤全层，组织坏死，累及肌肉和骨骼，皮肤变干硬、变白，甚至呈焦黑色，这时已感觉不到疼痛。

2. 急救方法

（1）迅速清除身上的余热或余火。去除被烫伤物浸透的衣物。如身上还沾有热粥、热菜等要用冷水冲掉；迅速脱离火源，扑灭伤者身上的余火。

（2）根据受伤的不同程度进行及时处理。一度烧烫伤，应立即（5 分钟内）用冷水冲洗受伤部位 20 分钟左右，如果烫伤部位不是手或脚，可将受伤部位用毛巾包好，再往毛巾上浇冷水。皮肤冷却可缓解疼痛，减轻红肿程度，防止形成水疱。然后涂鸡蛋清、万花油或烫伤膏，这样只需 3～5 日就可自愈，不留瘢痕。二度烧（烫）伤，将患部浸在凉水中冷却，20～30 分钟后即可舒缓疼痛，

Note

并可防止皮肤深层组织受到破坏。不要弄破水疱，也不要涂擦药物，用干净的纱布、毛巾覆盖创面，将病人平稳地送入医院。三度烧（烫）伤，要十分小心地去除衣物，不要碰到烫伤的皮肤，可用剪刀把衣服剪开，慢慢取下，用冷水浸泡或用浸透冷水的毛巾、被单敷在伤处，注意不要摩擦皮肤，以免擦破患处发生溃烂，继发感染。然后立即送医院救治，途中注意观察伤者呼吸、心跳情况。伤者口渴可少量多次给予淡盐开水饮用。

（3）化学药品引起的烧伤的处理：要立即用大量清水冲洗。但如果是生石灰烧伤，则应擦净石灰颗粒后再用水冲洗，否则生石灰和水作用产生大量的热量，会加重烧伤的程度。

除用大量清水冲洗伤面外，还可根据酸碱中和的原理进行处理。被碱烧伤，可用弱酸性溶液如醋酸冲洗；被酸烧伤，则可用弱碱性溶液如苏打水、肥皂水冲洗。

（五）触电

1. 原因

幼儿玩弄电器，或出于好奇将手指或金属物件塞入插座中时会引起触电。室外的电线落地，如果幼儿捡拾电线或距离断落电线太近，也会触电。此外，雷雨天气时在大树下或高大建筑物下躲雨或在野外行走，也有被雷电击伤的可能。触电后轻者感到全身发麻，重者会引起烧伤，若电流通过心脏，可引起心跳、呼吸骤然停止，危及生命。

2. 急救方法

（1）切断电源。救护者要冷静分析现场情况，选择一种安全的方法，既能使触电者脱离电流，又保证自己不遭电击。电源作用于人体的时间越长，后果就越严重。救护者千万不可直接去拉触电者，以免自身触电。可以戴上棉布手套、穿上胶底鞋、踩在塑料或干木板上，拉下电闸；或用干燥的长木棍、竹竿等绝缘工具，把触电者身上的电线挑开；也可用干绳子套在触电者身上，将其拉出。

（2）对呼吸、心搏骤停者进行心肺复苏。脱离电源后，如果发现伤者呼吸、心跳很微弱，甚至停止，要迅速进行口对口吹气和胸外心脏按压，不可中断，直到送进医院。

（3）有烧伤者，保护创面。用消毒纱布、毛巾等覆盖灼伤的创面，速送医院。

（六）溺水

1. 原因

幼儿在池塘边、河边玩水或游泳时，都有可能溺水。不会游泳的幼儿落水，就会本能地暂停呼吸，以后因体内组织缺氧，反射性地恢复呼吸动作而将水大量吸入。会游泳的幼儿在筋疲力尽之后，会无法控制地吸进水分。由于液体刺激呼吸道而导致呼吸困难、意识丧失，继而吸入大量水分，几分钟后，呼吸、心跳就会先后停止。

2. 急救方法

（1）利用现场一切条件，抓紧水上救护。救护者要轻装上阵，快速游到溺水者后方抓住他，采取仰泳姿势将幼儿头部托出水面，将其拖上岸。不会游泳者可拿木板、竹竿、轮胎、绳子等抛给落水者再将其拖上岸，同时迅速呼救。

（2）保持溺水者呼吸道的通畅。将溺水者救上岸后，立即脱去或解开其身上的湿衣服，并用缠上清洁手帕或纱布的手指将其口、鼻内的淤泥、杂草清理干净，保持呼吸道通畅。

（3）尽快倒出溺水者体内的积水。救护者单腿跪地，使溺水者横趴在另一条腿上，使其头部下垂，按压其背、腹部，帮助其将吸入体内的水排出。也可就地取材，借助木凳、牛、马等物体的帮助，促其排水。但倒水时间不能过长。

（4）若呼吸、心跳停止，应迅速实施心肺复苏。积水排除后，将溺水者放在暖和的铺垫上，检查呼吸及心跳情况。如已停止，应立即抢救。在现场抢救的同时，迅速请医生给溺水者注射急救药物，转送医院。

（七）中暑

1. 原因

夏季天气过于炎热，或日光长时间照射幼儿的头部（使中枢神经系统受到损伤）可引起幼儿中暑。

2. 症状

患儿感到头痛、头晕、耳鸣、眼花、口渴，有脉搏加快、恶心、呕吐、动作失调等症状，严重时会呼吸加速，脸色发白，失去知觉。

3. 处理方法

（1）迅速将患儿移到阴凉通风处，平卧，解开衣扣。

（2）凉毛巾冷敷头部，用电扇或扇子扇风，助其散热。

（3）用清凉油涂抹太阳穴，若患儿能自己饮水，可让其喝一些清凉的饮料，或口服十滴水、人丹等。

（4）若中暑严重，病儿已昏迷，除冷敷、扇风降温外，应速送医院急救。

注意：火热的夏季幼儿户外活动的时间应避开上午十点半至下午两点半。炎热季节可减少户外活动的时间，游戏尽可能放在树荫或屋檐下进行，避开阳光的直射，同时教师应提醒幼儿多喝水。

（八）惊厥

惊厥是大脑皮质功能紊乱所引起的一种病症。

1. 原因

引起小儿惊厥的原因很多，大致可分为两类：

（1）高热惊厥。多见于 6 个月至 3 岁的小儿，在体温骤升时发生全身性抽动，时间短且很快恢复。

（2）无发热惊厥。婴儿手足抽搐症、癫痫、低血糖、药物中毒等也会引起抽风。

2. 症状

突然倒地，意识丧失，头向后仰，眼球凝视或上翻；呼吸微弱，口唇青紫，口吐白沫；全身或局部肌肉抽动。短则 1～2 分钟，长者可持续十几分钟甚至几十分钟。发生惊厥后，保教人员不可惊慌、大声呼叫或拍打幼儿。

3. 急救方法

（1）迅速将患儿抱到床上，使之侧卧，便于排出分泌物，防止异物（痰液、食物）吸入气管。松开衣领、裤带，以保持血液循环的畅通。

（2）将毛巾、手绢等拧成麻花状，或用裹布的筷子塞在上下牙之间，防止咬破舌头并保持呼吸通畅。若患儿牙关紧闭时不能硬性撬开，以免损伤口腔黏膜或牙龈。

（3）可轻轻按住抽动的上下肢，以免肢体抽动过猛而受伤，但不要紧搂患儿，同时保护患儿不要从床上摔下。

（4）随时擦去患儿的痰涕。

（5）用针刺或拇指重压人中穴（即唇沟的 1/3 与 2/3 交界处）止抽。

（6）若有高热，应采取物理方法降温（用 75％ 的酒精加一半温水，用纱布蘸着擦颈部、腋下、大腿根及四肢等处），并争取快送医院。

（九）晕厥

晕厥是由于短时间内大脑供血不足而失去知觉，突然晕倒在地。

1. 原因

疲劳、失血、未进早餐引起低血糖，空气闷热、精神紧张、站立时间过久等都会引起晕厥。

2. 症状

晕厥发生前，患儿有头晕、眼花、恶心、心慌等症状，继而眼前发黑、失去知觉、摔倒在地。倒地后病儿面色苍白、四肢冰冷、出冷汗，但很快能清醒过来。

3. 处理方法

（1）若幼儿在室内晕厥，要立即打开通风小窗，使空气流通。

（2）让患儿平卧，松开衣领、腰带，使其头放低腿抬高，改善头部供血，不久即可恢复。

（3）患儿清醒后，可给其喝一些糖盐水或热饮料。

（4）若出现呕吐，应将其头偏向一侧。

（十）脱臼

婴幼儿关节脱臼明显比成人多，这主要是由于关节发育尚不成熟，关节韧带松弛，结构不稳定，当外力较大地作用于关节（如受到撞击、过度牵拉）时，关节结构发生移位，即脱臼。

1. 类型

幼儿脱臼大多发生在肘关节、肩关节等处。

（1）桡骨小头半脱位：又名牵拉肘，是儿童时期最常见的脱臼。儿童桡骨头较小，当肘部处于伸直位时，被用力牵拉手臂，就可能使桡骨头从关节窝脱出。例如，上楼梯、跨上人行道台阶时，大人将小孩手臂突然拎起，就可能发生桡骨小头半脱位。有时在脱衣服时，大人过猛地牵拉幼儿手臂，也会发生桡骨小头半脱位。

（2）肩关节脱臼：肩关节在全身大关节中运动范围最大，且结构不稳定。常因向上牵拉或受暴力冲击引起脱臼，多见于跌倒时一手触地支持体重而引起。

2．症状

（1）关节处剧烈疼痛、肿胀。

（2）关节的正常活动丧失。桡骨小头半脱位，肘关节不能后旋。肩关节脱臼，患侧手不能达到对侧肩峰。

（3）关节部位出现畸形。肩关节脱臼时肩部外形由膨隆变为平坦。

关节脱位后，关节囊、韧带、关节软骨及肌肉等软组织也有损伤，另外关节周围肿胀，可有血肿，若不及时复位，血肿机化，关节粘连，使关节不同程度地丧失功能。

3．处理方法

（1）固定关节，限制活动。可用夹板及布带等固定受伤的关节。

（2）用湿毛巾冷敷伤处。

（3）若不熟悉脱臼整复技术，就不要自行复位，以免增加伤者痛苦或引起血管或神经的损伤。

（4）及时送医院复位。复位后局部必须固定，一般固定时间为上肢2～3周，下肢4～6周。复位后注意保护关节，切勿再受暴力牵拉。因为关节受过拉伤后，关节囊松弛，容易重复发生脱臼。

（十一）骨折

幼儿跌伤、车祸、被弹簧门夹伤手脚，或因逗弄动物被踢伤、抵伤是骨折常见的原因。睡在木床上的婴儿，把腿伸到栏杆外，可能因小腿被扭旋而发生骨折；幼儿坐在自行车上，把脚伸进转动的车轮，可使足部骨折。

1．类型

根据骨折处皮肤、黏膜的完整性可将骨折分为以下两种：

（1）闭合性骨折：骨折处皮肤没有破裂，骨折断端与外界不相通。

（2）开放性骨折：骨折处皮肤与皮下软组织破裂，骨折断端与外界相通。

案例导入

萌萌和飞飞是某幼儿园大班的同班小朋友。一日，老师带领幼儿到户外活动，在排队时，老师一再交代："小朋友排队下楼梯时，不要拥挤、打闹。"下楼梯时，飞飞站在萌萌的背后，两人均在队尾，趁队伍行走拉开距离时，二人开始嬉闹，萌萌背飞飞时摔倒，导致飞飞的左股骨中段发生斜形闭合性骨折。

2．症状

（1）发生骨折后，若完全断裂，可有下述的共同症状：①剧烈疼痛。因断骨刺伤周围组织的血管、神经，血管破裂后的出血又压迫周围的组织，所以剧烈的疼痛和局部的压痛是典型的症状之一。因疼痛可能发生休克。②伤处正常功能丧失。例如，下肢骨折后，不能站立、行走；手指骨折时，不能抓握等。③局部畸形。因骨折后，原来附着的肌肉失去了平衡，加上组织肿胀，局部还会出现畸形。

Note

（2）由于幼儿骨骼中有机物较多、无机物较少，最外层的骨膜较厚，在外力作用下有可能发生"折而不断"的现象，仅有部分骨膜和骨质断裂，就像鲜嫩的杨柳枝被折后外皮还连着，称为"青枝骨折"。发生这种骨折后，因疼痛不十分明显，受伤肢体还可以做些动作，因此很容易被忽视，而未去医院诊治，骨折自愈后，形成畸形，从而影响肢体的正常功能。所以，幼儿肢体受伤后，千万不能掉以轻心，一定要送医院检查是否发生了骨折。

3．处理方法

（1）不要轻易搬动伤者，以免加重损伤。先要观察患儿的全身情况，注意是否有创伤出血或内出血，有无昏迷现象，呼吸道是否阻塞等。

（2）及时止血、止痛，防止休克。开放性骨折有出血，局部要清洗干净，覆盖消毒的纱布，保护创面。对已经暴露在外的骨头绝不要还纳回组织。

（3）固定——限制伤处的活动。固定可防止断骨再刺伤周围组织，以减轻痛苦。这是骨折处理的基本原则。可就地取材，使用夹板、木棒等，将毛巾垫于患处，将骨折部位的上下两个关节都固定住。上肢要弯着固定即屈肘位，下肢要直着绑即伸直位。这是维持上下肢的正常功能位置。

（4）及时送往医院复位。争取在骨折后 2～3 小时内送往医院进行复位处理。这时局部尚未发生严重组织水肿，有利于复位。

◇ 项目小结

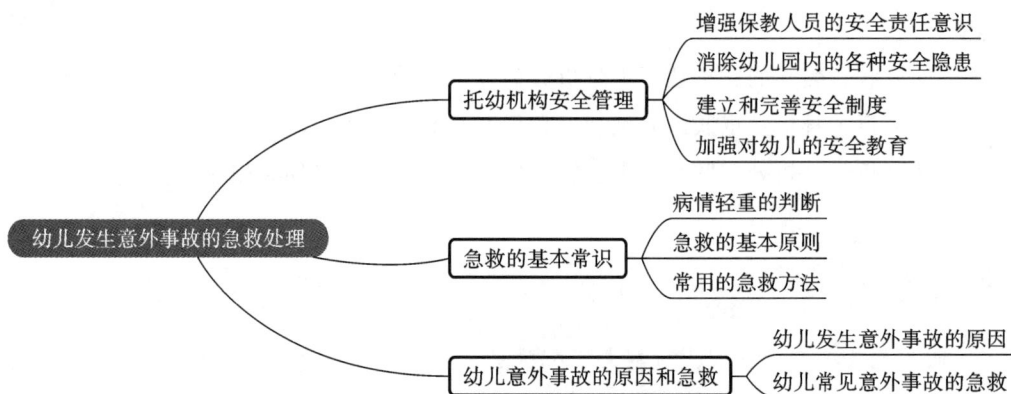

思考与练习

1．**婴幼儿因发烧引起惊厥应采取的措施为（　　）。**

A．服退烧药　　　　　B．物理降温　　　　　C．紧紧按住　　　　　D．保暖

2．**保教人员在一日生活各环节应如何消除安全隐患？**

3．**实施急救应遵循的原则是什么？**

4. 幼儿出现惊厥应如何进行急救处理？

5. 案例。

幼儿在玩耍的时候，常常会因为不小心而把瓜子、豆子、纽扣、滚珠等小东西塞入鼻腔，大小刚好可以塞入鼻孔内的小玩意儿在鼻腔里便成了异物。有东西进入幼儿鼻子后，幼儿不能呼吸，喘不过气，非常痛苦。

分析：作为教师的我们应该怎么办？如何取出来比较好？

实践与实训

实训一：　心肺复苏术

目的：　熟悉并掌握婴幼儿心肺复苏术适用的紧急情况、具体步骤和操作方法。

要求：　能够在实训室进行心肺复苏模拟操作，具体步骤和操作方法应准确无误。

形式：　小组合作。

实训二：　海姆立克急救法

目的：　熟悉并掌握海姆立克急救法适用的紧急情况和操作方法。

要求：　能够在实训室进行海姆立克急救法，描述情况清晰，实施操作方法准确无误。

形式：　小组合作。

Note

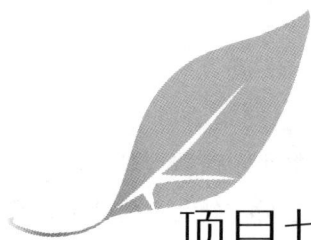

项目七 幼儿园一日生活的卫生保健

◇ **学习目标**

1. 了解并熟悉幼儿在园一日生活各个环节的内容。
2. 理解幼儿园一日生活卫生保健工作的重要性。
3. 掌握入园、离园、进餐、饮水、睡眠、盥洗、如厕、游戏和户外活动、教学活动的卫生保健要求与操作规范。

◇ **情境导入**

实习生佳佳今天打扮得很漂亮，高高兴兴地来到幼儿园，可是陈老师却耐人寻味地看了她一眼。这个眼神让佳佳有点疑惑：我哪里做得不对吗？原来，今天佳佳把一头长发散了下来，搭配她的衣服确实很好看，但是披着长头发在拥抱孩子、给孩子准备食物等环节都会有卫生隐患。佳佳作为实习生理应学习正确的保教知识和规范的操作。

微课视频
"幼儿在园一日活动常规要求"

任务一 入（离）园的卫生保健

一 入园的卫生保健

（一）开窗通风

在空气条件允许的情况下，打开教室、盥洗室、活动室、走廊所有场所的窗户。使用推窗的，一定要固定窗钩；使用可移动窗的，要把窗户开大，保持空气流通。根据季节和气候的变化可以适当调整开窗通风的时间。通风的形式有两种：自然通风和人工通风。自然通风是指依靠室外风力造成的风压、室内外空气的温差造成的热压，促使空气流动，从而让室内外空气交换。风压和室内外温差越大，气流的速度就越快，通风所需要的时间就越少。人工通风是指采用自然通风后室温仍然达到 30 ℃以上时，采用如电扇之类的辅助设备进行通风。不少幼儿园会在盥洗室、走廊等场所安装壁扇，既可用于人工通风，又可用于阴雨天气的除湿。

（二）清洁消毒

每天早上，先用扫把清洁地面，然后用半干半湿的拖把拖干净地面，最后用干净拖把拖干地面。要每天擦拭植物架，为植物换水。准备各类专用清水抹布和消毒抹布。用专用抹布在清水中搓洗几下，然后擦拭桌子、椅子、玩具柜、窗台、门、活动室以及卧室的物体表面、大型运动器具的地面、栏杆等幼儿经常接触的地方；用专用抹布在清水中搓洗几下，拧干，擦拭水杯箱以及茶桶箱。接着戴上手套，用专用的消毒抹布在消毒水里搓洗几次，拧成半干半湿，以不滴水为宜，擦拭上述所有物体表面进行消毒。擦拭顺序为从上到下、面、边棱、腿、各拐角，尤其要注意死角清洁。最后用蒸汽毛巾把物体表面残留消毒液擦干净。

（三）物品准备

从蒸箱里拿出消毒过的毛巾，叠整齐，放在盥洗室和教室里的指定位置，以及准备带到户外的小筐里（小毛巾都应该放在小筐里，叠放整齐，放在显眼的位置，冬天天气寒冷的情况下，毛巾要注意保暖）。准备温度适宜的饮用水、消毒过的水杯，准备刺激性小的肥皂，准备幼儿垫背的毛巾。

拓展资源
"入园环节保教要点"

二　晨间接待与检查

（一）晨间接待

1. 做好自身的卫生保健

幼儿园保教人员穿着宜舒适轻便，以便参与幼儿活动，关心、爱抚幼儿；保教人员不宜佩戴戒指、发簪等容易伤到孩子的首饰，不穿奇装异服，不穿高跟鞋，不穿过短的裙子，不染夸张颜色的头发。保教人员的举手投足都会引起幼儿的模仿，因此打扮应该大方、得体，引导幼儿树立良好的审美观。

Note

　　今天小朋友想想来园后依然没有跟我问好，于是我走过去说："想想早上好！"他看了看我，没有回应就走进了盥洗室。于是，我跟着他进了盥洗室，继续说："想想早上好！"他仍然没有回应我。接着我蹲下来说："想想为什么不理冯老师啊？老师特别喜欢想想，我也相信想想是个懂礼貌的好孩子。"我又一次说："想想早上好！"这一次想想大声地说："冯老师早上好！"这时我心里充满了满足感。从此以后，每次想想来园，我都主动跟他问好，他也快乐地回应我，慢慢地想想来园能主动跟我问好了。

2. 保持良好的情绪

教师要以微笑、爱抚、拥抱迎接孩子的到来，要用幼儿能够接受的语言、语调、语速和幼儿进行交流，让幼儿爱上幼儿园。和家长进行简短的交流，将幼儿的表现据实告知家长，争取家长的配合。幼儿集中来园的时间段，应关注每一个幼儿，对幼儿家长的要求要进行记录，不能忽视任何一个幼儿。

3. 为幼儿做好准备

（1）整好衣物。根据气温指导幼儿脱去外套，年龄较小的帮他们脱，年龄较大的自己脱。指导幼儿叠好外套，放到指定位置或者挂起来（幼儿园会为幼儿准备一个放置私人物品的固定地方，每个幼儿的小抽屉都有特殊的标记，保教人员引导幼儿认识自己的小抽屉），并且能够认识自己的衣服。冬天幼儿还会佩戴围巾、手套等物品，要提醒幼儿离园的时候不要忘记。带领幼儿制作自己喜欢的图示，贴在小柜子上，时刻提醒幼儿要整理好衣物。

（2）准备游戏材料。为幼儿准备丰富的游戏材料，材料要安全、干净、卫生。幼儿可以在游戏区域选择自己喜欢的玩具，也可以玩自己带来的玩具。游戏材料要定期更换。

（3）准备收纳容器。保教人员为幼儿准备一些可爱的容器，放置幼儿带来的小玩具或者是幼儿带来和其他幼儿分享的东西。

（4）随时记录。保教人员要准备记录表，及时记录家长提出的要求以及一些需要紧急处理或者不紧急但重要的事情，以提醒自己不要忘记。

（二）晨间检查

晨间检查是幼儿进入幼儿园的第一环节，保教人员需要对幼儿情况进行简单的了解，为一天的保教工作提供第一手资料。所谓晨间检查（以下简称晨检），是指幼儿来园进班前由卫生保健老师做的检查，检查内容包括幼儿的健康状况和卫生情况，并据此提出建议，进行记录。晨检的目的是简单了解幼儿的健康状况，做到幼儿生病早发现、早报告、早隔离、早治疗。

1. 晨检需要的物品

操作台、体温表、压舌板、手电筒、晨检牌、晨检本、75％的酒精棉球、纱布、棉签、绑带、护创膏、剪刀等都是晨检需要的物品。除此之外，晨检还需配备免洗洗手液，保健老师在晨检过程中发现疑似染病患儿时，需用免洗洗手液洗手后才能检查下一个幼儿。晨检过程中另外一个必不可少的物品就是专用垃圾桶，放置晨检过程中的一些废弃物。不同的幼儿园使用的晨检牌也不同。上海大部分幼儿园使用的晨检牌，红色代表健康，黄色代表幼儿需要吃药，绿色代表有待观察。晨检牌是用我们小时候写字的垫板剪成的，剪的时候注意四角圆润，四边要光滑。幼儿园使用的晨检牌每天都要消毒，消毒时浸泡在消毒液里半小时，然后取出用清水冲洗干净，晾干、备用。

2. 晨检的具体操作

（1）晨检时可遵照以下步骤开展：一问、二看、三摸、四查。首先询问幼儿在家时睡眠、饮食、大小便等情况，并且引导孩子用完整的话语表达；如果孩子描述不清楚，可以和家长进行简短的交流。注意观察幼儿的精神、面色、皮肤、眼、耳、鼻有无异常。注意摸额头试温，摸颌下、颈部淋巴结以及以耳垂为中心的腮部有无异常。根据幼儿的年龄、健康状况、传染病流行季节等检查相应部位；检查幼儿是否带有不安全的物品和食品；检查幼儿的指甲是否需要修剪、指甲中是否有脏东西；检查幼儿是否带手帕（要引导幼儿携带、使用手帕，尽量不要使用纸巾，从小培养环保意识）。

（2）对晨检没有异常的幼儿，发给表示健康的牌子，让幼儿进班。保教人员引导幼儿将牌子插入晨检表。晨检表上有幼儿的姓名，可在幼儿姓名上方贴上各种不同的动物头像，并告知幼儿自己的名字对应的是哪种动物，以便幼儿将晨检牌插入对应的位置。晨检表的造型可以由幼儿自行设计，尽量颜色缤纷、图案形象。为了吸引小朋友的注意，把插晨检牌做成幼儿喜欢的活动。

（3）发现异常情况要及时处理并做详细记录。如在晨检过程中，卫生保健老师发现幼儿有发热现象，应将该幼儿带到卫生保健室护理观察，并通知家长，由家长带幼儿去医院就诊。如发现幼儿随身携带了可能引起不安全的物品或者食品，则由保教人员代为保管，离园时交给家长。如发现幼儿疑似传染病，应先将幼儿带入观察室护理，并立即打电话通知家长带幼儿去医院就诊。卫生保健老师应对幼儿待过的观察室进行消毒，指导幼儿所在班级的保教人员对教室以及所有活动场所进行消毒，保教人员及时联系家长了解幼儿的具体情况，确认是传染病的，要及时上报，对班级其余幼儿做好医学观察。保健老师对于带药的幼儿要和家长进行交流，要看一下家长带来的病历，不清楚的地方直接向家长询问。同时，让家长填好药品登记表。

三　离园的卫生保健

（一）离园接待

1. 微笑迎接家长到来

经过一天的快乐生活，保教人员微笑迎接家长的到来。引导幼儿和家长打招呼，拿好自己的衣物，离开的时候和老师以及其他小朋友说再见，并且约定明天见。

2. 与家长简短交流

对幼儿在幼儿园中的一些表现，教师要如实地反映给家长，争取家长的配合。比如，幼儿在进餐的过程中，有挑食的现象，这就需要家长注意家庭生活中良好饮食习惯的培养，形成家庭和幼儿园的合力，帮助幼儿改掉不好的饮食习惯。

在家长集中来园接幼儿的时候，不与某个家长进行长时间的对话，以免顾此失彼，约定其他时间再谈。

3. 提醒近期活动

幼儿园的一些活动是需要家长配合完成的，有关近期的活动信息，可在离园和家长沟通时提醒一下。通常教室门口会有信息栏，要引导家长关注，让家长养成离园时关注信息栏的习惯。

4. 确保安全送走每一个幼儿

要严格执行幼儿交接制度，把幼儿交到家长手里，不让幼儿跟陌生人走，并随时清点留在教室里的人数。对于临时变换接送人员的，一定要联系家长，确定无误才能让幼儿离开。对于有校车的幼儿园，保教人员要把幼儿送到校车上，交到值班老师的手里，确定把每一个幼儿都安全送到家长手里。

5. 安抚好剩余幼儿的情绪

安抚留在教室的幼儿，关注他们的情绪。对于家长一时半会儿没法赶到的，可以组织他们进行一些安静游戏，以分散他们的注意力，稳定他们的情绪。

（二）收拾整理教玩具

1. 收拾整理教玩具

收拾整理教室内的教玩具，将教玩具都放到指定的位置，检查教室各个角落有没有散落的教玩具。应将消毒好的教玩具放到固定的位置，对没有消毒的教玩具进行不同方法的消毒。

2. 检查教玩具

在收拾整理的时候，可以简单地检查一下教玩具的使用情况，如布艺教玩具有没有脱线、木制教玩具有没有缺口、塑料教玩具有没有损坏等。对于损坏的教玩具及时修理，及时报废。

（三）离园清洁工作

经过一天的活动，教室、活动室、盥洗室等场所都需要仔细打扫干净，做好清洁、消毒工作，为新一天的活动做准备。

1. 清洁、消毒教室和活动室

用专用抹布、清水、消毒水，按照从上到下、从里到外的原则，清洁、消毒教室和活动室的各个角落，尤其注意那些死角地方。先用清水擦拭物体表面，再用消毒水擦拭，最后用干抹布擦干。保教人员用专用的抹布擦拭茶桶柜和茶杯柜，再用消毒抹布擦拭消毒，最后用消毒过的干抹布擦干。保教人员倒掉茶桶里面多余的水，以备第二天使用。

2. 清洁、消毒盥洗室

保教人员用盥洗室专用清洁、消毒工具打扫盥洗室，先用专用抹布清洁洗手台、墙壁以及柜体表面，然后用消毒抹布擦拭上述地方，最后用清水抹布擦拭干净。清洁小便池时，要先用刷子将便槽内壁刷干净，然后在便槽内放上消毒水，浸泡 30 分钟，再用清水冲洗干净。保教人员对小马桶的清洁、消毒，要采用专用抹布清水擦拭、专用抹布消毒水擦拭，然后在马桶里放上消毒水，浸泡 30 分钟，最后用清水冲洗干净。

Note

3. 检查遗漏

保教人员检查植物角的情况，有无卫生隐患，有无安全隐患。保教人员检查各个角落有没有遗漏打扫的。

4. 紫外线消毒

有条件的幼儿园可以在全部人员离开后，用紫外线进行消毒。紫外线灯开关设置在幼儿够不到的地方，上面贴上醒目的标识，和其他电器的开关分开，以防混淆。

任务二 进餐活动的卫生保健

一 进餐前的卫生保健

案例导入

实习生佳佳今天帮助陈老师给幼儿分发饭菜，她模仿陈老师戴好三白（口罩、帽子、围兜），从厨房推上餐车向教室走去。佳佳麻利地给一张桌子的幼儿准备好饭，可是当她准备盛汤的时候，发现汤里面捞出来的是面。这下佳佳不知道该怎么办了，今天到底给幼儿吃面还是吃饭？陈老师告诉佳佳："周一的时候，幼儿园会安排菜饭，搭配菜饭的可能是汤面。"佳佳意识到，如果自己能够在分发饭菜前，了解今天的菜谱或者食物，那么就不会出现前面的尴尬场面了。

组织幼儿分组去盥洗室洗手、上厕所，做好进餐前的准备工作。准备好的幼儿在桌子旁边安静就座，耐心等待分发饭菜，此时可以放一点轻音乐。注意：幼儿进餐前不能剧烈活动，不能吃零食。

保教人员戴好三白：口罩、帽子、围兜，从准备好的桌子开始分发饭菜，先打菜，再打饭，最后分汤，注意饮食的保温。此时可以用一些话来引导幼儿正确摆放餐具，比如，小朋友们，我们要把饭、菜、汤摆放成一个米老鼠头的样子哦！

引导中、大班幼儿帮助教师一起分发餐具，培养幼儿的动手能力以及为其他小朋友服务的意识。分发餐具前提醒幼儿做好自己的清洁卫生工作。

微课视频
"'进餐'微课视频"

Note

二 进餐中的卫生保健

（一）为幼儿盛适量的饭、菜

要根据幼儿的实际情况以及幼儿当天的状态为幼儿盛饭，采用少盛多添的方式。尤其是对于胃口小的幼儿或者是体弱儿，应先盛适量的饭、菜，鼓励幼儿吃完一份，再适当添一点儿。如果幼儿表示拒绝，不要强迫幼儿吃。

> **案例导入**
>
> 小朋友西西是个聪明又活泼的小女孩，比较喜欢吃肉，每次吃饭的时候总是先把肉吃光，把青菜留在碗里，然后就紧紧地闭着嘴，怎么劝都不吃。今天吃饭时，西西又不愿意吃青菜了，把小嘴巴紧紧地闭着。我来到她旁边，用小勺盛了一口菜，送到她嘴边说："咚咚，小勺来敲门，有人吗？快把门打开，青菜要来做客了。"谁知，西西高兴地张开嘴说："有人！"并把一勺青菜一下子吃了进去。刚吃完，西西就大声说："老师，再来敲门。"于是我笑着说："你欢迎青菜来做客吗？"她点点头说："欢迎！"不一会儿，盘子里的青菜就都到她肚子里"做客"去了。

（二）培养良好的进餐习惯

引导幼儿两脚放平，身体坐正，靠近桌子，左手扶碗，右手拿勺，一口饭一口菜，安静地吃完自己的一份饭菜。向幼儿强调嘴巴里含着食物的时候不说话、不嬉笑、不打闹，进餐中不撒饭，不越过桌子拿其他小朋友的食物。进餐完毕，咽下最后一口饭才能离开饭桌，并且能主动擦嘴、漱口。

（三）进餐能力的培养

引导小班幼儿能一手拿勺、一手扶碗，吃完自己的一份饭菜；中、大班的幼儿能学会使用筷子。在小班学期结束的时候，让家长在暑假里锻炼幼儿使用筷子。对不会使用的、使用不自如的幼儿，应积极地引导，适当地给予帮助。比如，刚开始使用筷子的幼儿会有撒饭的情况，可以让幼儿头微前倾，嘴巴靠近碗，用筷子送饭到嘴巴里；对于还不习惯用筷子吃饭的幼儿，也可以先让他用勺子吃，在一日活动中寻找各种机会让幼儿进行练习，再慢慢地让幼儿适应使用筷子。

引导大年龄的幼儿帮助分发餐具，轮流为同桌的幼儿服务，为他们分发碗具。幼儿在进餐中能用完整的句子表达"我要添饭，我要添菜"，并且能对服务人员表示感谢。

进餐完毕，幼儿能在保教人员的帮助下，收拾自己的餐具，并且放到指定的位置。引导幼儿自己拿水杯，接适量的水漱口，用小毛巾擦嘴、擦手。

Note

三　进餐后的卫生保健

（一）进餐后的收拾整理

所有的幼儿进餐完毕后，保教人员才能收拾打扫卫生，先用温水和洗洁精擦拭桌面，然后用清水擦拭干净桌面，用半干半湿的拖把拖干净地面。将所有的餐具、工具都带离教室。

（二）进餐后的休息活动

幼儿进餐完毕，应适当休息。可以引导幼儿在教室内进行安静活动，让幼儿一起分享进餐中的点滴，也可以带领幼儿进行散步活动。

四　点心环节的卫生保健

要为幼儿准备可口的点心、牛奶或者果汁。现在，不少幼儿园采用分批次用点心的方式，即部分幼儿用点心的时候，其他幼儿则进行游戏活动或生活活动。

要引导幼儿自己拿杯子和碟子，用食物夹夹取点心，放在自己的小碟子里。对于年龄较小的幼儿，保教人员要帮助他们夹取点心、倒牛奶，在这个过程中，口述指导方法。对于年龄大一些的幼儿，在保教人员的帮助下，自己拿杯子倒牛奶或者果汁，中、大班半杯多一点儿。幼儿由于年龄差异以及个体发展的差异，因此在倒果汁的时候，有些幼儿完成得并不是很好，很容易倒在外面，保教人员对于这些幼儿要多宽容，慢慢指导、逐渐培养。

引导幼儿吃点心，左手拿点心，右手拿杯子，吃一口点心，喝一口牛奶。在这个过程中，不说话、不嬉笑、不打闹，专心吃完自己的一份点心，不浪费食物。吃完点心的幼儿，可以进入安静区域（如图书区域）进行活动。活动的时候尽量小声，不要影响到其他小朋友。

引导幼儿吃完点心，把自己的盘子、碟子放到指定的位置，并且能用小毛巾擦嘴巴、擦手。擦拭时先擦嘴巴，对折擦脸，再对折擦手，擦完将小毛巾放到备洗箩筐里。

任务三　饮水活动的卫生保健

一　做好清洁卫生工作

保教人员每天早上要清洁水桶和水桶柜，并定期消毒。水龙头下面要放置一空桶，因为幼儿在开关水龙头的时候，由于控制力度不自如，有时候会将水龙头开得太大，将使水溅在地上；有时候

Note

水龙头关不紧，水也会滴在地上。在水龙头下方放置一个水桶，可以保持地面干燥，防止由于湿滑造成意外伤害。现在，随着办学条件的不断改善，很多幼儿园已经开始供应智能直饮水机，幼儿可以自主接水饮水，也更利于幼儿自我服务能力的提升。

二 引导幼儿多喝白开水

保教人员自身要认识饮用白开水的重要性，引导幼儿多喝白开水，渴了就主动向老师表示。尤其是在幼儿户外运动时，一定要为幼儿准备适量的、温度适宜的饮用水，放在户外指定的位置，同样水龙头下面要放置一个空桶。或者提醒幼儿入园时携带一个水杯，并标注自己的名字，方便户外活动时带到户外饮水。

对于那些不爱喝白开水的幼儿，保教人员要及时提醒他们喝水，并且在教育活动中，有意识地让这些幼儿了解喝白开水有利于身体健康，慢慢地培养幼儿多喝白开水。针对现在很多幼儿喜欢喝饮料、不喜欢喝白开水的现象，保教人员可以和家长沟通，赢得家长的配合。

案例导入

午睡的时候，有一位小朋友想要喝水，佳佳记着"随渴随喝"的喝水原则，想都没有想就让这位小朋友去喝水了。但意想不到的事情发生了，很多小脑袋都昂了起来，说也要喝水，一下子就乱哄哄的了，这下佳佳傻眼了。陈老师告诉佳佳："有一些幼儿是真的需要喝水，有些幼儿是跟风，我们要能辨别。现在吵着要喝水的很多幼儿只是不愿意睡觉，或者是想利用这段喝水的时间玩一会儿，不是真的要喝水。但如果是户外运动结束的时候，不管幼儿是否要喝水，都应该分组、分批地安排喝水。"

三 养成排队接水的好习惯

要引导幼儿在指定的地点接水喝水。保教人员可以为幼儿准备小杯子，贴有幼儿容易辨识的标记。接水的时候要排队，保持一定的距离，不推搡拥挤，要互相谦让、互相帮助。保教人员可以引导中、大班的幼儿自己制作提示画和提示语，写上注意事项，贴在饮水柜上面。

四 培养幼儿自己动手的能力

针对不同年龄的幼儿，保教人员要做好相应的指导和帮助，鼓励幼儿自己动手。

Note

任务四　睡眠活动的卫生保健

一　睡眠前的准备工作

（一）创设睡眠环境

保教人员要为幼儿创设一个安静、舒适、整洁的睡眠环境。在睡眠之前开窗通风，用半干半湿的拖把拖干净地面，然后用干拖把将地面拖干。卧室内选用的窗帘厚度适宜，能够遮光。很多幼儿园会选择淡蓝色的有小动物造型或者有花纹的窗帘，幼儿会很喜欢，同时符合卧室的环境布置要求。

（二）准备合适的床上用品

保教人员要根据季节变化为幼儿选择合适的床品。比如，春秋季节选择春秋被褥；冬天选择加厚棉被和加厚棉垫，床单、被褥要勤洗勤晒；夏天铺席子，席子每天都要用温水擦拭，一周消毒1～2次（高温天，或者发生传染病，或者是集体用的大席子，需要每天用温水擦拭，每天用消毒水擦拭），给幼儿盖毯子或者是空调被。要定期让家长将被褥带回去晾晒，如果家长没有空带回去，保教人员要帮助其在幼儿园中晾晒。

（三）引导和教会幼儿自己脱衣

在幼儿脱衣服之前，保教人员应关窗，拉上窗帘，指导幼儿自己先脱鞋子，鞋子在小床前面摆整齐，再脱裤子、脱外套、脱毛衣。保教人员要引导幼儿认识自己的衣裤、鞋袜，能让幼儿说出自己的衣裤上面有什么图案，是什么颜色，并能向其他幼儿介绍自己的衣裤。对于不会脱的幼儿，保教人员要给予适当的帮助，并且慢慢将其教会。

（四）合理安排床位

要为幼儿安排合理的床位，视幼儿的具体情况进行适当调整。比如，有点咳嗽的幼儿适当和其他床位保持点距离；喜欢讲话的幼儿安排在保教人员的边上，方便照顾。

（五）做好睡眠前的准备活动

组织幼儿分批上厕所；睡前可以让幼儿安静地活动，或者放一些轻音乐；睡前还要检查幼儿口中是否有残留食物，是否带小玩具上床睡觉。

Note

二　睡眠中的卫生保健

（一）培养良好的午睡习惯

当幼儿安静躺下，闭上眼睛，应检查每个床铺，看看幼儿有没有盖好被子、有没有闭上眼睛、是否在被子下面玩等，并及时地纠正，让幼儿安静入睡。引导幼儿独自睡、安静入睡，不和其他幼儿讲话。睡觉的时候应有良好的睡眠姿势，不趴着睡，不蒙头睡，对于入睡困难或不愿意午睡的幼儿要耐心教育，让他们慢慢养成中午按时入睡的好习惯。

（二）培养适应能力，耐心引导

培养幼儿认识自己的床铺，认识自己的被子。年龄较小的幼儿两两相互帮助叠被子。年龄较大的幼儿学会自己叠被子，保教人员要在一旁帮助、指导。对于不会叠被子的幼儿，保教人员要耐心地用形象的语言来引导幼儿学习，要让幼儿遇到困难不放弃，慢慢地学会叠被子。同时，对于幼儿取得的成绩，要及时地给予表扬和鼓励，让幼儿有满足感。在睡眠过程中，保教人员要引导幼儿主动、及时地表达自己的意愿，如想上厕所等。

> **案例导入**
>
> 今天佳佳跟随陈老师一起看幼儿午睡，佳佳严格按照自己所学，15分钟巡视一次，给幼儿盖盖被子，小声提示未睡幼儿安静入睡。佳佳觉得自己做得很好。时间过半，陈老师忽然走到一个幼儿身边轻声问："你是不是要小便啊？"幼儿点点头，陈老师马上给幼儿披上衣服，带他出去了。佳佳疑惑了：这位小朋友没有举手向老师示意啊，陈老师怎么会知道他要小便呢？

（三）及时处理各种状况

要及时处理幼儿睡眠中出现的一些问题。比如，有幼儿尿床，保教人员要及时给幼儿清洗干净，换上干净的衣裤，换好被褥，让幼儿继续睡。有幼儿惊哭，应轻轻走过去，拍拍哄哄，在幼儿床边陪伴一会儿；如果幼儿是因为做噩梦惊哭，可以轻声叫醒他，安抚好他的情绪后，再让他继续睡觉。如果有幼儿要起床小便，要帮助他做好保暖工作，同时提醒幼儿轻起、轻回，不要影响其他小朋友休息。

三　睡眠后的卫生保健

（一）收拾整理

幼儿午睡起床后，保教人员第一时间让幼儿自己穿好衣裤、鞋袜，对于需要帮助的幼儿，要及时给予帮助指导。比如，幼儿穿套头衫时，应先让幼儿辨认正反面，然后"身体钻进大洞洞，脑袋钻进中洞洞，小手钻进小洞洞"；如果幼儿穿帽子衫，也要让幼儿先辨认正反面，然后把帽子戴在头上，先穿一只袖子，再穿另一只袖子。引导幼儿两两帮助叠好被子，对于不能完成的幼儿及时提供帮助。等所有的幼儿起床、穿好衣裤，保教人员进行收拾整理。

（二）午检

检查幼儿的面色、精神，发现异常应及时通知保健老师。做到及时发现、及时处理。检查幼儿的衣服有没有穿好，纽扣、拉链有没有整理好，裤子有没有束好，鞋子有没有穿反。要引导幼儿学会自己检查衣裤的穿着情况。

任务五　盥洗活动的卫生保健

盥洗是指幼儿每日在园洗手、漱口、擦嘴、洗脸、梳头等活动，良好的盥洗习惯的养成对幼儿的健康成长有着直接的影响。

一　盥洗环节对幼儿的常规要求

盥洗活动主要包括洗手、漱口、擦嘴、洗脸、梳头等环节。洗手是最频繁的一项盥洗活动，如幼儿饭前饭后、便前便后、活动前后等都需要洗净双手。漱口和擦嘴活动一般在幼儿餐点后进行，喝水后可根据需要引导幼儿将嘴擦干净。洗脸和梳头活动一般在幼儿每天午睡起床后进行。

案例导入

今天陈老师让佳佳带领幼儿进行洗手活动。佳佳组织第一批小朋友进入盥洗室，反复嘱咐幼儿："洗手的时候水龙头开小一点儿，不可以玩水，不可以推其他小朋友……"结果，雯雯出来的时候告诉佳佳，她的袖子湿了；安安出来的时候，胸口衣服湿了。佳佳有点懊恼：洗手这么小的事情，怎么还要反复教？

（一）洗手环节

（1）能用正确的方法洗手，养成认真有序洗手的良好习惯。

（2）洗手时能不湿衣袖，不玩水，懂得节约用水。

（3）了解洗手的必要性，饭前、便后、手脏时能及时洗手。

Note

拓展资源
"洗手的误区"

（二）漱口环节

（1）知道漱口的好处，养成每餐后用正确方法漱口的好习惯。

（2）会用鼓漱的方法漱口。

（三）擦嘴环节

（1）养成每餐后用口水巾擦嘴的习惯。

（2）能够照着镜子将嘴巴擦干净。

（3）擦完嘴后能将口水巾放到指定位置。

（四）洗脸环节

（1）洗脸时不湿衣袖，不玩水。

（2）起床后、脸脏时能及时洗脸。

（五）梳头环节

（1）知道起床后、头发凌乱时要及时梳头。

（2）养成梳头前后洗净双手的好习惯。

（3）养成梳头后清洁梳子和地面的好习惯。

（4）学习梳头发的基本方法。

二　盥洗环节的保教工作要点

（一）教师

（1）教育幼儿懂得盥洗对身体的好处，提示、督促幼儿及时进行盥洗。

（2）根据盥洗室的空间大小，将幼儿合理分组，提醒幼儿进行洗手活动，保持盥洗室安静有序。

（3）帮助或指导、提示每个幼儿将袖子挽至胳膊肘处，防止溅湿衣袖。

（4）指导幼儿轻轻打开水龙头调至合适的位置，保持水流柔和，教育幼儿懂得节约用水。

（5）关注幼儿的盥洗过程，发现有打闹、玩水等情况，及时给予提醒和指导。

（6）幼儿盥洗结束后，及时用干拖布擦干地面上的水，等最后一个幼儿洗完手后再离开盥洗室。

（7）及时鼓励幼儿在盥洗过程中的进步表现，促进幼儿良好盥洗习惯的养成。

（二）保育员

（1）准备盥洗用具。

（2）协助教师检查并指导幼儿盥洗活动。

（3）清洁整理盥洗室及盥洗用品。

（4）幼儿盥洗后，及时擦拭水池、镜子等。

任务六　如厕活动的卫生保健

一　如厕环境、设备准备

　　幼儿园要为幼儿创设干净整洁、干燥、舒适防滑的如厕环境，并根据园所的实际情况为幼儿配备合适的厕所设备。厕所内的厕位要合理，男女幼儿的厕位要分开，让幼儿能根据性别选择厕具。小便槽和小马桶、蹲厕使用后，及时用水冲洗干净。幼儿离开教室进行户外活动的时候，保教人员也要快速用刷子刷一次并冲洗，以免有臭味。小便槽和小马桶一天内要消毒两次，一次在幼儿午睡的时候，一次在幼儿离园后。幼儿大便以后，便器要及时冲洗干净，并且消毒一次。消毒完毕，再次冲洗干净，晾干备用。保教人员要勤擦拭扶手、挡板，定时用消毒水擦拭消毒。放置幼儿厕纸的袋子或者箩筐也要定期清洁、消毒。

案例导入

　　佳佳今天在幼儿园听到了一件事情，她把这个案例带回教室和同学们讨论：某班级有一名幼儿大便了，由于班级的保育员在操作室内清洗毛巾，结果带班老师就让该幼儿坐在马桶上等保育员。有同学立即就表示擦屁股这样的事情，本来就是保育员的事情，可是这个带班老师也不能让幼儿坐在马桶上等；也有同学表示保育和教育是不能割裂的，教师应该为幼儿在园的一日活动提供服务。

二　保教人员在幼儿如厕前的保育工作

（一）教师

（1）营造安全、宽松、和谐的如厕氛围，使幼儿对于在园如厕不紧张、不拒绝。

（2）带领刚入园的幼儿认识男女厕所的环境、设施，了解设施的使用方法。

（3）根据幼儿的实际情况，提出安全、正确、有序如厕的要求，强调注意事项。

（4）帮助幼儿了解及时排便与身体健康的关系，培养关注自己身体健康的意识。

（5）了解幼儿在家大小便的习惯，掌握本班幼儿的大小便规律，以便有针对性地关注、提醒、指导幼儿排便。

（6）请家长给幼儿准备1～2套舒适的衣服带到幼儿园，以备幼儿大小便污染衣服时更换。

（二）保育员

（1）做好幼儿如厕的物质准备，保持厕所地面干燥、空气清新，便池洁净、无异味，提供数量充足、大小适宜的手纸。

（2）了解幼儿在家大小便的习惯，掌握本班幼儿的大小便规律，以便有针对性地关注、指导幼儿排便。

（3）根据幼儿的实际需要及厕所条件，在厕所地面、墙面、栏杆扶手、便池等位置张贴图片或标记，以引导幼儿正确、有序地如厕。

三 幼儿在如厕前的行为要求

（一）小班

（1）懂得在园如厕是一件很正常的事，不紧张、不拒绝。

（2）知道及时排便对身体有好处，不憋便。

（3）在保教老师的提醒下知道安全、卫生、正确排便的基本要求。

（二）中班

（1）乐意在园如厕，有便意及时告知老师。

（2）知道及时排便对身体健康的意义，能够及时排便。

（3）知道安全、卫生、正确排便的基本要求。

（三）大班

（1）养成自主在园如厕、有便意及时排便的习惯。

（2）知道及时排便与身体健康的关系，能够轻松排便。

（3）熟悉安全、卫生、正确排便的基本要求，并能协助保教老师做好排便前的准备工作。

Note

任务七　游戏和户外活动的卫生保健

一　游戏中的卫生保健

（一）游戏前的卫生保健

1. 创设游戏环境

幼儿园要为幼儿创设良好的游戏环境，通风良好，空气新鲜，采光或者照明良好。比如，图书区、美工区等区域一定要设置在阳光充足的地方。游戏的场地要宽敞，但要合理，空间太大，幼儿不容易进行互动，容易出现大范围地奔跑、走动。为幼儿游戏提供的桌椅、玩具柜、垫子等，要适合幼儿身高。

合理分配空间，充分利用一些隔断划分区域。注意隔断不能太高，以免挡住幼儿视线。根据室内的面积以及阶段目标为幼儿设计游戏区域，如娃娃家、阅读区、美工区、益智区、科学区、玩水区等。有条件的幼儿园还可以设置玩沙区域，沙池的边缘设计成石子路，清晰地分隔开玩沙区域和塑胶地面；边缘设计高于沙面，防止沙子的流失。要定期翻晒沙池，清除沙池里的枯枝败叶、废弃物等。

在幼儿游戏前，应该仔细检查场地是否平整，有无安全隐患。一般选择松软的泥草地作为游戏场地。场地上安有滑梯、秋千、转椅、平衡木、攀登架等游戏设备。定期检查这些设备的安全，每天要擦拭这些设备，定期消毒，为幼儿游戏提供干净、舒适、安全的环境。

2. 提供适宜的游戏材料

要分析幼儿的年龄特点，结合本班幼儿的实际情况和已有经验，为幼儿提供合适的游戏材料。游戏材料要丰富多样，以便幼儿自己选择；游戏材料以半成品材料为主，如各色彩泥、各种材质的纸，让幼儿一物多玩，充分发挥幼儿的想象力和创造力。

3. 引导幼儿遵守游戏规则

保教人员要和幼儿约定游戏中的规则，引导幼儿遵守游戏规则。幼儿年龄越小，规则意识越薄弱，保教人员要耐心指导。比如，在益智区中，可以把规则清楚地贴在游戏桌面上，让幼儿进行游戏的时候，可以时刻看到，提醒他们要遵守规则。对于大年龄的幼儿，保教人员可以引导幼儿自己制定游戏规则。

4. 关注幼儿身体状况

保教人员在游戏前要检查幼儿的衣物，根据游戏的类型、内容和气温为幼儿调整衣物，尤其是体弱儿、病后儿，要为其背后垫上干毛巾，防止游戏中出汗弄湿衣服而着凉。

Note

案例导入

　　昨天佳佳和姐姐一起带小侄子典典去公园玩耍，小家伙可开心了，在草地上蹦蹦跳跳。突然佳佳发现小侄子没有声音了，转头一看，小家伙很专注地拿着两块石头，不知道在干什么。佳佳走过去问："典典，你在干什么？为什么拿着石头？很脏的。"典典很认真地告诉佳佳："我在生火呢！"说完，又认真地敲起两块石头来。佳佳和姐姐笑得前仰后合。佳佳到了幼儿园，把这个笑话告诉陈老师，陈老师笑着对佳佳说："以后不能说石头很脏哦，他在游戏呢！"佳佳若有所思，这个是游戏吗？

　　5. 引导幼儿做好准备

　　引导幼儿在游戏前做好准备工作。比如，玩沙前幼儿需要在指定区域戴上手套、鞋套。

　　6. 引导幼儿安全游戏

　　引导幼儿学会在游戏中自我保护，能够正确地使用各种游戏器具，不做危险的动作。如果遇到突发事件，能够及时寻求帮助。

（二）游戏中的卫生保健

　　1. 引导游戏顺利进行

　　保教人员给幼儿充分的自主权利，让幼儿自己选择游戏内容、游戏材料、游戏玩伴。保教人员在幼儿游戏的过程中应密切观察，关注游戏的进程。比如，幼儿在玩沙的时候，提醒幼儿注意不要把沙子弄到眼睛、耳朵、鼻子、口中；同时注意不要反复强调"不要扬沙土"，因为这样反而会起到消极的暗示作用。保教人员可以适当地参与游戏，也可以有目的地观察幼儿游戏。在幼儿遇到困难的时候，引导幼儿尝试自己解决，解决不了的情况下，保教人员可以帮助解决。

　　2. 关注幼儿需要

　　保教人员关注幼儿在游戏中的各种需要，关注每一个幼儿是否参与游戏，角落里有没有遗落的幼儿，是否活动过度。提醒幼儿及时喝水、及时上厕所。对体弱儿、病后儿以及一些需要特殊照顾的幼儿，保教人员要随时关注。

　　3. 保证游戏时间

　　要为幼儿提供充足的游戏时间。上午、下午可以提供较长的游戏时间，也可利用活动之间的间隙、入园离园期间短暂的等待时间等。可以根据时间的不同，开展不同的游戏，让幼儿在不同游戏中体验满足感。

　　4. 游戏结束后的卫生保健

　　（1）保教人员引导幼儿收拾整理并分类摆放好玩具。协助并指导年龄较小的幼儿整理摆放；对于年龄较大的幼儿，引导他们自己动手整理。

　　（2）幼儿游戏结束后，引导幼儿进入盥洗室进行如厕、盥洗活动，同时能够进入喝水区域，自己接水喝水。这个时候的生活活动是按需进行，保教人员引导幼儿按照自己的需要有序地进行活动。

二　运动中的卫生保健

（一）合理掌握运动负荷

要根据幼儿年龄和生理运动负荷特点，合理掌握好幼儿运动负荷。幼儿运动负荷应以中等强度的有氧练习为主，训练中要注意"强度小些、密度大些、时间适宜"，让幼儿进行有效的训练，保教人员要为年龄较小的幼儿选择运动密度大、强度相对较小的练习项目。

微课视频
"游戏和户外活动"

（二）指导幼儿正确、安全地运动

保教人员要分工合作，关注整个活动区域幼儿的活动情况，对于出现的一些危险行为及时纠正。不能简单地使用"小心""危险"等模糊字眼，而是要指出正确的做法。比如，某某小朋友，请你骑着自行车离开羊角球区域；某某小朋友，请你和前面的小三轮车保持距离。有些时候还需要保教人员去进行引导，尤其是对小年龄的幼儿，保教人员最好言语教导加上动作示范，这样幼儿更容易理解。

关注幼儿交叉区域，及时提醒进入其他区域玩的幼儿回到指定区域，以免发生危险。在运动前，要让幼儿认识不同的区域，并且能够遵守自己所在区域的相关规定，不能随意跑离所在区域。比如，幼儿园的玩沙区域通常有保护边，高于地面，区域里有一些特定的器械，如排球、玩沙工具等，幼儿在玩沙区域要戴好袖套和脚套，玩沙的幼儿不可以跑离这个区域，在其他区域玩的幼儿也不能进来。

要引导幼儿参与每一项运动，对于幼儿的选择，要根据幼儿的情况进行适当调整。不能因为幼儿偏爱某项运动就只玩这项运动。要让幼儿参与到各种各样的运动中，发展各方面的能力。

（三）关注不爱运动的幼儿

要多关注不爱运动的幼儿、体弱儿，鼓励他们多运动。保教人员要分析这些幼儿的兴趣点，为他们安排感兴趣的活动，引导他们进行力所能及的运动。要密切留意这类幼儿的运动状况，及时地调整这些孩子的运动量，帮助他们擦汗，提醒他们喝水、休息。

（四）合理划分运动区域

合理安排每个班级的运动活动，分批、分班级进行运动，保教人员对运动区域进行合理划分，班级和班级之间要分区域进行活动。

Note

（五）密切留意幼儿的运动状况， 及时处理意外事件

要关注幼儿的活动量、活动强度和密度，及时提醒活动量比较大的幼儿到休息区域休息，饮用适量的水，擦汗（背上擦不到的地方，保教人员帮助擦）。要保证班级或区域中的幼儿处于自己的视野中，及时处理运动中的意外事件，如幼儿出鼻血、跌伤、碰伤等，并在活动结束后对幼儿进行相应的安全教育。

任务八　教学活动的卫生保健

一　教学活动的一般卫生保健要求

（一）分析本班幼儿的年龄特点

幼儿园保教人员首先要了解自己所带班级幼儿的年龄特点，以及该年龄段所具有的心理特点。针对幼儿的年龄特点和心理特点，确立教学活动，确定教学活动的目标，这样才能为幼儿创设适宜的教学环境，提供适宜的教育。

（二）分析本班幼儿的实际情况

保教人员通过观察、了解、分析幼儿，确定本班级幼儿的实际情况，以便设计和组织适合本班级幼儿的教学活动。保教人员要尊重幼儿的兴趣爱好，了解幼儿的需要，重视幼儿当前的发展水平。

（三）确定适宜的教学目标

保教人员要认真学习《幼儿园工作规程》的保教目标、《幼儿园教育指导纲要（试行）》的领域目标以及幼儿的学期目标。逐层次地分解这些目标，结合班级幼儿的年龄特点和心理特点，确定班级教学活动的各级各类目标。

（四）选择适宜的教学内容

根据既定的教学目标，选择相应的教学内容，充分考虑幼儿的兴趣和经验。保教人员应为幼儿选择难易适中，但略高于幼儿现有发展水平的教学内容，即要让幼儿"跳一跳"才能掌握的教学内容。这就需要我们保教人员在日常生活中，认真地观察幼儿，了解幼儿的现有经验，发现幼儿的兴趣点。教学内容可以是保教人员参考各种因素选择的，也可以是幼儿在活动中生成的。

（五）创设适宜的教学环境

保教人员首先要考虑的问题是教学环境的安全、卫生。幼儿教学活动的场所要宽敞、干净明

Note

亮，光照要好，且尽量使用自然光。教学活动中使用的桌椅高度要符合幼儿的身高，且使用安全桌椅。保教人员要充分利用教学环境，根据季节、节日等变换墙面环境，教学环境要美观，富有教育意义，能吸引幼儿的注意力。

（六）创设安全、愉快的心理氛围

保教人员要平等地对待每位幼儿，要尊重每位幼儿的发展状况，要为每位幼儿提供学习活动的空间。保教人员在教学活动中，要用和蔼、亲切的语气引导幼儿活动的开展，要关注每一位幼儿的活动，要给予幼儿及时的表扬和鼓励，让幼儿乐于参与到教学活动中，让幼儿充分地表现他们的自主性。

（七）选择适宜的教学材料

保教人员根据幼儿的年龄特点和教学内容选择丰富的教学材料。教学材料要安全、无毒、干净，要有利于幼儿各方面能力的发展；应尽可能地借助自然材料。

二　美术活动中的卫生保健

（一）坐姿正确

美工活动时，要让幼儿坐端正，形成良好的坐姿。幼儿坐下后，保教人员帮助幼儿把小椅子往前面挪一点儿，或者引导幼儿自己挪椅子。幼儿两腿放平，胸部离桌边约一拳的距离。时刻提醒幼儿注意用眼卫生，眼睛和桌面距离为 30～35 cm 为宜。

（二）正确使用工具

保教人员要根据幼儿的年龄特点，教会幼儿正确使用笔、剪刀、胶水等美工用具。对于年龄小、不会使用工具的幼儿，保教人员要耐心地教，直到幼儿慢慢学会。在幼儿进行美工活动的过程中，保教人员要在一旁帮助指导。

（三）安全使用工具

在活动前，要告知幼儿各种用具的安全用法，告诫幼儿在活动中不做危险的动作。比如，不拿铅笔的尖部对着旁边的小伙伴；递剪刀给同伴时，要把剪刀柄朝着对方。保教人员在活动中要观察，提醒幼儿不要将豆子、小圆珠等物品放入口鼻，以免发生意外。

（四）保持卫生

在美工活动中，要培养幼儿良好的卫生习惯。比如，画画的时候，要提醒幼儿小心使用颜料，以免涂抹到桌面上、弄到衣裤上；剪纸的时候，要把剪下来的碎纸屑放到垃圾桶里。保教人员要及时用抹布擦掉桌面上的污渍，保持桌面干燥、干净。

（五）创设良好的活动氛围

要引导幼儿在美工活动中，轻拿轻放材料，小声交谈，不大声喧哗。幼儿之间要互相帮助，并用"请""谢谢"等语言来寻求同伴的帮助，感谢同伴的支持。共用的材料要互相谦让。美术活动既是个体活动，也是合作活动，通过引导幼儿之间的友善交往，培养幼儿的动手能力和交际能力。

案例导入

佳佳今天帮助陈老师一起组织美工活动——用橡皮泥捏小动物。佳佳给每个小组桌面上放置了橡皮泥、篓筐、抹布等，但还没有等佳佳提出活动要求，橘子组的浩浩就把几块不同颜色的橡皮泥揉到了一起。佳佳冲过去："浩浩，你怎么可以把橡皮泥混在一起，这样怎么捏小动物啊？"浩浩眨着大眼睛说："我在做比萨，好看吗？"浩浩举起了手中五颜六色的一大块东西，佳佳一时蒙住了。

（六）照顾每位幼儿的情绪

保教人员应关注幼儿在活动中的情绪，帮助幼儿及时解决遇到的问题，包括处理幼儿与同伴之间的关系，让活动顺利地开展下去。

三　音乐活动中的卫生保健

（一）创设适宜的环境

要为幼儿创设干净、宽敞、明亮、通风的活动环境。在音乐活动之前，保教人员要清扫地面的垃圾、擦拭灰尘，空气应该清洁、新鲜、湿润，温度不宜太低。在寒冷的冬季和炎热的夏天，不宜安排幼儿在户外唱歌。根据音乐活动的内容，事先安排好幼儿的座位，可以是马蹄形、扇形、半圆形，也可以是纵队形。场地要宽敞，保证幼儿有充分的活动空间。

（二）正确引导，健康活动

幼儿在唱歌的时候，同书写一样，也要保持良好的坐姿，身体坐端正，两腿放平，双手自然下垂或者平放在腿上。幼儿也可以采用立姿，身体和头部保持正直、放松，两手自然下垂在身体两侧，身体重量均匀地分配在两腿上。让幼儿用自然美好的声音发音，嘴巴自然张开，下巴放松，不大声喊叫。

案例导入

　　佳佳今天接到一个任务，带领班级的幼儿学唱《礼貌歌》。佳佳自己先熟悉歌曲，再练习钢琴，自认为准备充分。上课的时候，佳佳弹着琴，自己唱一句，带领小朋友唱一句。可是佳佳发现小朋友的声音越来越小，转过头一看，后面的几个小朋友在讲话，身体也转向了一边。佳佳不得不停下来，让小朋友们坐好。然后继续唱歌。可是反复几次，停停唱唱，一节课下来佳佳觉得好累。

（三）选曲讲究

　　为幼儿选择音域适宜的歌曲，节奏和拍子不宜太复杂，唱歌时间不宜过长；舞蹈动作设计尽量简单，有节奏，容易学；音乐游戏短小有趣。可综合运用音乐、舞蹈和游戏，让幼儿在活动中感受美、体验美。

四　阅读活动中的卫生保健

（一）选择适宜的图书

　　幼儿园要根据幼儿的年龄特点为幼儿准备适宜的图书、图片或卡片。为幼儿选择的读物尽量图文并茂，以图画为主、文字为辅。读物应该是正规出版社出版，读物的内容应具有文学性和教育性。

　　幼儿园应为幼儿提供开放式的书架，把幼儿的书籍平铺放置，让幼儿能清楚地看到读物，选择自己喜欢的书籍。

（二）提供适宜的阅读场地

　　要为幼儿提供适合的阅读空间，空间要宽敞、舒适、无噪声。阅读区域不能紧邻建构区、音乐区、美工区等喧闹区域。可以用一些隔断开辟安静、光线好的阅读区域。为了维护环境的安静，每次阅读活动，可适当控制阅读区域人数。

　　准备一些垫子或者地毯铺在阅读区域，幼儿可以坐着阅读。幼儿进入阅读区域时要脱去鞋子，并且把鞋子放在指定位置，摆放整齐。

（三）正确引导阅读，学习分享和交流

　　引导幼儿在看书的时候，身体要坐端正，眼睛和书本要保持一定的距离，不在阳光下看书，也不躺着看书。阅读的时候要一页一页地翻阅，要有耐心。培养幼儿的阅读习惯，进入阅读区域能够大胆表达、表现自己，充分发挥自己的想象力。

Note

要引导幼儿学会分享读物，大家都喜欢的读物，要一起看或者轮流看，不能抢夺。同伴之间交流要轻声细语，不能大声喧哗。幼儿在与同伴交往中遇到问题，要引导幼儿妥善地解决；遇到难以解决的，能向保教人员寻求帮助。

（四）收拾整理

引导幼儿在阅读完毕后，把书籍归位，摆放整齐，并把阅读区域的东西整理好。

◇ 项目小结

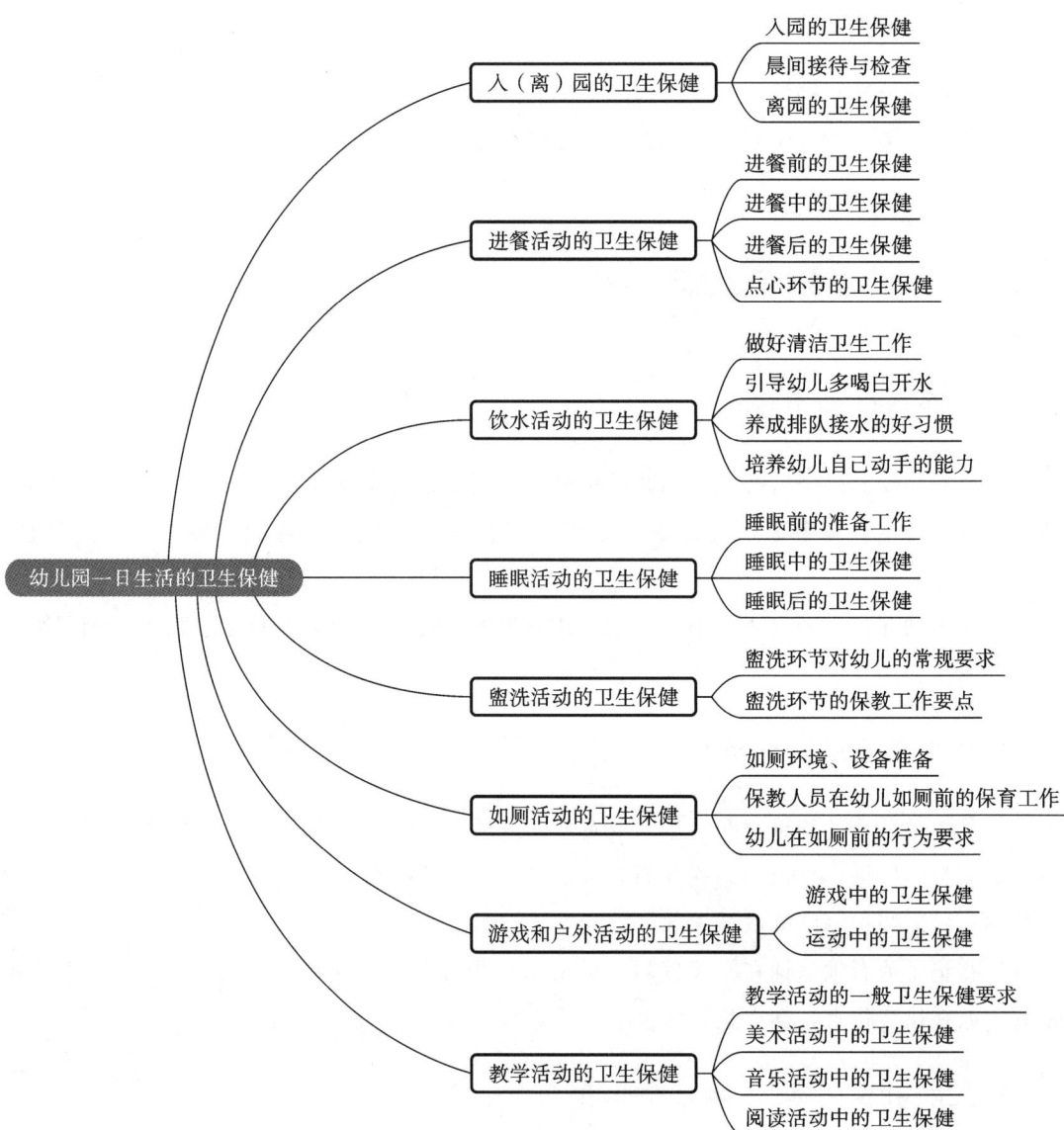

思考与练习

1. 幼儿园的双重任务是（　　）。（选自 2019 年上半年教师资格证真题）

A. 保教幼儿和服务家长　　　　　　B. 看护幼儿和服务家长

C. 培养习惯和传递知识　　　　　　D. 保育和教育幼儿

2. 试论述幼儿园教育应 "渗透于幼儿一日生活的各项活动中" 的理由，并举例说明。（选自 2022 年上半年教师资格证真题）

3. 组织幼儿游戏活动时应遵循哪些卫生要求？

4. 一日活动中进餐环节的卫生要求有哪些？

5. 一日活动中如厕环节的卫生要求有哪些？

实践与实训

实训一：进餐活动的组织

目的： 通过掌握午餐活动的组织原则，掌握午餐活动中教师与保育员的工作要点；树立幼儿教师的角色意识，帮助幼儿树立不挑食、勤俭节约的好习惯。

要求： 通过保育（教育）见习活动，在幼儿进餐时协助保教人员组织进餐活动，并能及时处理进餐活动中出现的问题。

形式： 小组合作。

实训二：如厕活动的组织

目的： 理解并掌握如厕活动中教师与保育员的工作要点。

要求： 通过保育（教育）见习活动，在幼儿如厕时协助保教人员组织如厕活动，并能及时处理如厕过程中出现的问题。

形式： 小组合作。

Note

参考文献

[1]　杨玉红. 学前儿童卫生与保育［M］. 北京：首都师范大学出版社，2020.

[2]　李季湄，冯晓霞.《3-6 岁儿童学习与发展指南》解读［M］. 北京：人民教育出版社，2013.

[3]　张徽. 幼儿卫生与保健［M］. 上海：华东师范大学出版社，2021.

[4]　石艳梅. 学前教育专业学前儿童卫生保健教学完善研究［J］. 科学咨询（科技·管理），2020（5）.

[5]　郦燕君. 学前儿童卫生保健［M］. 3 版. 北京：高等教育出版社，2019.

[6]　任丽伟. 学前儿童卫生与保育［M］. 北京：清华大学出版社，2020.

[7]　宣兴村. 学前儿童卫生与保健［M］. 2 版. 吉林：东北师范大学出版社，2020.

[8]　中华人民共和国教育部. 3～6 岁儿童学习与发展指南［M］. 北京：首都师范大学出版社，2012.

[9]　中华人民共和国教育部. 幼儿园工作规程［M］. 北京：首都师范大学出版社，2016.

[10]　代晓明. 学前儿童卫生学［M］. 上海：复旦大学出版社，2019.

[11]　王练. 学前卫生学［M］. 北京：高等教育出版社，2019.

Note

版 权 声 明

为了方便学校课堂教学，促进知识传播，便于读者更加直观透彻地理解相关理论，本书选用了一些论文、电影、电视、网络平台上公开发布的优质文字案例、图片和视频资源。为了尊重这些内容所有者的权利，特此声明，凡在本书中涉及的版权、著作权等权益，均属于原作品版权人、著作权人等。

在此向这些作品的版权所有者表示诚挚的谢意！由于客观原因，我们无法联系到您，如您能与我们取得联系，我们将在第一时间更正任何错误或疏漏。

与本书配套的二维码资源使用说明

  本书部分课程及与纸质教材配套数字资源以二维码链接的形式呈现。利用手机微信扫码成功后提示微信登陆，授权后进入注册页面，填写注册信息。按照提示输入手机号码，点击获取手机验证码，稍等片刻收到 4 位数的验证码短信，在提示位置输入验证码成功，再设置密码，选择相应专业，点击"立即注册"，注册成功。（若手机已经注册，则在"注册"页面底部选择"已有账号立即注册"，进入"账号绑定"页面，直接输入手机号和密码登录。）接着提示输入学习码，需刮开教材封底防伪涂层，输入 13 位学习码（正版图书拥有的一次性使用学习码），输入正确后提示绑定成功，即可查看二维码数字资源。手机第一次登录查看资源成功以后，再次使用二维码资源时，只需在微信端扫码即可登录进入查看。